新自己血輸血 改訂第3版
AUTOLOGOUS BLOOD TRANSFUSION

川崎医科大学名誉教授
高折益彦 編著

克誠堂出版

執筆者一覧

高折　益彦	東宝塚さとう病院	
林　　純一	新潟大学医学部第2外科学教室	
面川　　進	秋田大学医学部附属病院輸血部	
小堀　正雄	医療法人五星会菊名記念病院麻酔科	
冨士　武史	大阪厚生年金病院整形外科	
半田　　誠	慶應義塾大学医学部輸血・細胞療法部	
上村　知恵	慶應義塾大学医学部輸血・細胞療法部	
田中　達郎	浜松医科大学医学部附属病院光学医療診療部	
髙橋　孝喜	東京大学医学部附属病院輸血部	
星　　順隆	東京慈恵会医科大学附属病院輸血部	
大澤　哲雄	新潟市民病院泌尿器科	
樋口富士男	久留米大学医学部整形外科学教室	
鷹野　壽代	雪の聖母会聖マリア病院輸血部	
松崎　道男	国家公務員共済組合連合会虎の門病院輸血部	
佐川　公矯	久留米大学医学部附属病院臨床検査部	
大戸　　斉	福島県立医科大学輸血学・移植免疫部	

（執筆順）

改訂第3版序

　わが国での自己血輸血は，本文の歴史の章に書かせていただきましたように1966年が始まりで，その後は散発的に各地で行われてまいりました。しかし1980年代に入り急速に各施設で施行されて，大いに普及いたしました。特に待機的手術の輸血について，輸血といえば"自己血輸血"といっても過言でないような状態となってまいりました。したがって，いまさら自己血輸血についての指導書など時代遅れではないかと思われるかもしれません。しかし，大学を卒業され医師としてスタートされる方も毎年おられますので，その方々を対象とした教科書的，またマニュアル的な書籍も必要ではないかと思います。

　本書の前身として平成3年に初版として発刊されました"自己血輸血"があります。そして，その改訂版として平成8年に出版されました"自己血輸血マニュアル"があります。しかし今，眼を自己血輸血の臨床に転じますと多少の変革が認められます。すでに諸外国では主力であった貯血式から希釈式，回収式とを組み合わせる方法に移行しております。また，この数年間に医療を取り巻く社会情勢の変化もありました。これらをふまえ日本輸血学会，日本自己血輸血学会が自己血輸血の平成6年のガイドラインを改め，新しいものにする作業を進めております。このような時期に将来を見つめ，新しい技術，考えを取り入れた第3版を発刊することは決して時代遅れでもないように思われます。そして本書が今後，多くの施設の臨床の場で，あるいは教育の場でお役に立てば，執筆者一同の喜びとするところであります。

　　　平成18年初春

　　　　　　　　　　　　　　　　　　　　　　　　　　　高　折　益　彦

改訂第2版序

　平成3年に出版された"自己血輸血"が売り切れとなり，第2版の製作を行う旨，出版社から連絡がありました．
　この本が初版として世に出されてから，すでに5年が経ったことになりますが，この間わが国における自己血輸血の普及，発展には目をみはるものがあります．先般，行いましたアンケート調査でも，対象とした施設の病床数が300床という条件もあったものの，実に66%の施設で自己血輸血が行われていました．すなわち，この5年間には厚生省をはじめとする行政面からの指導・支援があり，かつ日本自己血輸血学会，日本輸血学会の自己血輸血を推進する努力があって，このような結果になったものと思われます．
　この5年間には技術的にも，また理論的にも当初のものより進歩し，また変革されてきた点もかなりあります．従いまして，初版本に関しても追加・改訂すべき点が少なからずあるかと思います．
　そこで今回，再版とすることなく，進んで改訂をいたすことにしました．今回の改訂に際しまして，現状としては適さない，あるいは不用であるという点は削除いたしました．しかし一方では，いくつかの新しい章を増設し，さらに数名の先生にご参加頂き，より充実したものにする努力をいたしました．
　初版では，当時自己血輸血が如何なるものかという紹介にむしろ主点が置かれていた感があります．しかし今回は，各施設での自己血輸血の施行に直接すぐに役立ち，便利であるようにと考えました．そこで題名も"自己血輸血"から，"自己血輸血マニュアル"と改めました．今回の改訂出版が少しでも各医療機関での自己血輸血実施に，ひいては社会の福祉の推進に役立てば，編者ならびに執筆者一同の喜びとするところであります．

　　平成8年夏

　　　　　　　　　　　　　　　　　　　　　　　　　　　　高　折　益　彦

(第1版)

緒　　言

　　1901年LandsteinerがABO型を赤血球に発見し，さらにその後も数多くの赤血球型が報告された。そのため，いわゆる不適合輸血に伴う事故，少なくとも血管内溶血を含む激烈な輸血反応による輸血事故は激減した。また供血者の血管から受血者の血管へカニューレを介する直接輸血法から，液状あるいは冷凍保存後に輸血する間接輸血法に移行することによって，輸血操作そのものが簡便になった。さらに当時恐れられていた梅毒の感染も防がれるようになった。しかしその他の感染症の多くは，依然として輸血に伴って伝播させられる状態を続けていた。また，HLAをはじめ赤血球型以外，赤血球型においてもABO，Rh以外の型においては，多少の問題点は指摘されていながらそれを無視して輸血が行われてきた。そのため，数多くの抗原・抗体反応による合併症を経験してきた。そして最近ではエイズ，成人型T細胞白血病の感染という新しい問題を惹起している。むろん輸血後肝炎を含め，これらのビールス性疾患の治療法，それ以前にこれらの感染源を含む輸血用血液の排除法は，さほど遠くない将来に完成されると思われるが，たとえ1日たりともこれらの合併症の危険にさらされることは許されるべきでない。

　　このような見地から血液の補いを必要とするときにはこれら合併症が皆無である自己の血液を輸血することがクローズアップされてきた。すでに欧米においては輸血の50%以上が自己血輸血に置き換えられていると聞く。わが国では1990年現在，一部の施設において自己血輸血を行っているのみであり，それも特定の疾患，特定の手術に対してのみであって全輸血の10%にも達していない。しかし一般の趨勢は現在とは逆に，ある特定の条件，状況においてのみ，同種血輸血を行う方向に進んでいると言える。そしてまた自己血輸血の手法においても現在行われている貯血式，希釈式，回収式の3法に止まらず，自己骨髄から得られた幹細胞の培養で，体外において自己固有血球を量産し，これを輸血するという方法も採られるのではないかと思われる。

　　とはいえ現在一般に行われている上記3法についても，いまだ全医療機関への普及が十分でないことは明らかであり，自己血輸血を明日の臨床に応用したいと考えている医療関係者から，"自己血輸血研究会"（昭和63年5月発会，現

在の日本自己血輸血学会）の事務局，その他関係機関に対し，これら3法の実施のために具体的に解説したマニュアルを入手したいとの要請が寄せられている。従って自己血輸血研究会の発会以前からこの方面で研究し，臨床への応用を行ってこられた方々とともに本書を世に出すことについて協議し，ご賛同を得たため，医書出版に実績のある克誠堂出版に発刊を依頼した。そしてここに1つのまとまった手引書が完成された。

　各章，各項目のご執筆を引き受けて下さった先生方のご努力に対してはむろんのこと，本書の構成，体裁などについてご協力下さった克誠堂出版，今井彰，土田明の両氏に深甚の謝意を捧げるものである。本書が自己血輸血実施用のマニュアル発刊を要望された方々のご期待に添うことができ，そしてそれがわが国における自己血輸血の啓蒙，普及，推進に役立つことができれば，著者の一人として，また編集に携わったものとして，望外の喜びとするところである。

　　　平成3年春

　　　　　　　　　　　　　　　　　　　　　　　　　　高　折　益　彦

目　次

I 自己血輸血の歴史／高折　益彦 ― 1

はじめに／3
回収式自己血輸血／3
貯血式自己血輸血／9
希釈式自己血輸血／10

II 自己血輸血の意義と種類／林　純一 ― 17

はじめに／19
輸血療法を巡る現況／19
同種血輸血の回避・節減／20
本邦における自己血輸血／21
自己血輸血法の意義／21
主な自己血輸血法／23
同種血輸血の諸問題と解決策／24
おわりに／26

III 貯血式自己血輸血／面川　進 ― 29

はじめに／31
貯血式自己血輸血の特徴／31
貯血式自己血輸血の利点と欠点／32
貯血式自己血輸血の適応と採血前の検査／33
自己血の採血スケジュールと採血方法／34
凍結保存貯血法について／42
自己血採血時副作用とその対応／43
自己血の保管管理の重要性／45
自己血の払い出しと輸血時の注意点／47
貯血式自己血輸血の実施状況／49

貯血式自己血輸血における院内輸血部門，輸血療法委員会の役割／52
　　　日本赤十字血液センターの貯血式自己血輸血に対する協力体制／55
　　　保険適応／57
　　　貯血式自己血輸血におけるエリスロポエチンの使用について／57
　　　おわりに／61

Ⅳ　**希釈式自己血輸血**／小堀　正雄 ——————————————65
　　　はじめに／67
　　　血液希釈／67
　　　希釈式自己血輸血の適応，症例の選択／84
　　　血液希釈の実際／94
　　　希釈式自己血輸血の医療費／109
　　　希釈式自己血輸血の変法としての hypervolemic hemodilution／110
　　　希釈式自己血輸血による波及効果／110

Ⅴ　**回収式自己血輸血**／冨士　武史 ——————————————119
　　　特　徴／121
　　　種類，分類／121
　　　適　応／123
　　　禁　忌／127
　　　合併症／128
　　　施行の実際／129
　　　回収式自己血輸血の限界／130
　　　回収式の機器と操作の実際／131
　　　回収式の経済性／141
　　　健康保険支払い基準／141

Ⅵ　**自己血小板／自己血漿／自己フィブリン糊** ——————————145
　　　自己血小板（血小板糊）／半田　誠，上村　知恵 ——————147
　　　はじめに／147
　　　PRP（または PC）の作製法／148
　　　臨床応用の現状／153
　　　おわりに／155

自己血漿／田中　達郎 ——————————————————157
　はじめに／157
　特　徴／157
　適　応／158
　貯血方法／158
　自己血漿貯血の有用性／161

自己フィブリン糊（自己クリオプレシピテート）／髙橋　孝喜 —164
　はじめに／164
　フィブリン糊の臨床応用／165
　自己フィブリン糊の臨床応用／165
　自己クリオプレシピテートの作製手順／166
　自己クリオプレシピテートの有効性と安全性に関する
　　われわれの経験／166
　自己フィブリン糊の実際の使用法／167
　考　察／168
　結　論／169

VII　**小児の自己血輸血**／星　　順隆 ——————————————171
　はじめに／173
　小児に対する自己血輸血の適応／173
　小児用採血バッグと採血手順／176
　小児に対する自己血貯血の変遷／177
　幼若小児に対する適応／182
　小児自己血輸血の今後の課題／184
　おわりに／184

VIII　**高齢者における自己血輸血**／大澤　哲雄 ——————————189
　はじめに／191
　高齢者における自己血輸血の意義／191
　術前貯血式自己血輸血における高齢者の特性／192
　高齢者における自己血貯血の1回採血量について／199
　高齢者における自己血輸血のまとめ／201

IX　**宗教上の輸血拒否と自己血輸血**／樋口富士男 ───────── 207

　　宗教上の理由で輸血を拒否する"エホバの証人"とは／209
　　エホバの証人の輸血に対する考え方／209
　　エホバの証人に対する自己血輸血／210
　　輸血を拒否するエホバの証人の患者に対する対応／212

X　**自己血輸血施行の手続き**／鷹野　壽代 ───────────── 219

　　はじめに／221
　　貯血式自己血輸血／221
　　希釈式と回収式自己血輸血における手続き／232

XI　**自己血管理システム**／松崎　道男 ──────────────── 233

　　はじめに／235
　　自己血輸血の管理体制／235
　　自己血保管／237
　　自己血の入出庫作業と自己血ラベル／241
　　自己血の出庫および取り扱いの注意／241
　　自己血輸血実施時の注意と廃棄について／242
　　まとめ／244

XII　**自己血輸血ガイドライン** ────────────────────── 247

　　将来のガイドラインへの考察／佐川　公矯 ───────────── 250
　　　はじめに／250
　　　自己血輸血ガイドラインの要約と比較／251
　　　改訂3版へ向けての提言／264

　　自己血輸血ガイドライン／大戸　斉 ───────────────── 269
　　　解　説／269
　　　自己血輸血：採血及び保管管理マニュアル／276

索　引 ───────────────────────────────── 293

I

自己血輸血の歴史

はじめに：現今，わが国では貯血式自己血輸血がもっとも一般的に行われている。また，諸外国でも貯血式自己血輸血は広く施行されている。しかし歴史的には，自己血輸血の臨床は回収式自己血輸血で始まっている。

■ 回収式自己血輸血 ■

1874年にHighmore[1]が，手術で出血した場合にはその血液を集め，これを脱線維化し，さらに温めて患者に返血することによって患者の生命を救いうると提唱した。そのためには輸血用の注射器（Haggison's syringe）と注入セット（transfusion pipe）を常に使用できるようにすべきであると述べている。しかしHighmore自身は，実際にこの方法で輸血を行ったことはなかった。

実際に回収式自己血輸血を施行したのはMiller[2]である。すなわち，1885年にリウマチ患者の股関節離断手術でDuncanとともに本法を用いている。この際，血液凝固の防止にはリン酸ナトリウムを使用している。これはHustin[3]がクエン酸ナトリウムを凝固薬として用いた30年前のことであった。続いて1886年にDuncan[4]も鉄道事故で下腿を挫滅した患者の大腿切断術に本法を用いている。この際もリン酸ナトリウム液を入れた注射器で出血した血液を吸引し，十分混合したのち，股静脈に注入している。この治療で患者は合併症もなく回復した。

しかし比較的系統的に，かつ広く本法が臨床に用いられるようになったのは1914年以降である。すなわちThies[5]は，子宮外妊娠の破裂で出血性ショックに陥った患者に対して，その腹腔内に貯留した血液を集め，クエン酸ナトリウム液によりその凝固を防止したあと，静脈内に輸血している。この際，Thiesは腹腔内の血液が無菌であることを確認している。また1917年には，Lookwood[6]がバンチ病の脾臓摘出術の際の出血した700 mlの血液を輸血することに成功している。以後も種々の手術の際に血液回収，輸血を行い，1931年までに282症例での経験を報告した。そして，これらの症例での死亡率は直接輸血に関係しなかったものも含み2.2％であったと報告[7]がある。また1917年にはElmendorf[8]が，1931年にはBrownら[9]が，1936年にはWatsonら[10]が胸腔内に貯留した血液を輸血したことを報告している。

本法が用いられ始めた当初には，抗凝固液と混合された回収した血液はそのまま静脈内に注入されていたが，1919年にZapelloni[11]が回収血液をガーゼな

どで濾過して注入することを提唱し，以後しだいに血液濾過の必要性が重視されてきた。すなわち体組織が注入血液に混入し，異物として障害を生じる危険性があることが指摘されてきた。例えば，図1に示されるGriswoldが用いた回収式自己血輸血装置には濾過装置が含まれている。そして彼は，この装置を用いて外傷患者100症例に平均950 mlの自己血輸血を行った。彼は治療した症例の67％がショック状態にあり，かつその25％には腸管破裂を伴っていたが死亡率を30％に抑えることができたと報告[12]している。

また脳外科領域でも，Davis, Cushing[13]が図2に示すような装置を用いて自己血輸血を行っている。この際，吸引した血液を貯めるフラスコ内に2％のクエン酸ナトリウム液を入れておき血液凝固を防止し，注入時にはガーゼで濾過していた。彼らは本法を用いて285症例の脳外科手術を施行し，同種血輸血を

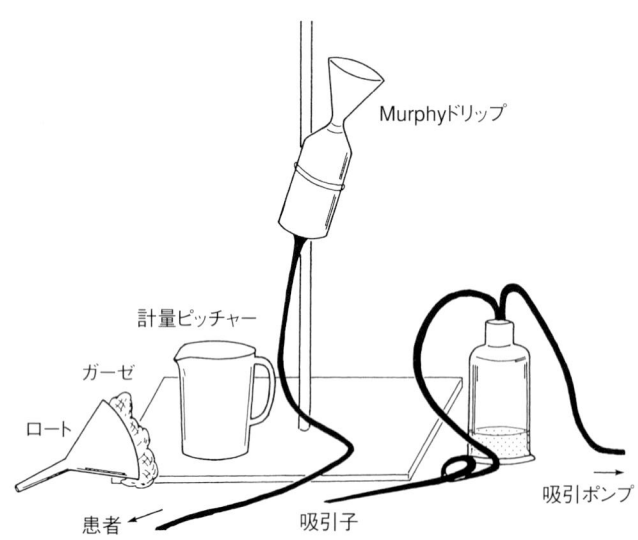

図1 Griswoldが用いた回収式自己血輸血装置
　出血血液は吸引ポンプで抗凝固液入りの瓶に一度集め，これをガーゼで濾過してMurphyドリップに移して患者に注入した。
　（Griswold RA, Ortner AB. Use of autotransfusion in surgery of serous cavities. Surg Gynecol Obstet 1943；77：167-77より引用）

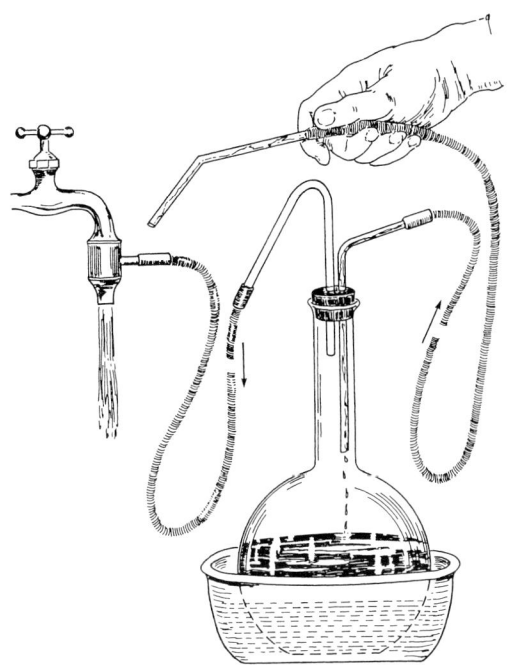

図2　Davis, Cushing が用いた血液回収装置
　フラスコ内に 2% クエン酸ナトリウム液が入れられていて，これと吸引した血液とを混合し，輸血まで加温した。
　(Davis LE, Cushing H. Experiences with blood replacement during or after major intracranial operations. Surg Gynecol Obstet 1925；40：310-22 より引用)

必要としたのは 23 症例にすぎなかったと報告している。その後，世界各国に血液銀行，血液供給組織が整備され，この種の自己血輸血も，その他の自己血輸血も多くは行われない状態が続いた。しかしながら，1960 年に始まったベトナム戦争では野戦病院で大量の血液を必要とし，再び回収式自己血輸血が見直される状況が生じた。これに対して Klebanoff[14] は回収した血液をオンラインシステムで輸血する装置，すなわち Bentley Autotransfusion System(ATS-100®，図3，図4) を開発した。そして 1,000〜3,000 ml の出血を伴った症例 10

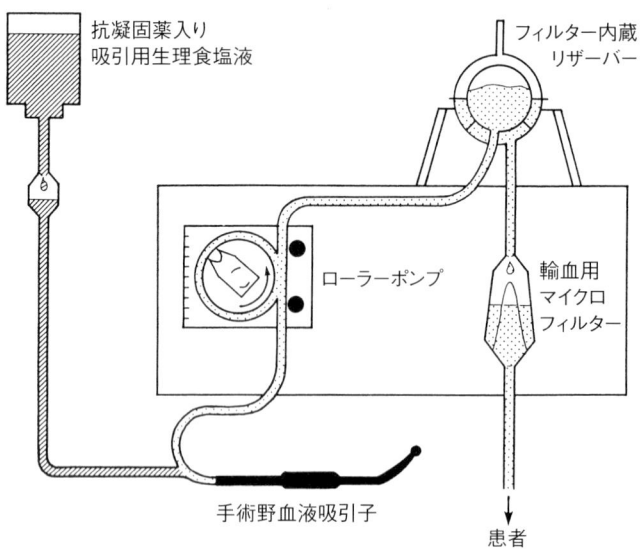

図3 Bentley Autotransfusion System (ATS-100[Ⓡ]) 模式図

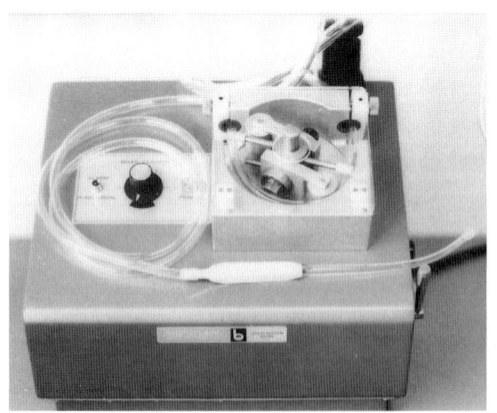

図4 Bentley Autotransfusion System (ATS-100[Ⓡ]) 実物写真
　ローラーポンプ，血液吸引子が示されているが，上部のフィルター内蔵リザーバーは写されていない。

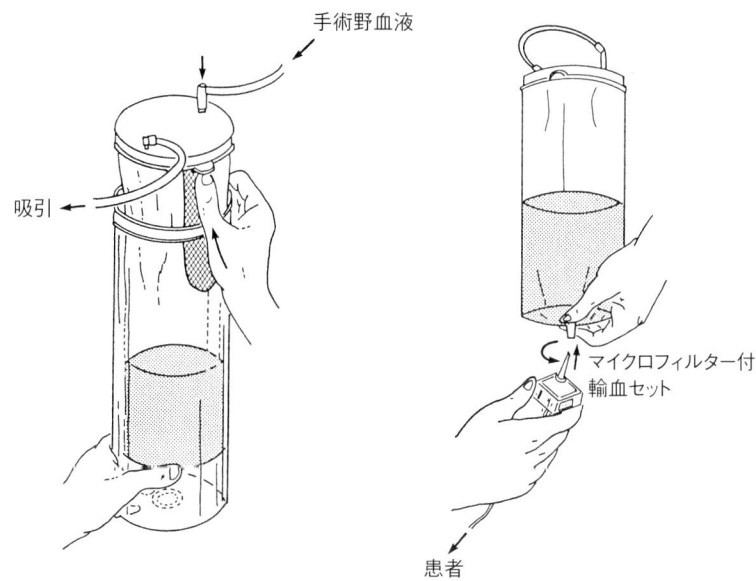

図 5 Sorenson Autotransfusion System ®
　左図のごとく吸引装置に接続された血液回収バッグは硬質のカセットに収められていて，十分血液が溜まった時点で取り出しマイクロフィルター付きの輸血セットから患者に輸血される。

症例に使用したことを報告している。しかし本装置の使用では，吸引する血液とその凝固を防止する抗凝固薬との混合率を適切に調節することが困難であって，ときには血液の一部に凝固を生じ，使用不可能となり，さらには患者に汎発性血管内凝固症を発生させたりした。また逆に，過剰の抗凝固薬が患者に注入されクエン酸中毒，ヘパリン性出血傾向を発生させる事故が生じた。そのため，この装置は以後用いられなくなった。1970年代にはNoonら[15]が連続的ではないが，一応オンラインシステムで回収式自己血輸血を施行した。そして，この装置はその後，図5に示すような装置として術後の回収式自己血輸血法に応用された。

　一方，1978年にOrr[16]が連続遠心分離装置を考案した。これにより抗凝固薬の過不足問題が解決された。すなわち十分量の抗凝固薬を使用して血液を回収，不必要な抗凝固薬は廃棄することが可能となった。また同時に回収した血液中の赤血球のみを分離・洗浄して，混合異物の除去が可能となった。そし

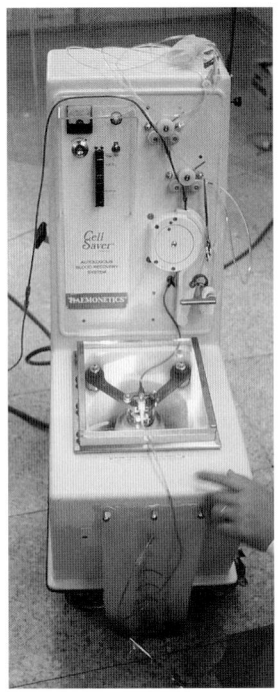

図6 Cell Saver I 型®

て，この連続遠心分離装置を内蔵した Haemonetics 社の Cell Saver®（図6）が市場に登場した。続いて IBM 社が Blood Cell Processor® を販売した。以上のごとく回収式自己血輸血法は間欠的回収式，連続回収式，そして連続・洗浄回収式と進歩してきた。

わが国においては 1983 年に Cell Saver® が導入され，1986 年に第 1 回回収式自己血輸血研究会が東京において行われ，1987 年にも同研究会が催された。しかし 1988 年に日本自己血輸血研究会（のちの日本自己血輸血学会）が発足し，これに合併された。とはいえ臨床での本法の利用度は高く，1990 年には健康保険での使用が認められるに至った。2004 年の現在，整形外科手術での利用度は 1990 年代よりは減少したものの，心臓外科，大血管外科領域での使用度は依然として高い状態が続いている。

■ 貯血式自己血輸血 ■

　1921年にGrant[17]が小脳腫瘍の摘出の際に用いたのが最初の報告である。当時すでにRobertson[18]によりクエン酸ナトリウム加血液の4℃保存技術は開発されていた。しかし長期間の保存はできず，同種血輸血を行う際には供血者を手術室近くに待機させ，採血しては患者に輸血するといった方法が一般的であった。そのため多大の費用を必要とした。Grantが手術した上記の患者は適合性が少ない血液型の持ち主であり，かつ患者自身が経済的に困窮していた。したがって，通常の同種血輸血を行うことが困難であった。ただ患者は強壮な若年者であったので，Grantは500ml程度の脱血は可能と考え貯血式自己血輸血を施行し，これに成功した。その後10年余にわたり，このGrantの方法に倣って貯血式自己血輸血が施行された。その後1935年にはLundy[19]によりMayo Clinicに，1936年にはFantus[20]によりChicagoのCook County病院に血液銀行が設立され，貯血式自己血輸血の施行が容易となってきた。さらに1943年のLoutit[21]によるACD液の，1957年のGibson[22]によるCPD液の開発が行われ，一般同種血輸血のみならず，本法に対しての十分な基礎が築かれた。当時1955年にはBoerema[23]が50症例に本法を施行，1962年にはMilles[24]が採血した自己血を血液銀行に預血することを確立している。またCowellら[25]は，1967年から1973年までの7年間の203回の小児の整形外科手術に本法を用いている。わが国では吉野ら[26]が本法を用いて結核患者31症例の手術に施行している。すなわち，そのうち16症例では2回採血で800mlの血液を確保して用いている。

　さらに1988年に日本自己血輸血研究会（のちの日本自己血輸血学会）が発足し，急速に本法の施行率が上昇するに至った。すなわち1988年での調査[27]では，わが国の自己血輸血施行件数の56.5％は貯血式自己血輸血であり，1995年では60.9％になった[28]。この急速な伸びには，1990年に回収式自己血輸血法と同時に健康保険の適応となったこと，さらに1993年には800ml以上の自己血貯血にはエリスロポエチンを用いることが許可になったことが大きな要因と推測できる。さらに2002年には現天皇の手術に際して1200mlの貯血がされたこともあり，自己血輸血，とりわけ貯血式自己血輸血は一般的なものとなった。

　一方，1950年にSmith[29]により赤血球の凍結保存法が開発されて，長期血

液保存による貯血式自己血輸血の道が開けた。隅田[30]は，冷凍保存した自己血液を用いて1969年にバージャー病患者の手術を行っている。その後Shibataら[31]も凍結保存法による貯血式自己血輸血を施行している。また，1980年後半に米国において，Doxor社など数社が自己血冷凍保存事業を企画した[32]。しかしながら，冷凍保存に伴う経費面から社会的に受け入れられず，1,200 ml以上の貯血を必要とする場合以外は現在はほとんど行われていない。

■ 希釈式自己血輸血 ■

1960年の初頭から心臓手術での体外循環回路の充填に代用血漿剤，あるいは晶質液を単独で，または血液と併用して用いることが行われてきた[33]～[35]。すなわち，希釈式体外循環法である。さらにTakaoriにより1966年に一般生体での血液希釈の安全性[36]，血液希釈の限界[37]が研究された。これをふまえて，1975年にはドイツにおいてMessmerらが中心に[38]，また1979年にはわが国において高折[39]により，希釈式自己血輸血が臨床において用いられるようになった。一方，米国においては本法を施行することに伴う手術開始時間の遅延のため，実施に消極的な施設もみられた。しかし，確保した自己血液に細菌汚染が生じないこと，患者間の取り違え事故がないこと，施行経費が少ないことなどの理由から，normovolemic hemodilutionの名称のもとにしだいに施行されるようになってきた[40]～[42]。特に経費の点については表1のごとく，Goodnoughら[43]の指摘が大きく作用して本法の実施施設が増加した。また，欧州諸国においても多くの施設で施行されている[44]～[46]。1985年から1994年までのUlm大学での本法施行数は表2のごとくで，むしろ赤血球貯血，貯血式は少なく，希釈式と回収式とが同数となっている[47]。しかし，わが国においては，これらの諸国に比較して希釈式の施行率は低迷している。すなわち1988年の遠藤ら[27]の調査では，全自己血輸血施行件数の13.3％であったが，1995年の高折ら[28]の調査では4.3％と低下していた。ただ，この低下は本法の施行数には著明な減少がなくて，貯血式自己血輸血の著しい伸びによるものと解釈すべきものである。

以上をまとめ，2004年までの自己血輸血に関する歴史的な主要項目を表3に示した。

表1 同種血輸血,回収式自己血輸血の施行経費($)と希釈式自己血輸血施行費用($)との比較

	Allogeneic	Autologous
Blood donated and transfused blood center		
Acquisition	66.75	79.25
Laboratory	12.85	12.85
Administration	13.12	13.12
Overhead	27.80	31.59
Total	120.52	136.81
Hospital		
Acquisition	26.87	23.76
Laboratory	33.13	32.24
Administration	13.12	13.12
Overhead	21.96	20.76
Total	95.08	89.88
Acute preoperative hemodilution (per unit)		
Supplies		12.09
Labor		6.59
Overhead		5.59
Total		24.24
Intraoperative salvaged, washed, and reinfused		
Supplies, administration		175.00
Overhead		52.50
Total		227.50

(Goodnough LT, Monk TG, Brecher ME. Autologous blood procurement in the surgical setting : lessons learned in the last 10 years. Vox Sang 1996 ; 71 : 133-41 より引用)

表2 Ulm大学リハビリテーション・整形外科で1985年から1994年までの10年間に施行した自己血輸血件数と自己血輸血血液量

	n	units
OREDEP [FFP]	8659	25927（á 300 ml）
PREDEP [RBC]	1700	3360（á 250 ml）
ANH [WB]	6848	11316（á 500 ml）
MAT [wRBC]	3681	11043（á 230 ml）

OREDEP[FFP] ＝Plasma Predeposit
PREDEP[RBC] ＝Red Blood Cells Predeposit
ANH[WB]　　＝Acute preop Normovolemic Hemodilution（→Warm Blood）
MAT[wRBC]　＝Mechanical Autotransfusion（→ washed packed Red Blood Cells）
(Mehrkens HH. Autologous blood transfusion 9 years experience with a comprehensive program in orthopedic surgery. 自己血輸血 1995；8：1－13より引用)

表3 自己血輸血に関連した歴史的関連事項

人名	年代	関連事項
Highmore, W.	1874	回収式自己血輸血の提唱，輸血器具の開発
Miller, A.G.	1885	リン酸ナトリウムを用いて回収式自己血輸血を股関節離断術で施行
Duncan, J.	1886	大腿切断に回収式自己血輸血を用いる
Thies, J.	1914	子宮外妊娠破裂の際の腹腔内貯留血液の輸血
Lookwood, C.D.	1917	回収式自己血輸血で手術死亡率を軽減
Zapelloni, L.G.	1919	回収血液の濾過の必要性を提言
Grant, F.C.	1921	貯血式自己血輸血で小脳腫瘍摘出術施行
Milles, G.	1962	自己血輸血用の血液銀行設立
Klebanoff, G.	1970	連続回収・輸血可能な Bentley ATS－100®開発
Messmer, K.	1975	希釈式自己血輸血の施行
Orr, M.	1978	回収赤血球洗浄可能な Haemonetics Cells Saver®開発
高折益彦	1988	日本自己血輸血学会（当時研究会）発足
厚生省	1990	回収式・貯血式自己血輸血に保険適応
厚生省	1993	800 ml 貯血でのエリスロポエチン使用に保険適応
東京大学病院	2002	天皇の手術に際し 1,200 ml の自己血貯血

参考文献

1) Highmore W. Overlooked source of blood-supply for transfusion in postpartum haemorrhage. Lancet 1874 ; 1 : 89.
2) Miller AG. Case of amputation at hip-joint, in which re-injection of blood was performed, and rapid recovery took place. Edinburgh Med J 1885 ; 31 : 721-2.
3) Hustin A. Principle d'une nouvelle methode de transfusion muqueuse. J Med Brux 1914 ; 2 : 436.
4) Duncan J. On re-infusion of blood in primary and other amputations. Br Med J 1886 ; 1 : 192-3.
5) Thies HJ. Zur Behandlung der Extrauteringravidität G. Zbl Gynaek 1914 ; 38 : 1191.
6) Lookwood CD. Surgical treatment of Banti's disease : Report of three cases. Surg Gynecol Obstet 1917 ; 25 : 188-91.
7) Wilson JD, Taswell HF. Autotransfusion : Historical review and preliminary report on a new method. Mayo Clin Proc 1968 ; 43 : 26-35.
8) Elmendorf A. Über Wiederinfusion nach Punktion eines frischen Hämatothorax. Munch Med Wschr 1917 ; 64 : 36-7.
9) Brown AL, Debenham MW. Autotransfusion : Use of blood from hemothorax. JAMA 1931 ; 96 : 1223-5.
10) Watson CM, Watson JR. Autotransfusion in the treatment of wounds of the heart. JAMA 1936 ; 106 : 520-3.
11) Zapelloni LG. Riforma Med Napoli 1919 ; 35 : 932 cited from Burch LE. Autotransfusion. Surg Gynecol Obstet 1923 ; 36 : 811-4.
12) Griswold RA, Ortner AB. Use of autotransfusion in surgery of serous cavities. Surg Gynecol Obstet 1943 ; 77 : 167-77.
13) Davis LF, Cushing H. Experiences with blood replacement during or after major intracranical operations. Surg Gynecol Obstet 1925 ; 40 : 310-22.
14) Klebanoff G. Early clinical experience with a disposable unit for the intraoperative salvage and reinfusion of blood loss (intraoperative autotransfusion). Am J Surg 1970 ; 120 : 718-22.
15) Noon GP, Solis T, Natelson EA. A simple method of intraoperative autotransfusion. Surg Gynecol Obstet 1970 ; 143 : 65-70.
16) Orr M. Autotransfusion : The use of washed red cells as an adjunct to component therapy. Surgery 1978 ; 84 : 728-32.
17) Grant FC. Autotransfusion. Ann Surg 1921 ; 74 : 253-4.
18) Robertson OH. Transfusion with preserved red blood cells. Br Med J 1918 ; 1 : 691.
19) Lundy JS, Tovell RM, Touthy EB. Annual report for 1935 of the section of anes-

thesia : Including data on blood transfusion. Proc Staff Meet Mayo Clin 1936 ; 11 : 421-32.
20) Fantus B. The therapy of the Cook County Hospital. JAMA 1936 ; 106 : 997-1000.
21) Loutit JF, Mollison PL. Advantages of a disodium-citrate-glucose mixture as a blood preservative. Br Med J 1943 ; 2 : 744.
22) Gibson JG, Rees SB, McManus JJ, et al. A citrate-phosphate-dextrose solution for the preservation of human blood. Am J Clin Pathol 1957 ; 28 : 569-78.
23) Boerema I, Fierstra A. Pre-operative bloodverdrunning. Ned Tijdschr Geneeskd 1955 ; 99 : 67-73.
24) Milles G, Langston H, Dalessandro W. Experiences with autotransfusions. Surg Gynecol Obstet 1962 ; 115 : 689-94.
25) Cowell HR, Swickard JW. Autotransfusion in children's orthopaedics. J Bone Joint Surg 1974 ; 56 A : 908-12.
26) 吉野豊明, 萩原州吉, 遠山 博. 自家輸血による手術について. 手術 1966 ; 20 : 197-204.
27) 遠藤恵美子, 高折益彦, 福井 明ほか. 日本における自己血輸血の現況. 日本輸血学会雑誌 1990 ; 36 : 469-73.
28) 高折益彦. 平成7年度における自己血輸血の現況. 自己血輸血 1996 ; 9 : 1-7.
29) Smith AU. Prevention of hemolysis during freezing and thawing of red blood cells. Lancet 1950 ; 2 : 910.
30) 隅田幸男. 未発表データ.
31) Shibata Y, Kawabata N, Fuse K. Experience with the use of autologous frozen blood in 100 patients low. Temp Med 1988 ; 14 : 53-5.
32) 清川博之. 術前予血による自己血輸血—アメリカの現状を中心に—. Immunohaematology 1989 ; 11 : 161-7.
33) Long DM, Sanchez L, Varco RL, et al. The use of low molecular weight dextran and serum albumin as plasma-expanders in extracorporeal circulation. Surgery 1961 ; 50 : 12-28.
34) Raison JCA. A clinical report of the use of low-molecular weight dextran in a rotating oxygenator. Thorax 1962 ; 17 : 328-41.
35) Ablaza SGG, Baber GT, Blanco G, et al. Intentional hemodilution : Use of a rotating disc oxygenator primed with acid citrate dextrose blood and low molecular weight dextran : A preliminary report. Arch Surg 1963 ; 87 : 548-53.
36) Takaori M, Safar P. Treatment of massive hemorrhage with colloid and crystalloid solutions : Studies in dogs. JAMA 1967 ; 199 : 297-302.
37) Takaori M, Safar P. Critical point in progressive hemodilution with hydroxyethyl starch. Kawasaki Med J 1976 ; 2 : 211-22.
38) Sunder-Plassman L, Klövekorn WP, Messmer K. Präoperative Hämodilution :

Grundlagen, Adaptationsmechanismen und Grenzen klinischer Anwendung. Anaesthesist 1976 ; 25 : 124-30.
39) 酒井資之,中条信義,高折益彦.血液希釈性自己血輸血に関する臨床的研究.臨床麻酔 1979 ; 3 : 422-6.
40) Brzica SM Jr, Pineda AA, Taswell HF. Autologous blood transfusion. Mayo Clin Proc 1976 ; 51 : 724-37.
41) Mullen SA. Autologous blood transfusion. J Florida Med Assoc 1979 ; 66 : 31-4.
42) Kramer AH, Hertzer NR, Bere EG. Intraoperative hemodilution during elective vascular reconstruction. Surg Gynecol Obstet 1979 ; 149 : 831-6.
43) Goodnough LT, Monk TG, Brecher ME. Autologous blood procurement in the surgical setting : Lessons learned in the last 10 years. Vox Sang 1996 ; 71 : 133-41.
44) Hirlekar G, Hauksson H, Jonsson B, et al. Hemodilution in elective surgery. Bibl Haematol 1981 ; 47 : 279-86.
45) Kerschen J. Haemodilution in orthopedic surgery. Bibl Haematol 1981 ; 47 : 287-96.
46) Testas P. Intentional intraoperative normovolemic acute hemodilution. Bibl Haematol 1981 ; 47 : 315-21.
47) Mehrkens H-H. Autologous blood transfusion 9 years experience with a comprehensive program in orthopedic surgery. 自己血輸血 1995 ; 8 : 1-13.

高折　益彦

II

自己血輸血の意義と種類

はじめに：平成15年，いわゆる血液新法"安全な血液製剤の安定供給の確保等に関する法律"と，それに対応した薬事法改正が施行された。輸血療法は現代医学の発展を保証した重要な部門であったにもかかわらず，わが国ではこれまで法制度面から適応指針，安全管理などのシステム作りが不十分であった。この点では，適正輸血や自己血輸血の推進上も重要な転機が訪れたことになる。周知のごとく輸血療法は，疾患や外傷などで生じた血液（あるいは血液成分）の不足に対し，酸素運搬能・血液凝固能などの維持や循環機能の破綻回避を目的に施行されるきわめて普及の進んだ，優れた治療法である。しかし，次の点で他の治療法と比べ著しく異なった側面を持っている。

① 同種血液製剤の供給は献血や輸入などに依存し，著しい制約がある。
② 使用法・使用量は各医師の裁量によるところが多く，輸血基準が曖昧である。
③ 輸血が多くのリスクを持つ治療法であることが，国民に十分理解されていない。

輸血療法は，それを真に必要とする患者にとり，生死を分かつ重要な治療法であり，それだけに，輸血療法に携わる医師・技師・関係部門が安全かつ適正に施行することが求められる。この中で，自己血輸血についての正しい知識と積極的な実施は不可欠である。

■ 輸血療法を巡る現況 ■

わが国は世界で類をみない血液（血液製剤）消費国である。毎年，数百万人に上る献血者に支えられ，輸血をすれば改善が期待される病態に対し，これまで豊富な輸血で対応することが可能であった。しかし，20世紀末より血液需要に供給が追いつかなくなった。主として献血者となる20～40歳代の人口が減少してきたのに対し，輸血をもっとも多く必要とする50～70歳代の人口が急増したことが主因であるため，今後，供給不足はさらに拡大する見通しである。また，これまで輸入に依存していた血漿製剤について，HIV感染などの諸問題への反省から，国内自給が強力に推進されることになった。こうした血液供給を巡る深刻な状況とともに，これまでの輸血療法の有効性についての再検討が進み，輸血療法のリスクが国民に広く知られるに従い，血液の有効利用について臨床現場での見直しが強く要求される情勢となった。

厚生労働省は平成11年の"血液製剤の使用指針"など，適正使用に関するガイドラインをたびたび通達してきた．これにより，一般知識としての輸血基準への理解は進んだが，輸血に関する監督・指導・管理機構の整備は著しく遅れており，結果として，各病院内での血液製剤供給や安全管理，輸血実施の実際は病院や診療科ごとの格差が依然大きい．さらに，輸血計画での自己血輸血を含めた情報提供と同意，安全管理のための追跡調査，副作用対策，輸血関連従事者の系統的教育など，今後，確立が求められる事項が少なくない．

■ 同種血輸血の回避・節減 ■

　緊急かつ不測の大出血の場合を除き，可能なかぎり輸血を避ける努力が，各診療科で不断に行われている．また近年は，外科全般で鏡視下手術の開発・普及がみられ，これに伴い出血量の減少，輸血症例や同種輸血量が減少してきた．心臓血管外科[1]では，体外循環法を用いない冠動脈バイパスが普及し，輸血が大幅に減少した（いわゆるoff-pump bypass）．また従来，輸血に依存することが多かった胸部大動脈手術も，病変の部位や形態などで安全有効と考えられる場合には，いわゆるステントグラフト法を施行することで輸血回避症例が増加した．また，体外循環を使用する場合でも，抗プラスミン薬の投与，回路や人工肺の改良・小型化[2]などにより赤血球・血小板の損失を最小限に抑え，輸血回避が可能となる例が増加した．

　輸血回避の可否を判断する指標となる血液Hb値については，慢性貧血の病態では7 g/dl程度，心疾患などで循環動態が不安定な症例では10 g/dl程度を目安として判断するが，手術時間・難易度・病態などによる差も少なくない．当該患者の，その時点における病態と貧血の与える影響について注意深く考慮しつつ，必要最小限の輸血にとどめるという姿勢が，特に治療を担当する医師に求められる．逆に，血小板や血液凝固因子不足が著明な場合は，これらの補充や治療によって全体としての出血量を抑制し，結果として輸血を大きく抑制できることも念頭におきたい．

■ 本邦における自己血輸血 ■

　わが国において，自己血輸血法が急速に普及し始めたのは1980年代である。当初は整形外科や心臓外科を中心に，主として回収式自己血輸血法が施行されていたが，しだいに病院内輸血室や日本赤十字血液センターなどとの連繋のもと，貯血式が取り入れられ，1990年代には多くの診療科・全国の病院に広がってきた。1995年には，300病床以上の全国1100病院のうち65.6%で，なんらかの自己血輸血法が施行されたと報告されている。

　自己血輸血学会への演題発表からみると，診療分野としては，整形外科，一般消化器外科，心臓血管外科，口腔外科，脳神経外科，産婦人科，泌尿器科，麻酔科で普及が目立ち，輸血を一般に必要とされる手術や病態で，あらかじめ立案する輸血計画の中に自己血輸血が意識的に位置づけられていることがうかがわれる。自己血輸血学会の150施設に対するアンケート調査では，1996～7年の方法別普及度は，貯血式90%，希釈式32%，回収式30%であった。これらの結果，同種血輸血を回避できた症例は自己血準備症例の6～9割程度と着実に増加しているが，不安定な病態で準備不十分となる症例，準備量や期間設定の問題などがあり，同種血回避率は診療科・病態による差が大きい。この点，希釈式の有用性が新たに見直されつつある。

　欧米では，すでに80%以上の症例で自己血輸血法が施行されているといわれている。本邦の大学病院・基幹病院などでは，手術での全輸血症例のうち1/3～1/2以上を自己血輸血が占めるようになった病院も増加している。このように，外科系各科・麻酔科・輸血部等関連部門の努力連繋の結果，外科治療などにおける自己血輸血はわが国でもかなり普及してきたといえる。自己血輸血のさらなる普及には，採血保存システムの整備改善，公的な経費負担とともに，病院間格差・診療科間格差を解消するための種々の努力が必要である。

■ 自己血輸血法の意義 ■

　自己血輸血法は，後述する別個に発展したいくつかの方法の総称であるため，その定義は必ずしも確立していない。一般的には，自己の血管内から意図的に脱血したか，血管外に出血した血液をいったん貯留して再び血管内へ輸血

するものを，自己血輸血と称している。

　また，輸血の最多目的が赤血球の補充であることから，自己赤血球輸血を自己血輸血と同義にする考え方もあるが，厳密には血小板や血漿を含めて自己血液成分を輸血するものを自己血輸血としたほうが混乱を招かない。したがって，新鮮凍結血漿（fresh frozen plasma：FFP）やアルブミン製剤は，自己由来のものを除き，同種成分輸血のひとつである。

　自己血輸血は自己の血液を利用するものであるので，献血された血液を用いる同種血輸血と比べ安全性が高く，医療におけるメリットが大きいように考えられがちである。しかし，大量出血が予測される大手術が必要な疾患に罹患しているわけであるので，採血や貧血に伴うリスクは献血と比べ高いと考えるのが自然であり，安全な採血のため格段の配慮が必要である。採血による貧血を軽減するためには，十分な鉄やエリスロポエチンが必要となる（表1）。輸血必要量が多い場合は，時間的また病態上困難な場合もあり，同種血輸血の準備も要する。

　患者がすでに院内細菌を保菌していたり，皮膚・手術野を経由した細菌感染のリスクも決して低くはない（輸血を専門としない医師や看護師が採血を行う場合，十分な修練を要する）ので，事前チェック・手技が重要である。回収式では，さらに溶血によるヘモグロビン減少や血液の汚染も問題となる[3]。

　採血から輸血までの期間が長い場合，その安全な保存には設備と人材を要するため，病院輸血部や関係機関の負担も大きい。また，自己血は自己の治療のために貯留・保存したものであるので，不要になったからといって，他人に転用することはできない。

　このように，自己血輸血法は現時点では種々の制約とリスクを抱えた輸血法であるが，国民の利益とニーズに適合した，まさに現代医療の先駆けともいうべきものである。自己血輸血は，次の点で特に優れていると考えられている。

　① 輸血後感染症の予防
　② 種々の同種免疫反応の予防
　③ 宗教的な輸血拒否者への対応
　③ まれな血液型や不規則抗体をもつ者の輸血
　⑤ 出血への緊急対応（回収式）
　⑥ 赤十字血液センターが保有する血液量の維持・増量に貢献

■ 主な自己血輸血法 ■

　赤血球の自己血輸血法は，大まかに分類すると，貯血式，希釈式，回収式とに分けることができる．それぞれが独自の歴史を持っており，同じ名称で呼ばれても，かなり方法の異なるものも含まれているが，詳細はそれぞれの章に譲る．ここでは3つの方法の原理的な理解のため，もっとも普及している方法について比較しながら述べる．すなわち，貯血法は術前1～2週間に2回採血するものと，3～4週間に蛙跳び法など[4,5]で3～4回採血する方法，希釈式は麻酔導入後に代用血漿などで補充しつつ採血するもの[6]，回収式は術中出血を回収するものである．

　貯血式・希釈式・回収式の自己血輸血法の違いが理解しやすいように比較したのが表1である．それぞれの基本的な特徴をよく理解し，当該患者の病態に

表1　貯血式・希釈式・回収式自己血輸血法の比較

	貯血式	希釈式	回収式
通常輸血量	800～1600 ml	600～800 ml	出血量に依存
最大限	2000～4000 ml （凍結保存）	1500 ml 程度	2000 ml 以下
準備期間	1～3週間 （凍結保存は数カ月） 要採血通院	手術室 （緊急可）	手術室・術後 （緊急可）
薬剤など	鉄剤 エリスロポエチン[11,12]	代用血漿 乳酸リンゲル	洗浄用生食
設備など	保存設備	（不要）	回収洗浄装置 濾過フィルター
輸血成分	全血，全成分とも可	全血のみ	洗浄赤血球 または非洗浄全血
適応	慢性病態で準備期間あり 血液増生能力あるもの 末梢静脈で採血可	慢性・急性 要麻酔循環管理	慢性・急性 非汚染血液
欠点	コスト，期間 要品質管理	量の限界 術中薬物の混入 早期使用	溶血，汚染 コスト 凝固線溶異常

即して最適な自己血輸血の計画を立てることが重要であることはいうまでもない．また，これらを複数組み合せることで，より安全に自己血輸血を遂行できる．

ほかに，自己血小板や凝固因子の輸血法として，自己多血小板血漿（platelet rich plasma：PRP）や自己フィブリン糊を作製し，術中・術後に利用する方法が施行されている（本書第 6 章）．

自己血輸血法の適応や実施方法・注意事項などは，平成 13 年に改訂された自己血輸血ガイドラインならびに最近の知見については第 12 章に詳しく述べられているので，必ず熟読のうえ，計画実施されるようお願いしたい．

■ 同種血輸血の諸問題と解決策 ■

同種血の問題は，主として現在の献血制度に依存した問題（輸血感染症，表 2）と，ドナー血液とレシピエントとの間に生じる問題（同種免疫反応，表 3）とに分けられる．

善意の献血者といえども，国際化した現代日本においては，世界的に流行する種々の病原微生物に感染を受ける危険に常に曝されている．このため献血に伴う感染対策としては，問診，微生物のスクリーニング検査，事後の遡り調査が施行されている．血清スクリーニングとしては，梅毒，HBs 抗原，HBc 抗体，HCV 抗体，HIV-1・2 抗体（B，C，I の核酸増幅検査を含む），HTLV-1 抗体，パルボウイルス B19 検査が実施されている．

この結果，近年は HCV，HIV 感染症例は激減したが（今でも，ときどき感染症例が報告されているが），HBV 感染はいまだに年数症例は認められている．このため，検査精度の向上や病原微生物の不活処理法が検討されている．しかし，低濃度のウイルスキャリアや感染初期では検出できない．もちろん検査未実施のウイルスや未知のウイルスが感染する危険は常にある．

一般に同種血輸血症例では，術後感染症発生頻度が高いといわれ，これには免疫抑制や細菌汚染の可能性がある[7)8)]．全国的には 0.1％ 以下の頻度であるが，輸血用血液に細菌汚染が恒常的に認められている．これらに対しても現在，対策が検討されている．

同種血輸血はレシピエントの免疫機能に少なからず影響を及ぼすことが知られている．悪性腫瘍があれば，その免疫監視機能を抑制し，腫瘍の進展を加速

表2 主な輸血感染症

(1) ウイルス
  1. 肝炎ウイルス
  2. サイトメガロウイルス
  3. 麻疹ウイルス
  4. 後天性免疫不全ウイルス
  5. 成人T細胞白血病ウイルス　など
(2) スピロヘータ
  1. 梅毒
  2. 回帰熱　　　　　　　　　など
(3) 原虫
  1. マラリア
  2. バベジア
  3. トキソプラズマ
  4. トリパノソーマ
  5. フィラリア
  6. リシュマニア　　　　　　など
(4) リケッチア
(5) 細菌
  1. 皮膚常在菌
  2. 腸内細菌
  3. サルモネラ
  4. チフス
  5. ブルセラ
  6. エルシニア
  7. 緑膿菌
  8. セラチア　　　　　　　　など

する可能性や，逆に臓器移植後では生着が促進されると報告された。
　組織適合性抗原が一方向適合のため，ドナーリンパ球が生着増殖してレシピエント臓器を攻撃する"移植片対宿主反応"は，輸血免疫反応の最悪のシナリオである[9]。このため放射線照射や白血球除去フィルターにより予防が行われているが，全血のみならず成分輸血でも発症例があり，完全な制御はいまだできていない。照射血液が体に与える影響についても長期の追跡調査が必要である。

表 3 主な同種免疫反応（抗 A，抗 B 以外）

赤血球	不規則抗体などによる溶血——急性のもの：抗 D など
	——遅発型：抗 E など
	血管外溶血——抗 Rh 抗体
白血球	発熱——抗白血球抗体（抗顆粒球抗体，抗 HLA 抗体）
	急性肺水腫——抗白血球抗体
	GVHD（移植片対宿主反応）——免疫担当細胞
血小板	輸血後紫斑病——抗血小板抗体
血清蛋白	アナフィラキシー——血清型抗体

　こうした特殊な場合は別としても，表3に示す免疫反応は各血液成分の抗体によるもので，それなりの頻度で発生している。血液バッグや患者の誤認，血液型判定の誤りなどによる ABO 式不適合輸血以外にも，赤血球不規則抗体による溶血，発熱，黄疸などはしばしば観察されている。ただし，これは不規則抗体のスクリーニングと適切な交差適合試験を施行するとかなり減少する。
　また近年は，輸血副作用の集計が積極的に施行され，抗白血球抗体が関与しているといわれる急性肺水腫（呼吸困難），抗血小板抗体によると思われる紫斑病，血清または血小板を介したと考えられる蕁麻疹やアナフィラキシーショックなどの重症例も含め，毎年 1000 症例以上報告されるようになった。現在のところ，これらに対しては有効な予防の手だてはなく，同種血輸血の回避節減は依然として重要課題である。

　おわりに：今日，自己血輸血の意義は，医学的・人道的問題を越えて大変高度なものになってきたといえる。
　① 法的に規定された血液製剤の適正使用を推進するうえで不可欠である。
　② 医療の安全性向上に重要であり，経費はかさむが得られる効果は高い（いわゆる high cost-high performance）。
　③ 国際的に信頼される医療には他国に依存しない血液供給は不可欠である。
　④ 個別化医療（テーラーメイド医療）をさらに発展させる重要な契機のひとつとなりうる。
　自己血輸血のさらなる推進に医師，看護師，技師，病院管理者をはじめ，多くの分野の協力が強く要請されている。

参考文献

1) 大森民幸,金子達夫,小西敏雄ほか.心臓大血管手術における同種無輸血手術.自己血輸血 2000;13:65-9.
2) 高橋幸宏,菊池利夫.新生児・乳児開心術における同種血の使用節減.自己血輸血 2000;13:79-82.
3) Henn A, Hoffman R, Muller HAG. Haptoglobin determination in patients' serum after intraoperative autotransfusion with the Haemonetics CellSaver Ⅲ, hemolysis and intraoperative autotransfusion. Anaesthesist 1988;37:741-5.
4) 高折益彦.手術と自己輸血.臨床外科 1988;43:351-6.
5) 湯浅晋治.自己血輸血.外科 1987;49:1301-5.
6) 高折益彦,福井 明,奥坊康士.自己輸血.麻酔 1985;34:530-50.
7) Tartter PI. Blood transfusion and postoperative infections. Transfusion 1989;29:456-9.
8) Vamvakas EC, Moore SB. Blood transfusion and postoperative septic complication. Transfusion 1994;34:714-27.
9) 井野隆史,松浦昭雄,高梨梨一郎ほか.手術時の輸血によるGVHD様症候群.外科 1986;48:706-12.
10) Tasaki T, Ohto H, Hashimoto C, et al. Recombinant human erythropoietin for autologous blood transfusion : effects on perioperative red-blood-cell and serum erythropoietin production. Lancet 1992;339:773-5.
11) Hayashi J, Kumon K, Takanashi S, et al. Subcutaneous administration of recombinant human erythropoietin before cardiac surgery : a double-blind, multicenter trial in Japan. Transfusion 1994;34:142-6.

林　　純一

III

貯血式自己血輸血

はじめに：同種血輸血により種々の副作用が発症することは以前からよく知られている。主なものとして，輸血後移植片対宿主病（graft-versus-host disease：GVHD），B型肝炎，C型肝炎，ヒト免疫不全ウイルス（human immunodeficiency virus：HIV）感染症などの輸血感染症，輸血による免疫抑制作用などがある。輸血後GVHDに対しては，輸血用血液への医療機関または日本赤十字血液センターにおける放射線照射による予防が行われ，輸血感染症に対しては，日本赤十字血液センターにおいて核酸増幅検査が導入されたことでウインドウ期が短縮され感染のリスクは大きく低下してきている[1]。このように，同種血輸血の安全性は以前より格段に高くなってきている。しかしながら，献血後情報に基づく遡及調査の問題で明らかになったように，以前として少ないながら"感染リスクの高い血液"があり，完全なウイルスの除去が達成されていないことや，新たな未知の感染症の可能性，そして同種血による免疫能抑制で術後感染症発症の増加の可能性などから同種血輸血は完璧に安全とはいえないのである。

このように同種血輸血の危険性，副作用を考えると，厚生省（当時）から1999年に出された"血液製剤の使用指針"[2]に準拠した適正な使用法，そして可及的な同種血輸血の回避に努めなければならない。さらに，ある程度の出血が予想される待機的手術症例では，安全な輸血の実践として可能な限り自己血輸血の実施を考慮すべきである。現在では，自己血輸血が外科系各領域で広く導入され，標準的医療と位置づけられるまでになってきている。

本稿では，手術前に自己血を採血して保存し，手術中または術後に使用する貯血式自己血輸血について，その特徴，適応患者および疾患，貯血式自己血採血の実際，自己血採血・保存に伴う種々の問題点，実施状況，エリスロポエチンの使用法などについて解説する。

■ 貯血式自己血輸血の特徴 ■

貯血式自己血輸血は他の方法に比し適応範囲が広く，一般的でもっとも広く実施されている方法である。待機的の手術において，予想出血量に応じ術前に患者の血液を数回にわたり採血保存し，術中・術後にそれを輸血する方法であるため貯血量に制限はあるが，採血量，採血期間を変えることで小児や貧血傾向の患者にも適応することが可能である。また，回収式は悪性腫瘍症例には対象

とならないが，貯血式は実施できる。採血後の保存期間に制限はあるが長期保存可能な液状保存法や，戻し輸血法あるいは凍結保存により対応が可能となることが多い。このように，希釈式，回収式と比較して，緊急症例では対応できない以外は適応が広いといえる。

　貯血式自己血輸血の凍結保存は特別であるが，液状保存法は他と比較して特殊な技術や装置，器具を必要としない。もちろん，血液センターでの採血方法に準拠した採血手順，消毒法，そして適切な保管管理は必要であるが，ある程度の輸血管理部門があり，採血技術を習得して血液バッグと温度管理のできる冷蔵庫があれば，多くの医療機関で実施できる。また，必要とされるスタッフも比較的少なくてすむ。つまり，回収式のように特殊な機器は必要としないし，希釈式のよう主治医以外の麻酔科担当医の協力も必要としないのである。

　回収式で採取される自己血は赤血球のみで，その脆弱性にも問題があるが，貯血式自己血は有効期限内であれば日赤血と同様，血液の性状は均一といえるし，成分に分離してあれば凍結血漿では凝固活性は高く保たれている。また，希釈式や回収式の血液は術後に使用する際，使用時間の制限があるが，貯血式自己血は有効期限内であれば術後はもちろん，時には再手術などにも対応できる。

■ 貯血式自己血輸血の利点と欠点 ■

　貯血式自己血輸血の利点は前述の特徴とも重複するがまとめると，①症例への適応性が大きい，②比較的少ないスタッフで簡単に実施できる，③特殊な装置，機器は必要としない，④成分分離保存することで，凝固因子を期待する自己凍結血漿や自己フィブリン糊を作製することができる，などである。

　一方，貯血式自己血輸血の欠点としては以下のことがある。①希釈式や回収式のように緊急症例への対応ができない，②保存期間が限られる，③採血時に患者の不快感や血管穿刺時の疼痛が伴う，④数回の採血のための通院や時には入院の必要性がある，⑤採血に伴う周術期貧血およびそれによる同種血輸血の可能性が増大する，⑥手術中止時や出血量が少ないときなどで不必要になった血液が使用されず無駄になる，⑦宗教上の理由による輸血拒否患者でも，条件が合えば希釈式や回収式は受け入れることがあるが，貯血式自己血輸血は受け入れられることは通常はない，などが欠点として挙げられる。

■ 貯血式自己血輸血の適応と採血前の検査 ■

　手術に際し，予想出血量から同種血輸血が必要となる可能性が高い場合，自己血輸血が適応になる。この際，自己血採血および貯血に伴う患者の精神的・経済的負担や患者の意思を考慮して判断しなければならない。
　以下に，日本輸血学会・日本自己血輸血学会合同自己血輸血ガイドライン改訂小委員会の自己血輸血ガイドライン改訂案[3]を参考にした貯血式自己血輸血の適応基準と，採血前に確認すべき検査とその基準値を示す。

1. 適応基準

　(1) 全身状態がほぼ良好で緊急を要しない待機的手術〔原則として，米国麻酔学会による術前患者状態評価（ASA physical status）Ⅰ度およびⅡ度の者〕。心疾患を有する外来患者の貯血については，ニューヨーク心臓協会分類（NYHA）Ⅰ度およびⅡ度を原則とする。
　(2) 術中出血量が循環血液量の15％以上と予測され，輸血が必要と考えられる場合。輸血を要する可能性の低いT＆S対象患者は原則として対象外とする。
　(3) まれな血液型やすでに免疫（不規則）抗体を持つ場合。
　(4) 患者が自己血輸血の利点を理解し，協力できる場合。
　(5) 年齢は基本的には制限を設けない。6歳未満の小児は，1回採血量を体重（kg）あたり約5〜10 mlとする。50歳以上の患者は，自己血採血による心血管系への悪影響，特に狭心症発作などがないかを事前に確認する。発作時に冠血管拡張薬の舌下投与によりコントロール可能な患者には，採血時に同錠剤を携帯させる。なお，小児の自己血輸血については別章を参照されたい。
　(6) 体重は基本的には制限を設けない。しかし，40 kg以下の場合には，体重から循環血液量を計算して採血量を設定するなど，慎重に対処する。
　(7) そのほか，体温，血圧，脈拍数などが採血計画に支障を及ぼさないと考えられる場合。
　(8) 細菌感染患者の対応：菌血症の可能性がある細菌感染患者では，自己血の保存中に細菌増殖の危険性もあり適応としない。さらに，保菌者を疑わせる①治療を必要とする皮膚疾患・露出した感染創・熱傷，②下痢，③抜歯後72

時間以内，④IVH を施行中，⑤抗生物質服用中，⑥3週間以内の麻疹・風疹・流行性耳下腺炎の発病者，からは原則として採血しない。ただし，炎症反応が少なく，菌血症を否定できる慢性的な局所感染症では，採血可能なことがある。

2. 貯血式自己血採血開始前にすべき検査

A．血中ヘモグロビン濃度（Hb）およびヘマトクリット値（Ht）

採血前 Hb が 11.0 g/dl 以上，Ht が 33.0% 以上であることが望ましい。ただし，慢性関節リウマチ（RA）などの慢性貧血患者では，この採血基準を一律に適用する必要はなく，当該患者自身の通常の Hb レベルの維持を目安にして，計画を立てる。採血量と循環血液量から採血後の Hb 値が 10.0 g/dl 未満（上記の慢性貧血患者の場合は Hb 8.0 g/dl 未満）にならないようにする。

B．白血球数および血小板数

白血球数，血小板数の減少，あるいは増多を認める場合には，原因を調査したうえで対処する。

C．血液型と不規則抗体

ABO 血液型，Rho（D）抗原の検査，不規則抗体の有無を確認する。これらの検査は自己血輸血の有無にかかわらず手術前に通常行われる。

D．感染症検査

感染症検査として，梅毒，B 型肝炎ウイルス（hepatitis B virus：HBV），C 型肝炎ウイルス（hepatitis C virus：HCV），HIV，ヒト T リンパ球向性ウイルス-I 型（human T-lymphotropic virus type I：HTLV-I）の検査を行う。これらの感染症マーカー陽性者は他の基準が合えばもちろん適応となる。しかし，その取り扱いは，採血した血液がバイオハザードであることをラベルなどで明確にし，感染血液専用保冷庫を設置することで，感染症マーカー陽性血液の取り違えを防止するシステムを厳重にして行わなければならない。

■ 自己血の採血スケジュールと採血方法 ■

ここでは，一般的で広く施行されている液状保存貯血法について述べる。

1. 採血スケジュール

(1) 貯血量は，1999年に策定された"血液製剤の使用指針"[2]にある，最大手術血液準備量（maximum surgical blood order schedule：MSBOS）や手術血液準備量計算法（surgical blood order equation：SBOE）に基づいて決定する。MSBOSは，平均的な出血量あるいは輸血量から術前の血液準備量をそれらの1.5倍以下とする方法で，SBOEは，患者の貧血のレベルなどを考慮し，術式別の平均的な出血量，投与開始の基準点（トリガー：Hb 7～8 g/dl）および患者の術前ヘモグロビン値の3つの数値から，患者固有の血液準備量を求める方式である。実際的には，各施設で定型手術について過去の手術症例の術中出血量，輸血量，血液準備量などのデータを輸血部門が集計し，外科系各科に提供できる体制が構築されていることが重要である。

最終貯血量が決まったら，手術日から逆算して，採血回数と採血日を定めスケジュールを決定する。

(2) 1回の採血量は循環血液量の10％以内または400 mlを上限とする。患者の年齢，採血時の血液検査所見および血圧，脈拍数などを考慮して採血量を決定する。血液比重は約1.05であるため，400 ml採血時には420 g（400×1.05）＋80 g（保存液を含む採血バッグ重量）＝ 500 gの採血となる。

(3) 採血間隔は1週間に1回を原則とし，手術予定日前の3日以内の採血は行わない。これは，採血後の造血によるHbの上昇が3日以内では見られないからである。

(4) 自己血の保存液は貯血量と貯血期間を考慮して選択する。現在利用できるのは，クエン酸-リン酸-ブドウ糖（citrate-phosphate-dextrose：CPD）液（有効期限21日以内），クエン酸-リン酸-ブドウ糖-アデニン（citrate-phosphate-dextrose-adenin：CPDA）液（35日以内），マンニトール-アデニン-リン酸（mannitol-adenin-phosphate：MAP）液（42日以内）の3種類である。表1にCPD液とCPDA液の組成を，表2にMAP液の組成を示す。

CPD液は採血血液を全血のままか，あるいは赤血球濃厚液に分離して保存する。CPDA液はCPD液にアデニンを添加したもので，これにより保存中の赤血球アデノシン三リン酸（adenosine triphosphate：ATP）の低下を抑え35日間保存可能としている。MAP液保存は，全血採血によりACD-A液加採血バッグに採血し，遠心分離後，赤血球成分と子バッグ内のMAP液を混和し，赤血球MAPとし保存する。通常，同時に自己の凍結血漿も分離する。図1に

表1 CPD液とCPDA液の組成　（w/v%）

成分	CPD	CPDA
クエン酸ナトリウム	2.630	2.630
クエン酸	0.327	0.327
ブドウ糖	2.320	2.900
結晶リン酸二水素ナトリウム	0.251	0.251
アデニン	—	0.0275

容量はいずれも200 ml採血用28 ml，400 ml採血用56 ml

表2 MAP液保存用バッグの組成と容量

ACD-A液（血液保存液：A液）		MAP液（赤血球保存液）	
●組成（w/v%）			
クエン酸ナトリウム	2.20	D-マンニトール	1.457
クエン酸	0.80	アデニン	0.014
ブドウ糖	2.20	結晶リン酸二水素ナトリウム	0.094
		クエン酸ナトリウム	0.150
		クエン酸	0.020
		ブドウ糖	0.721
		塩化ナトリウム	0.497
●容量			
200 ml採血用	30 ml		50 ml
400 ml採血用	60 ml		95 ml

MAP液保存用の採血バッグの模式図と，図2に全血からの赤血球MAPと凍結血漿への分離過程と作製後のそれら自己血を示す。

　MAP液での赤血球の保存可能期間は42日間であるが，日本赤十字社では，エルシニア菌（*Yersinia Enterocolitica*）の混入・低温保存中の増殖の危険性に配慮し，血液製剤の安全性を確保するために，赤血球MAP「日赤」の有効期間を現在は21日間としている。これらの点を考慮し，自己血をMAP液で長期間保存する場合は上清の黒色変化がないかなど，細菌増殖の徴候がないことを確認することが重要である。

　(5) 鉄剤の投与方法：自己血採血により失われた鉄分の補充は重要である。

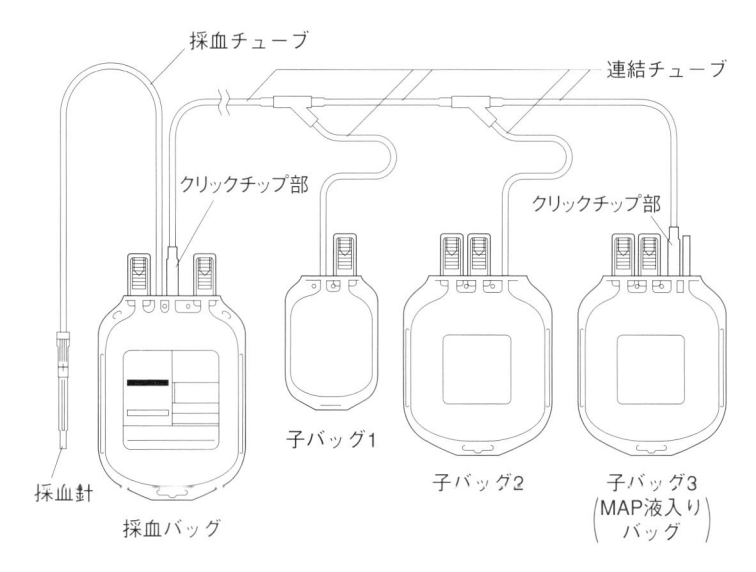

図1　MAP液保存用血液バック

原則として，初回採血の1週間前から成人では100〜200 mg/日，小児では3〜6 mg/kg/日の鉄剤経口投与を行う。経口投与以外に，採血後の補液に鉄剤80 mgを混和して静脈内投与することも広く行われている。

（6）エリスロポエチンの使用法：本稿の"貯血式自己血輸血におけるエリスロポエチンの使用について"を参照してほしい。

2. 採血の実際

A. 採血前の準備と確認

血圧，体温など全身状態が良好であることを確認する。患者氏名，患者ID，診療科名，血液型〔ABO，Rho（D）〕，製剤名，製剤番号，採血日，有効期限を印字または記入した自己血専用ラベルを準備し，患者が自筆で氏名を記入後，血液バッグに貼付する。図3に，著者の施設で使用している自己血専用ラベルを示す。採血時および輸血時に他の患者との取り違え防止のため，自己血専用ラベル上のバーコード印字された種々情報と患者リストバンドの照合を機械的に行うことも有効である。

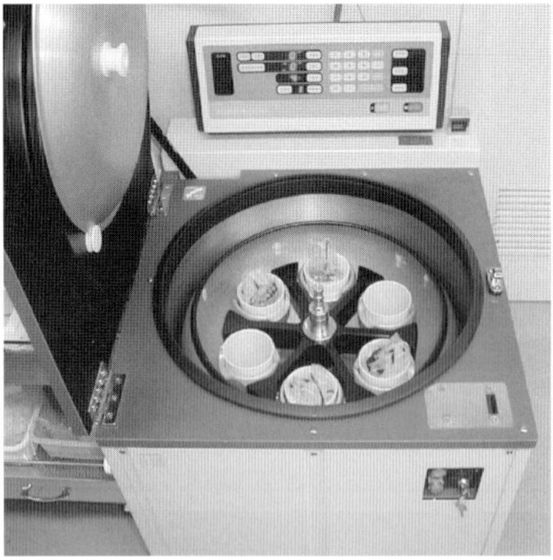

(a) 遠心分離

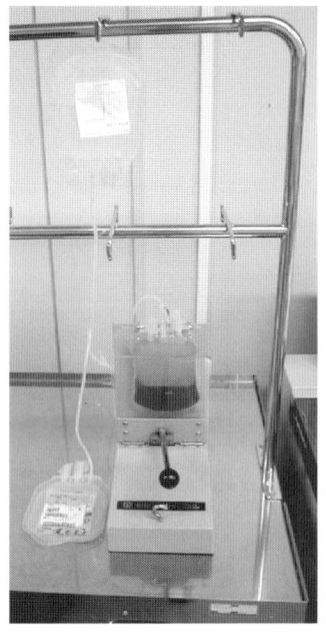

(b) 赤血球と血漿の分離

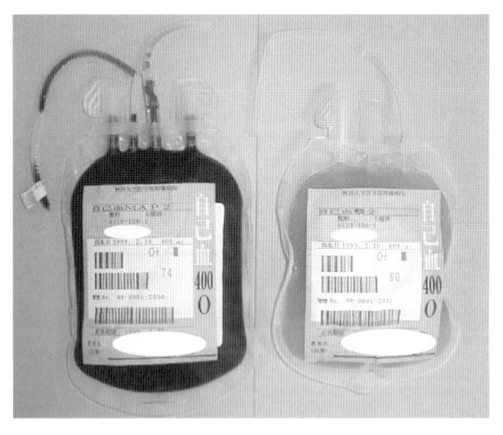

(c) 自己赤血球MAPと自己凍結血漿

図2　MAP液保存血液バッグの自己赤血球MAPと自己凍結血漿への分離

B．血管穿刺部位の消毒

　日本赤十字社の業務標準[4]に従って消毒する。穿刺部位を中心に70%イソプロパノールまたはエタノールで皮膚の汚れをふき取る。綿を替えて合計2回行う。次に，10%ポビドンヨード液（イソジン®）を浸した滅菌綿棒を用いて，穿刺部位から外側に向かって径10 cm程度，同心円を描くように消毒する。少なくとも30秒おいて，十分乾燥させる。ポビドンヨードは原則として採血終了まで除去しない。血管を指で探りながら穿刺しなければならない場合

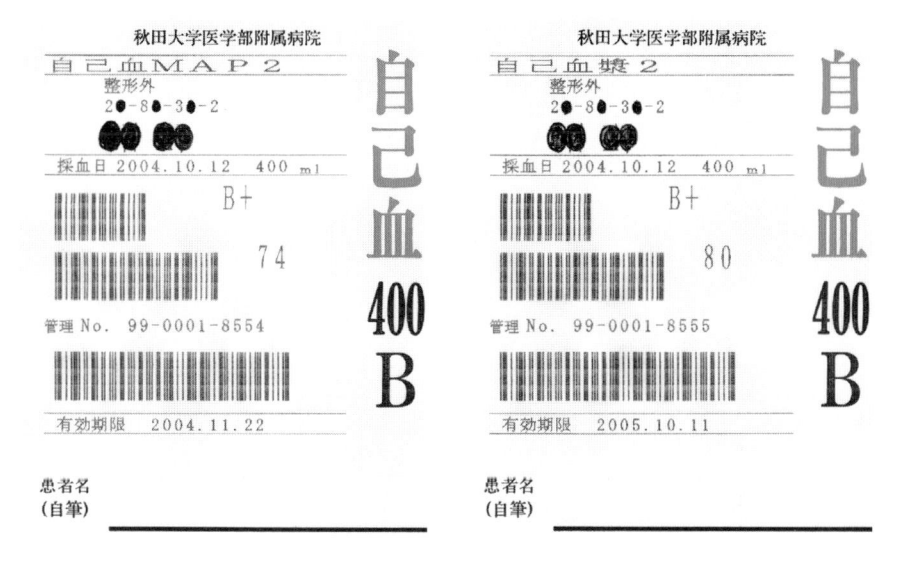

(a) 自己赤血球 MAP 用ラベル　　　　　(b) 自己新鮮凍結血漿用ラベル

図3　自己血専用ラベル

には，採血者の指先も同様にあらかじめ消毒しておくか，清潔手袋を着用する。

C．採血中の血液の処置と患者観察

　重力による落差式採血を行う場合には，穿刺部位より40〜50 cm下方に採血バッグを置き，計量しながら採血する。採血中は常にバッグを振り抗凝固薬と血液を十分混和させる。減圧吸引式採血装置を使用する場合は，その取り扱いに熟知していなければならない。

　採血中は，患者の様子に変化がないかを常に観察する。血圧，脈拍のモニターは有用である。顔面蒼白，冷汗などの血管迷走神経反応（vasovagal reaction：VVR）の発症に注意する。

D．採血後の処置

　採血終了後に循環血液量を保つため，採血チューブの側管から採血相当量の乳酸リンゲル，生理食塩液などの輸液を行う。輸液終了後，血圧，脈拍などの変動がないことを確認し，抜針する。穿刺部は約10分間ほど圧迫止血する。この間，仰臥位で安静を保つようにする。また，採血当日の激しい運動や入浴

E．採血後の血液バッグの処理

抜針後，チューブシーラーでチューブをシールする。このとき，約 10 cm のセグメントを最低でも 2 本残す。手術で出庫するときの交差試験または血液型確認と，輸血後の副作用などの発生時の確認試験に用いるためである。

3．各種採血法

A．単純採血法

もっとも一般的に行われている方法である。必要貯血量と使用する保存液の有効期間から貯血期間を決定し，1 週間に 1 回，1 週間隔で 200～400 ml 採血する方法である。1 回 400 ml 採血では，800 ml 貯血では手術の 2 週間前から，1200 ml 貯血では 3 週間で採血する。MAP 液保存を行えば，6 週間前からで最大 2400 ml（400 ml×6 回），CPDA 液では 5 週間で 2000 ml（400 ml×5 回）貯血できることになるが，患者の貧血の進行や頻繁に来院する必要性などの患者負担を十分考慮して決定すべきである。

B．戻し輸血法

採血・保存した自己血は有効期限が切れる前に患者に戻すが，そのとき，その分だけ採血量を増やして貯血していく方法である。これには leap frog（蛙飛び）法とスイッチバック法がある。

【1】 leap frog（蛙飛び）法

1 回目には 1 単位の採血を行い，2 回目には 2 単位採血し 1 回目の 1 単位を戻す。3 回目以降も毎回 2 単位を採血するが，そのつど残っていた一番古くなっている 1 単位から戻す。2 回目以降，実際には 1 単位の採血で患者負担は少なく，比較的新しい血液を確保できる。しかし，1 回の採血と返血に時間と手間がかかる。表 3 に 6 週間での採血と戻しの方法を示す。これは，3 週間保存の CPD 液しかないときに，6 週間かけ 6 単位の血液を確保するために実施されたが，CPDA 液や MAP 液保存が行われてからは実用的ではなくなっている。なお，ここでの 1 単位とは，200 ml 採血とは限らず 400 ml でもよく，血液の本数である。

【2】 スイッチバック法

表 3 に示すように，leap frog 法と似てはいるが，leap frog 法は前回の血液の一部を戻すのに対し，スイッチバック法は毎回，前回の採血分すべてを戻し輸

表3 leap frog（蛙飛び）法とスイッチバック法の概要

採血日と戻し輸血日	leap frog法 採血	戻し輸血	スイッチバック法 採血	戻し輸血
6週前	A		A	
5週前	B1, B2	A	B1, B2	A
4週前	C1, C2	B1	C1, C2, C3	B1, B2
3週前	D1, D2	B2	D1, D2, D3, D4	C1, C2, C3
2週前	E1, E2	C1	E1, E2, E3, E4, E5	D1, D2, D3, D4
1週前	F1, F2	C2	F1, F2, F3, F4, F5, F6	E1, E2, E3, E4, E5
手術時貯血血液	D1, D2, E1, E2, F1, F2 6単位		F1, F2, F3, F4, F5, F6 6単位	

A～F6はそれぞれ1単位の自己血

血する。戻し輸血の前には，戻し輸血分より1単位多く採血する。これにより，1週間に1単位ずつ増やすことができ，また手術前に確保できる血液はすべて採血後1週間の新しい血液ということになる。理論上は，1回採血量は1単位（ここでの単位も，200 ml採血とは限らず400 mlでもよい）だけであるが，戻し輸血量が大きくなると，患者の循環動態に与える影響も少なくない。実際には，患者負担を考慮すると，1単位ずつ返血，採血を繰り返して，前回採血の血液をすべて戻すのが現実的である。ただし，この際は採血された血液に返血血が一部混入することを理解しなければならない。この方法も，leap frog法と同様に手技にかかる時間や手間も大きく，CPDA液やMAP液保存がある現在はあまり実施されていないと思われる。

C．成分採取装置を用いた赤血球採取法

CPDA液やMAP液保存による貯血量の増大が，戻し輸血法を用いなくても実施可能になってきた。しかしながら，採血回数の増加，すなわち貯血期間の延長が必要になり頻繁な来院など患者負担は少なくない。成分採取装置を用いた採血法は，1回の採血量を増大させることで貯血期間を短縮できる可能性がある。また，手術時に輸血は赤血球成分で十分なことが多いため，この方法では血漿は採取せず患者に戻すことより，赤血球成分採取法となる。

600 ml全血由来の濃厚赤血球採取を週1回，600 ml貯血，あるいは2週連続で2回，計1200 mlの貯血を行った脇本ら[5]の報告では，体重50 kg以上でHb

値が 12 g/dl 以上の男性では 600 ml の貯血が，体重 70 kg 以上で Hb 値が 14 g/dl 以上か，体重 80 kg 以上で Hb 値が 13 g/dl 以上の男性は 1200 ml の貯血がそれぞれエリスロポエチンなしに可能であるとしている。このような成分採取装置を用いた自己赤血球成分採取法により，1 週で 600 ml，2 週で 1200 ml の貯血が条件により実施でき，貯血期間短縮の試みとして今後の発展が注目されている。

■ 凍結保存貯血法について ■

1. 凍結保存方法

凍結保存法は，採血全血を赤血球と血漿に分離したのち，赤血球の凍結による損傷を防止するためグリセロールと混和させ保存する方法である。血漿は，液状保存で MAP 液採血した際の分離血漿と同様，新鮮凍結血漿として凍結保存される。赤血球の凍結保存法には，表 4 に示すように，高濃度のグリセロールを用い －80℃ の超低温槽で凍結する緩速凍結法と，低濃度のグリセロールを用い －196℃ の液体窒素で凍結する急速凍結法がある[6]。緩速凍結法はグリセロールが高濃度なため，その除去に必要な洗浄液が多くなる。しかし，その分，十分洗浄された赤血球製剤として使用できる。急速凍結法では，赤血球内の電解質の濃縮や浸透圧の上昇も急速で処理できるため軽度である。ただし，液体窒素の維持費用は大きい。

2. 凍結保存法の利点と欠点

凍結保存法の利点としては，①凍結した赤血球は 10 年間と長期間保存可能である，②貯血必要量を時間的余裕を持って計画的に採血・貯血可能である，③赤血球の ATP，2,3-DPG が正常と変わらず，手術時に新鮮な血液に相当する赤血球を準備できる，④手術が延期されても保存期間が長いため対応には問題がない，などが挙げられる。

一方，欠点としては，以下のことが挙げられる。①赤血球とグリセロールとの混和や，解凍時の洗浄操作などに特別な設備を要し，操作や時間も必要となる。また，設備投資や機材，液体窒素などにも費用がかかる。②凍結，解凍，

表4　赤血球凍結保存法の比較

項　目	高濃度グリセロール	低濃度グリセロール
グリセロール最終濃度（w/v）	約40%	約20%
凍結開始時の温度	−80℃	−196℃
凍結速度	緩徐	急速
凍結速度コントロールの必要性	なし	あり
冷凍庫のタイプ	メカニカル	液体窒素
保存温度（最高）	−65℃	−120℃
保存温度の変化の影響	融解再凍結可	影響大
バッグ材質	ポリ塩化ビニル/ポリオレフィン	ポリオレフィン
搬送	ドライアイス	液体窒素
特殊な脱グリセロール用の器具の必要性	あり	なし
脱グリセロールの時間	20〜40分	30分
ヘマトクリット	55〜70%	50〜70%
白血病除去率	94〜99%	95%

（柴田洋一　監訳代表．特殊な患者への対応．American Association of Blood Banks編．Technical mannual 13th edition. Maryland：AABB；2002. p. 192-200 より引用）

脱グリセロールの過程で溶血を生じる。③保存の過程で，バッグの破損や超低温槽のトラブルなどで血液が使用不能となるリスクが液状保存より大きい。④解凍に時間がかかり急な対応が難しいことがある。⑤解凍後12時間以内に使用しなければならず，手術後の使用ができないことがある。

　このような問題点から，一般の医療機関で凍結保存法に対応することは困難であると思われる。通常は，長期保存が可能な保存液を用いた液状保存や，時には戻し輸血で貯血期間の延長を図るのが現実的と思われる。どうしても凍結保存法が必須の場合は，日本赤十字血液センターでは凍結・解凍赤血球の技術を有しているので，そこに依頼することを検討すべきである。

■ 自己血採血時副作用とその対応 ■

　健常ドナーからの採血でも，日本赤十字社の集計では献血者全体の約1.0%になんらかの副作用が発生している。200 ml献血では0.86%，400 ml献血で

0.87%，成分採血では 1.40% の副作用発生率である．副作用の中では血管迷走神経反応がもっとも多く，約半数を占めているといわれている．貯血式自己血の採血でも血管迷走神経反応の発生が問題となっており，患者数別で 3.3%，採血回数別で 1.8% の発生率との報告[7]もあり，明らかに一般献血より高くなっている．自己血の採血担当者は，副作用発生時の早期の対応，重症化の防止のためにも，以下に述べる採血時の副作用について十分理解し，それらの応急処置法に熟知していなければならない．

1. 血管迷走神経反応（vasovagal reaction：VVR）

採血開始後 5 分以内に発生することがもっとも多いが，採血中，または本採血前に発生することもある．患者の心理的不安，緊張もしくは採血に伴う神経生理学的反応による．献血では，経験者に比較して初回者で発生が高率といわれている．自己血採血では，10 歳代など若い年齢での発生が高率である[7]．症状としては，気分不良，顔面蒼白，あくび，冷汗，悪心，めまい，さらに重症化し嘔吐，意識喪失，痙攣，尿失禁，脱糞にいたる．また，血圧低下，徐脈，呼吸数低下がみられる．表 5 に VVR の程度分類[8]を示す．対処法は，Ⅰ度であれば献血者に声をかけ安心させ，同時に仰臥位にして下肢を挙上する．Ⅱ度以上で意識喪失があれば，名前を呼ぶなど声をかける．舌根沈下のおそれがあれば，気道確保を図る．血圧低下が続く場合は適宜補液などを行う．必要があれば昇圧薬や硫酸アトロピンなどを適宜使用する．また，回復後は水分補給を行い十分休養させる．

2. 皮下出血および血腫

採血時の穿刺と採血後の圧迫が適正に行われなかった場合に起こる．症状としては，小丘状の出血斑から皮下に浸透し，腕の運動により拡大し，広範な出血斑や血腫になることがある．穿刺部位をしっかり圧迫し，必要に応じて湿布，消炎鎮痛薬の軟膏を塗布したほうがよい．

3. 神経損傷

まれに穿刺針を深く刺入することにより，筋膜を貫き正中神経を損傷するこ

表5　血管迷走神経反応の程度分類

	症　　状	
	必須症状・所見	時にみられる症状
Ⅰ度	血圧低下 徐脈（＞40/分）	顔面蒼白，冷汗，悪心など
Ⅱ度	Ⅰ度に加えて意識喪失 徐脈（≦40/分），血圧低下（＜90 mmHg）	悪心，嘔吐
Ⅲ度	Ⅱ度に加えて 痙攣，失禁	

ⅰ）必須症状・所見がなければ血管迷走神経反応とはいわない。
ⅱ）Ⅱ度では意識喪失の症状を認めることを必須とする。なお，悪心，嘔吐をみても，必須所見がⅡ度に該当しなければⅠ度にする。
ⅲ）下記の症状*のみでは血管迷走神経反応とはいわない。ただし，Ⅰ度あるいはⅡ度の optional な症状としてみられることが多い。
　　＊：ねむけ，あくび，気分不良，全身倦怠感，頭重感，めまい，立ちくらみ，などである。
ⅳ）必須所見の記載のない症例については，原則として，本症状があるものとしては扱わない。ただし，状況によって，本症状と強く考えられる場合は，本症状の疑いとして記載しておくものとする。
（厚生省血液研究事業：供血者保護のための採血基準設定に関する研究．昭和59年度研究報告書．東京：厚生省；1985. p. 56-164 より引用）

とがある。駆血を強く長時間行った場合にも，神経障害が発生することがある。電撃様疼痛を訴えたら，抜針し採血を中止する。経過観察の場合は，局所の保温と安静を保つように説明する。時には専門医の受診を勧めることもある。

◼ 自己血の保管管理の重要性 ◼

1. 保管方法

　貯血式自己血輸血を実施するうえで重要なのは，採血された自己血の保管管理である。採血された自己血でも血液製剤に変わりはなく，品質は日赤血と同

様でなくてはならず，適切に温度管理された保冷庫に保管されなければならない。実際は，血液製剤保管管理マニュアル[9])に従い，院内の輸血部門で自記温度計，警報装置を備えた同種血とは別の専用の血液保冷庫（冷蔵庫および冷凍庫）に保管する。自己血は院内で一元的に管理すべきことで，各診療科単独で病棟などの通常の冷蔵庫には保管してはいけない。日本赤十字血液センターに保管管理を依頼する場合にも，すべての自己血が輸血部門を経由して管理できるようにすべきである。自己血は，保冷庫の中で各患者ごとにまとめて保管する。液状保存の全血および赤血球製剤は 4～6℃ で，凍結血漿は -20℃ 以下で保存する。なお，感染症マーカー陽性者の血液は，感染血液専用の保冷庫を設置して保管する。

図4に著者の施設の自己血保冷庫を示す。各患者ごとに別の籠に保管されている。保冷庫の庫内温度は連続してモニターされ，在庫の日赤血とともにコンピュータで集中管理されて連続して記録されている。さらに，時間内，時間外ともに定時に保冷庫の温度確認を行っている。温度上昇などの異常があった際は，時間外であっても技師当直者に警報がただちに届くシステムとなっている。

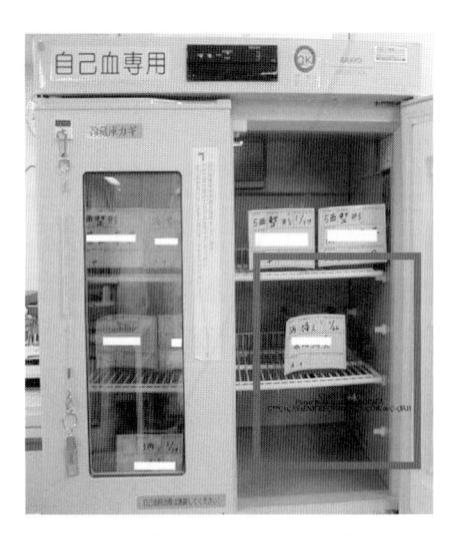

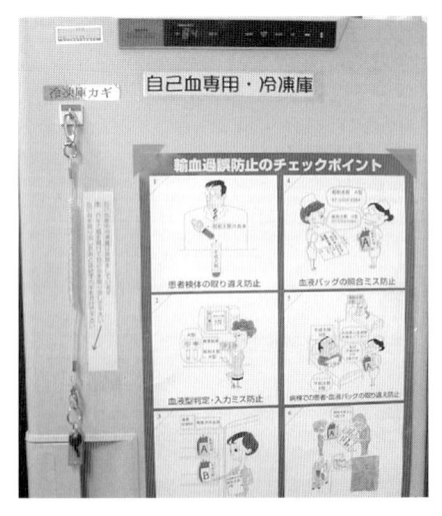

(a) 自己MAP専用冷蔵庫　　(b) 自己FFP・クリオプレシピテート専用冷凍庫

図4　自己血専用保冷庫

2. 自己血の電算管理

　自己血は，採血，管理するうえで，ラベルの貼り間違い，血液取り違えなど日赤血以上に危険な点がある。よって，自己血採血製造工程は，日赤 GMP と同様の発想で構築されるとともに，採血患者本人にしか輸血してはならないという自己血の特殊性を考慮した管理体制が必要となる。自己血の電算管理についての詳細は別章を参照してほしいが，著者の施設の自己血電算管理システムの一部を紹介する[10]。当院では，貯血式自己血の採血から出庫までを電算管理システムで実施している。患者血液型の前登録が必須で，採血予定を受けたのち，製剤コードと採血日を入力すると，それと連動して有効期限と製剤番号が自動発番される。自己血専用ラベルには各種情報がバーコード印字される。輸血管理システムでの自己血採血，管理業務は，採血時の患者確認に有用なだけではなく，患者情報，製剤情報をバーコード管理することで，患者と自己血との照合が行え，その際の取り違えも防止できる。電算システムによる貯血式自己血輸血管理は，自己血輸血を安全に推進するうえできわめて有効である。このようなシステムは，輸血部門が責任を持って構築・導入すべきである。

3. 未使用自己血の処理

　手術に準備した自己血が周術期にも使用されずに残ることも少なからず発生する。しかし，術後しばらくしてや，期間を置いての患者の再手術などの可能性もあり，期限が切れるまで輸血部門で責任を持って保管しておくことが原則である。著者の施設では，自己赤血球 MAP は 42 日，自己凍結血漿は 1 年間の期限内保管している。再入院，再手術で保管していた自己凍結血漿が使用されるケースをいくつか経験している。残った自己血はもちろん他の患者には使用しない。廃棄にあたっては輸血部門で一括して取り扱い，感染性医療廃棄物として処理する。

■ 自己血の払い出しと輸血時の注意点 ■

　自己血は患者自身の血液であることがその特徴であり，優位点であるので，他の患者との取り違えは許されない。自己血輸血は間違えば同種血輸血である

ので，その払い出し，輸血時は最大に注意を払い，また間違えないシステム作りが重要である。

1. 自己血の払い出し

　自己血であっても，同種血と同様に"輸血療法の実施に関する指針"[11]に従い，以下のとおりに実施されなければならない。
　① 自己血の請求には，複写式（診療部門，輸血部門，医事部門用）の血液請求伝票（同種血といっしょでもよいが自己血の項目を設ける）を使用する。
　② 血液請求伝票には，主治医名，診療科名，患者情報〔患者氏名，生年月日，年齢，性別，ID番号，血液型：ABO，Rho（D）型〕，不規則抗体の有無，診断名，術式，使用予定日（手術日），使用場所，自己血の種類，数量などを記載する。この請求伝票に患者の交差適合試験用検体を添えて，院内輸血部門に提出する。
　③ 患者検体と自己血のセグメント血との交差適合試験（生食法による主試験）を行う。セグメント血についてはABO血液型の確認やコンピュータ上の血液型照合でもよい。
　④ 手術室などへの血液受け渡し時には，患者氏名，生年月日，ID番号，診療科名，血液型の患者情報と，自己血の製剤種類，製剤番号，採血日，有効期限などの自己血情報を請求伝票と照合する。その際，必ず2人以上で声を出して読み合わせをする。なお，自己血の溶血，凝固，細菌汚染による変色，バッグの破損などの外観の異常の有無も確認する。

2. 自己血輸血時の注意点

　手術室および病棟で自己血輸血を実施する際も同種血輸血と同様に行う。まず，自己血の使用直前に，自己血専用ラベルの患者氏名，生年月日，ID番号などが手術患者と一致することを確認する。輸血時には，患者の診療録と自己血専用ラベルおよび血液支給伝票に記載された患者氏名，生年月日，ID番号，診療科名，血液型などを，医師と看護師の複数で声を出し合って読み合わせをする。その旨は麻酔記録用紙や診療録に記録する。自己血輸血開始後の患者観察も"輸血療法の実施に関する指針"[11]に従い，同種血輸血と同様に実施する。特に，輸血開始5分間の患者観察は，不適合輸血などの早期発見のために

重要であることは同様である。

■ 貯血式自己血輸血の実施状況 ■

1. 実施状況調査結果

　日本における自己血輸血の普及状況に関する全国的な調査としては，高折らによる1988年[12]，1991年[13]，1995年[14]の3回の調査と，日本自己血輸血学会による1997年の調査[15)16]などがある。高折らは病床数300床以上の500～600施設を集計検討しており，わが国全体での実施状況の把握，自己血推進状況の検討を意図した調査であった。それによると，自己血輸血の実施率は，1988年32.3%，1991年は50.6%，1995は65.3%と明らかに増加してきている。日本自己血輸血学会の調査は自己血輸血学会員の施設での検討であることもあり，実施率は90.0%であった。

　このように自己血輸血が推進，実施されて標準的医療として定着してくると，実施率ではなく，その実施数や内容の施設間での格差などが問題となってきている。著者らが行った，日本輸血学会認定施設を対象とした1999年[17)18]と2003年の調査の一部を紹介する。対象施設では全施設で貯血式自己血輸血が行われていた。しかし，日本輸血学会の認定医がいて輸血部門が確立され，自己血輸血を十分行いうるであろうと考えられる施設であっても，手術時輸血実施症例に占める自己血輸血単独症例は8.1～79.0%，手術時使用血液単位数に占める自己血の割合も6.2～68.6%とそれらの格差は大きかった。つまり，自己血輸血を実施はしているが，自己血単独症例の割合や自己血単位数の割合という自己血輸血の達成度に大きな格差があることが問題であると考えられた。輸血の専門医がいない他の施設では，このような実施状況の施設間格差はより大きいのではないかと推察される。

　地域における中小病院を含めた自己血輸血の実施状況調査[19]でも，施設間の格差は大きい。著者らの，輸血が行われている県内ほぼすべての施設を対象とした調査で，貯血式自己血輸血の実施率は約50%であった。しかし，自己血輸血症例の輸血患者数に占める割合，製剤に占める割合は施設間格差がやはりきわめて大きかった。手術時のみならず院内全体の輸血患者のうち50%以上が自己血輸血患者の施設や，院内使用赤血球のうち自己血製剤が20%以上を占め

る施設もいくつかある一方で，これらの割合がきわめて低い施設も少なくないとの結果であった。

2. 診療科別の貯血式自己血輸血実施状況

　自己血輸血の実施状況調査は，実施率の把握などを目的としており，診療科別実施状況を中心とした検討は少ない。高折による全国調査では，診療科別の施行症例数（貯血，希釈，回収を合わせて）は整形外科がもっとも多く，全体に占める割合が1992年で75%[13]，1995年は44%[14] であったが，整形外科以外の科の症例数の増加により1995年にはその比率の低下があったとしている。

　日本輸血学会認定施設を対象とした2003年の調査での，診療科別の貯血式自己血輸血の実施率を表6に示す。手術時輸血症例数が一定数以上の施設に限ったが，整形外科100%，心臓血管外科92%，一般消化器外科74%，産婦人科92%，脳神経外科71%，泌尿器科95%といずれも70%以上であった。一方，検討64全施設の診療科別手術時輸血症例の合計数を図5に示す。輸血症例は心臓大血管外科でもっとも多く，次いで整形外科，一般消化器外科，産婦人科の順である。同種血併用症例を含む自己血輸血症例数は整形外科でもっとも多く，次いで産婦人科，泌尿器科であった。1999年の調査[18] と比較しても，脳神経外科や口腔外科などでも症例数が増加し外科系各科で広く実施されてきていた。自己血輸血単独症例は，全施設での検討では整形外科63%，産婦人科51%と高いのに対し，心臓大血管外科や一般消化器外科では低かった。自己血の割合も同様の結果であった。これを1999年の調査と比較すると，整形外科，産婦人科，泌尿器科，脳神経外科では自己血輸血単独症例の割合や自己血の割合は増加していたが，それらの割合が低い一般消化器外科，心臓大血管外科ではより減少していた。

　これら診療科別の調査で施設間の自己血輸血単独症例の割合や自己血の割合の格差も検討している。整形外科はもっとも施設間格差がなく，産婦人科や泌尿器科でも比較的施設間格差は少なかった。整形外科では以前から，産婦人科，そして泌尿器科でも貯血式自己血輸血は通常の輸血法，治療法として定着してきつつあると考えられた。産婦人科，泌尿器科とも実施された患者の多くは癌疾患と思われ，これらが自己血輸血のよい適応であることが推察された。心臓血管外科と一般消化器外科では施設間の格差がきわめて大きかった。これらの科では自己血単独症例の割合，自己血単位数の割合とも低い施設が多い

表6 診療科別自己血輸血実施状況

診療科	貯血式自己血輸血実施率（％）	自己血単独症例割合（％）	自己血の割合（％）
整形外科	100（64/64）	62.9	58.0
心臓血管外科	92（54/59）	15.3	9.5
一般消化器外科	74（46/62）	13.1	7.6
産婦人科	92（59/64）	48.4	38.4
脳神経外科	71（44/62）	29.4	20.0
泌尿器科	95（61/64）	48.5	43.4

（日本輸血学会認定施設における調査—2003年—より）

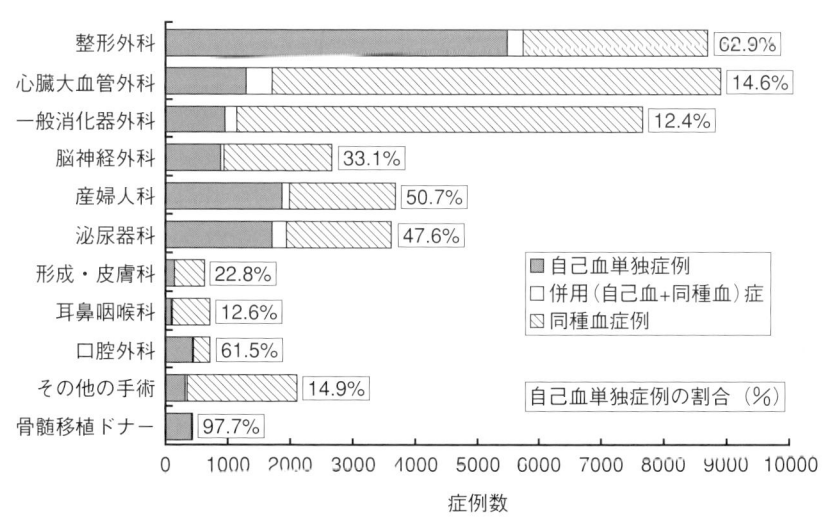

図5 診療科別手術時輸血症例数
（日本輸血学会認定施設における調査—2003年—より）

が，一方でそれらが高い施設がいくつかあるということは，多少事情が異なるかもしれないが，自己血の割合が低い施設にとってその達成率を上げることが，決して不可能なことではないことと思われた。手術時同種血輸血症例を詳細に検討することで，自己血輸血の適応であった症例も少なくないことを明らかにして，今後，自己血輸血実施率の向上，自己血単独症例の割合の上昇などの達成率の向上に努力することが望まれる。

貯血式自己血輸血における院内輸血部門,輸血療法委員会の役割

　貯血式を中心として自己血輸血が普及しつつあるにもかかわらず,前項で述べたようにその実施状況には施設間および診療科間においての格差が認められる。自己血輸血の実施には各担当医の認識に加え,施設全体による自己血輸血への取り組み,輸血管理部門の充実度などが関係していると思われる。

1. 輸血部門,輸血療法委員会の役割とそれらの設置状況

　厚生省では,1989年9月には"輸血療法の適正化に関するガイドライン"[20]を,1993年には"血液製剤保管管理マニュアル"[9]を作成し,そのなかで,各医療機関に対し,一貫した業務体制がとれる専門の輸血部門(輸血部)と輸血療法委員会の設置を求めている。1999年の"輸血療法の実施に関する指針"[11]でも,輸血管理体制の在り方として,輸血療法委員会の設置,責任医師の任命,輸血部門の設置,そして担当技師の配置が医療機関に求められている。血液製剤適正使用推進,自己血輸血推進,輸血副作用防止およびその対策のためにも院内中央部門としての輸血部門の充実・強化が重要なのは明白である。2003年7月より施行された血液法[21]においても,自己血輸血推進を含めた血液適正使用のための輸血部門の役割が強調されている。

　しかしながら,輸血業務を統括する輸血部門を独自に設置しているのは,2002年の300床以上,年間血液使用量3,000単位以上の病院を対象とした全国調査では,わずか約20%にすぎない[22]。多くの施設では,製剤管理が薬剤部,輸血検査が検査部という二元的管理体制がとられているのが現状であろう。

　輸血療法委員会も,輸血療法の適応,院内での血液製剤の使用状況などを検討し,適正な輸血療法を推進することを任務とし,各医療機関に設置が求められている。特に,自己血輸血を推進するうえで,各手術症例での血液使用状況の把握は必須事項である。しかし,輸血療法委員会とは名ばかりの施設があるなど,その活動状況,内容には格差がある。各県で行われている輸血療法委員会合同会議などで活動内容の検証を行い,輸血体制の強化を図る必要がある[23]。

2. 輸血部門,輸血療法委員会と貯血式自己血輸血の実施状況との関連

　輸血管理体制と自己血輸血推進状況との関連について,著者が関連した秋田県の調査結果を中心に述べる[19]。秋田県内の検討48施設のうち貯血式自己血輸血は23施設,48%で実施されているが,表7に示すように輸血部門設置の12施設では9施設,75%の実施率であるのに,輸血部門未設置施設での実施率は39%であった。1施設あたりの症例数も輸血部門設置施設で明らかに多かった。一方,輸血療法委員会が設置された32施設では23施設,72%で自己血輸血が実施されていたが,未設置施設では貯血式自己血は全く実施されていなかった。なお,輸血療法委員会設置施設の1施設あたりの貯血式自己血輸血症例数は6カ月間で,平均20.3症例であった。

　図6には,2000年からの輸血部門,輸血療法委員会設置と貯血式自己血輸血実施施設数の割合の推移を示す。輸血部門が設置されている施設では70～80%で貯血式自己血輸血が行われているが,輸血部門が設置されていない施設での実施率は年々減少傾向であった。中央部門として輸血管理体制が充実しないと自己血輸血への取り組みもできず,自己血輸血が推進されないことを示すものである。輸血療法委員会の設置と実施率の推移も,輸血部門のそれと同様の傾向であった。

　このように,貯血式自己血輸血の推進状況は,輸血管理部門や輸血療法委員会の設置と強く関連しており,これらの充実がきわめて重要と考えられる。輸血部門および輸血療法委員会の活動により,各診療科への輸血情報伝達も緊密

表7 輸血部門および輸血療法委員会と貯血式自己血輸血実施状況

		輸血部門	輸血療法委員会
貯血式自己血輸血	設置済	9/12 (75%)	23/32 (72%)
実施率	未設置	14/36 (39%)	0/16 (0%)
貯血式自己血輸血	設置済	34.6症例	20.3症例
平均症例数*	未設置	6.5症例	0.0症例

＊:2003年1～6月の6カ月間
　（面川　進,花岡農夫,村岡利生ほか.秋田県における自己血輸血の実態—輸血療法委員会合同会議による調査から—.自己血輸血 2003;16:57-61より引用）

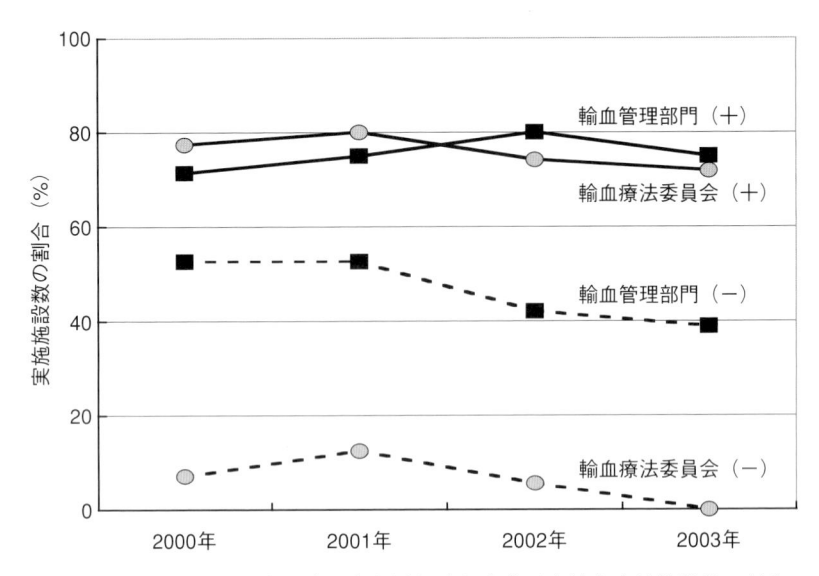

図6 輸血部門，輸血療法委員会設置と貯血式自己血輸血実施施設数の割合の推移
（面川　進，花岡農夫，村岡利生ほか．秋田県における自己血輸血の実態―輸血療法委員会合同会議による調査から―．自己血輸血 2003；16：57-61 より引用）

になり，手術症例での使用状況の把握や問題解決の方策としての自己血輸血の提案なども行える。また，自己血輸血実施の環境整備が行われるため，自己血輸血が推進されることとなる。

3. 成分分離自己血輸血における輸血部門の業務とその重要性

自己血輸血業務のうち，保管管理における輸血部門の重要性はすでに述べたが，それ以外に，自己フィブリン糊や自己多血小板血漿（platelet-rich plasma：PRP）ゲル作製業務などの成分分離や，特殊自己血輸血における役割も少なくない。

自己フィブリン糊や自己PRPの詳細は別章を参照してほしいが，これらの作製およびその後の保管管理は技術的教育を受けた検査技師などが行うべき院

内輸血部門の重要な業務である。各診療科や個々の医師が単独で行うことではない。自己 PRP ゲルは現在，歯科口腔外科領域での作製が中心であるが，今後は骨形成促進を目的とする他の領域においても使用される可能性が十分ある。つまり，それらの推進も当然，輸血部門が中心となって行わなければならないと考える。

日本赤十字血液センターの貯血式自己血輸血に対する協力体制

日本赤十字血液センターでは，以前から独自に自己血輸血の協力を行っている地域もあったが，日本赤十字社では，1993年7月から，自己血輸血に対する協力の方法を定めた"自己血輸血協力要綱"を作成し，これに基づき，医療機関の要請に応じた自己血輸血への協力を正式に開始している。その要綱では，自己血輸血は本来，医療機関においてその責任の下に実施するものであるが，貯血式自己血輸血については，血液センターがこれまでに培われた輸血用血液に対する各種の知識や技術などを提供することは必要であり，そのため，医療機関への協力体制を整備し協力の範囲などを規定するとしている。本項では，その要綱の具体的内容を中心に概説する。

1. 協力範囲

① 自己血の採血および採血の技術指導（採血は原則医療機関で実施する）
② 自己血の分離，調整
③ 自己血の受け入れ，保管，引き渡し

2. 協力の対象

自己血輸血協力の対象者は，①待機手術（6カ月間以内）が予定され，②自己血の貯血が可能で，③本人の同意が得られ，④感染症関連検査が原則として陰性であり，その自己血輸血実施計画の策定については，血液センターと協議のうえ，決定される。

3. 契　　約

　自己血輸血に協力する場合は，不測の事態を招かぬよう，医療機関と血液センターが互いの業務を十分に理解したうえで，施設間（医療機関の長と血液センター所長の間）で契約を締結する．以下に，契約での了解事項を示す．
　① 自己血輸血に関する責任は医療機関にある．
　② 自己血の受け入れ，調整，保管，引き渡しの各作業において破損の発生する可能性があること．
　③ 対象患者に対して血液センターでの保管および検査の実施などについてインフォームドコンセントを得ること．
　④ 自己血輸血の協力にかかる諸費用を請求する．
　⑤ 血液検査の結果を血液センターに報告する．また，感染症検査は原則として陰性であること．
　⑥ 自己血の保管協力期間は6カ月以内とする．
　⑦ そのほか必要事項（医療機関窓口，自己血担当医師の設定）

4. 必要書類

　自己血輸血への協力にあたっては，医療機関からの情報提供が十分にされなければ，適正な自己血管理が行えない．そのため，医療機関と血液センターとの協議のうえ策定された自己血症例ごとの以下のような書類を医療機関で作成し，血液センターへ提出する．
　① 自己血輸血計画書
　② 自己血委託書
　③ 自己血輸血同意書の写し
　④ 自己血輸血引き渡し依頼書

　以上の"自己血輸血協力要綱"にあるよう，貯血式自己血輸血は本来，医療機関において実施するものであることは間違いない．医療機関は自己血輸血実施のために院内輸血部門を整備しておく必要がある．しかしながら，病院の規模や人的問題で適応症例があるにもかかわらず実施できないところも少なくはなく，血液センターの協力を求めているとの調査結果もみられる．採血などの技術指導，赤血球と血漿との分離保存との要望が多いと思われる．血液センターの協力で，貯血式自己血輸血がさらに推進されることも期待できる．

自己血輸血実施上，協力を必要と考える医療機関は"自己血輸血協力要綱"にのっとった協力が地域の血液センターから得られるので検討すべきであろう。

■ 保 険 適 応 ■

　自己血輸血は，当該保険医療機関において手術を予定している患者から採血を行い，保存して，当該保険医療機関での手術で輸血を行ったときに算定できる。輸血を行わなかった場合には算定できない。算定する血液量は，採血を行った量ではなく，手術開始後に実際に輸血を行った1日あたりの量である。使用しなかった自己血については算定できない。輸血量は6歳以上の患者の場合，200 ml ごとに液状保存で950点，凍結保存で1900点を算定し，6歳未満の患者の場合は，体重1 kg につき4 ml ごとに液状保存950点，凍結保存1900点を算定する。

　なお，自己血を採血する際の採血バッグ，輸血する際の輸血用回路および輸血用の針，そして保存にかかわる費用は点数に含まれ，別に算定できない。

■ 貯血式自己血輸血におけるエリスロポエチンの使用について ■

1. エリスロポエチンとは

　エリスロポエチン（erythropoietin：EPO）は主として腎臓で作られるアミノ酸165個からなる分子量約3万の糖蛋白で，貧血や心肺疾患などの低酸素血症で産生が亢進し分泌され，赤芽球系造血前駆細胞に作用し赤血球への分化・増殖を促進する造血因子である。エリスロポエチンの遺伝子がクローニングされたことで，遺伝子組換えヒトエリスロポエチンが大量に生産されるようになった。初め腎性貧血へ使用が認可され，その後，貯血式自己血輸血の採血後の貧血改善への検討が行われてきた。

2. 貯血式自己血輸血におけるエリスロポエチンの適応

　遺伝子組換えヒトエリスロポエチンが開発されたことで，従来であれば自己血採血基準も満たさなかった症例や貧血の進行で十分量が確保できなかった症例でも自己血輸血が可能になり，その適応拡大には大きな意義があった。しかし，一方でエリスロポエチンを併用しなくても貧血の進行がなく十分量の貯血が行われる症例もあるので，その適応は厳密に行われなければならない。

　保険適応上は，貯血量が800 ml 以上で1週間以上の貯血期間を予定する手術施行患者の自己血貯血とされており，貯血開始時の Hb 濃度が体重70 kg 以上の場合は13 g/dl 以下，体重70 kg 未満の場合は14 g/dl 以下とされている。

3. エリスロポエチンの使用方法

　現在認可されている遺伝子組換えヒトエリスロポエチン製剤は，エポエチンベータ（エポジン®注）とエポエチンアルファ（エスポー®皮下用）の2種類である。エポジン®は Hb 濃度が13～14 g/dl 以下の患者を対象に1回6,000 IU を隔日で週3回，できるだけ緩徐に静脈内に投与する。予定貯血量が800 ml の場合は術前2週間で計6回，1,200 ml の場合は術前3週間で計9回が投与期間と回数の目安となる。一方，エスポー®は週1回，24,000 IU の皮下注射による投与である。通常，Hb 濃度が13 g/dl 未満の患者には，初回採血1週間前からの投与が可能である。Hb 濃度が13～14 g/dl では，初回採血後より1回24,000 IU を最終採血まで週1回皮下投与する。投与期間は，同様に800 ml 貯血の場合は手術2週間前，1,200 ml 貯血の場合は手術3週間前を目安とする。いずれの場合も，患者の Hb 濃度や予定貯血量などに応じて投与回数や投与期間を適宜増減する。また，これらエリスロポエチン製剤の効果発現には鉄の存在が重要であり，鉄欠乏時には鉄剤の投与を行わなければならない。

4. エリスロポエチン投与の貧血改善効果

　エポエチンベータ6,000 IU を週3回静脈内投与した1,200 ml の自己血貯血において，多施設共同による二重盲検比較試験が行われ，その効果が報告されている[24]。図7にエリスロポエチンによる投与期間中の Hb 濃度増加量を示す。

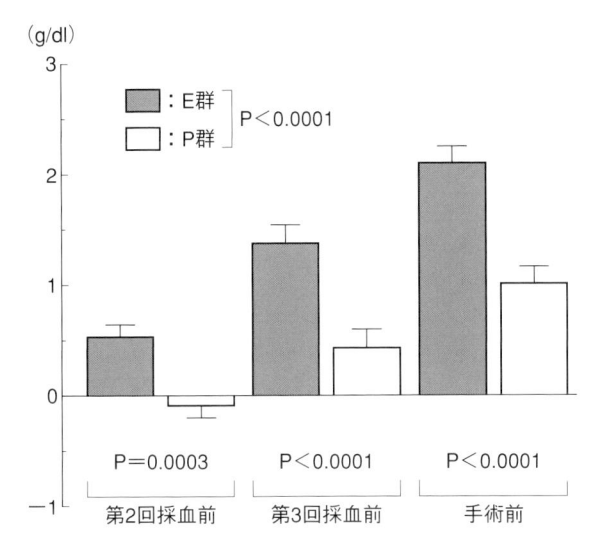

図7 エポエチンベータ静脈内投与による術前ヘモグロビン濃度増加量
(前田平生,東 博彦,遠山 博ほか.整形外科領域における自己血輸血を用いた手術施行患者に対するエポエチンベータ(EPOCH)の臨床評価―プラセボを対照とした二重盲検群間比較試験―.医学のあゆみ 1992;161:163-76より引用)

　対照群に比較してHb濃度増加量は経時的に有意に増加しており,自己血採血後のHb濃度の低下を抑制していた.また,この造血効果により,エリスロポエチン投与群では48症例中45症例(93.8%)で同種血輸血が回避されたが,対照群では40症例中30症例(75.0%)で,投与群で有意に同種血輸血の回避効果が認められている.
　一方,整形外科領域の貯血式自己血輸血症例でのエポエチンアルファの二重盲検比較試験の成績を図8に示す[25]。1,200 mlの貯血を目標とした症例で,初回採血1週間前から24,000 IUを週1回皮下投与した群では,対照群に比較して採血後の各時点でのHb濃度が有意に高く,採血後の貧血が改善されている.

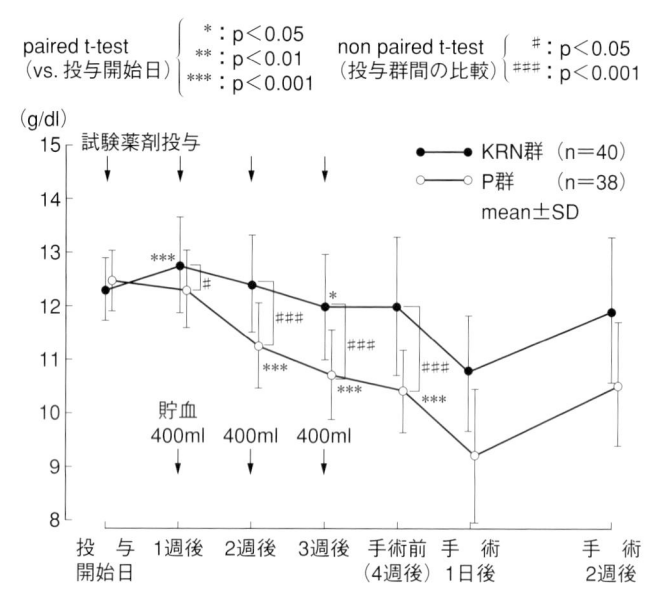

図8 エポエチンアルファ皮下投与によるヘモグロビン濃度の推移
(立花新太郎,杉岡洋一,高久史麿ほか.整形外科領域の術前貯血式自己血輸血法に対するrecombinant human erythropoietin (KRN 5702) 皮下投与の臨床評価―プラセボを対照とした多施設二重盲検群間比較試験―. 医学のあゆみ 1993；167：661-77 より引用)

5. エリスロポエチン使用時の問題点

　エリスロポエチンは，造血機能障害を伴う疾患における自己血貯血の場合には効果および安全性が確認されていないため投与してはいけないとされている。また，投与中にHb濃度で14 g/dl, Ht値で42%以上と必要以上の造血を認めた場合は休薬または採血するなどの適切な処置をとらなければならない。自己血貯血に伴うエリスロポエチンの使用で凝固能の亢進，血液粘稠度の上昇が示唆された報告があり，心筋梗塞，肺梗塞，脳梗塞などの患者には投与すべきではなく，それらの既往歴を有し血栓塞栓症を起こすおそれのある患者にも血栓塞栓症を増悪あるいは誘発するおそれがあるので慎重に投与すべきであ

る。特に，外科手術患者では一般に術後に深部静脈血栓症，肺塞栓症・肺梗塞などの血栓塞栓症が起こることがあるので，適切な術後管理が重要である。

高齢者では，一般に造血能の低下が予測されるので投与回数，投与期間および投与量などを適宜調節する。妊婦では，妊娠中の投与に関する安全性は確立していないので原則，投与しないことが望ましい。小児への投与でも，安全性は確立していないので投与しないことが望ましい。やむをえず使用する場合は，投与量，期間，回数を慎重に判断することが重要である。

6. エリスロポエチン使用の保険算定上の留意点

エリスロポエチンは貯血に伴って使用される薬物であるが，手術の際に貯血された自己血の輸血が実施された場合のみ薬剤料の請求が認められる。つまり，エリスロポエチンを使用し貯血はしたが，手術が中止になったり，出血がほとんどなく自己血の輸血を全く行わなかった場合は，前述したように自己血輸血料も認められず，エリスロポエチンの代金も請求できないことになるので，留意しなければならない。

おわりに：貯血式自己血輸血は一般的な自己血輸血法として推進され普及してきた。整形外科などでは標準的な輸血法として定着もしてきている。しかしながら，その実施にあたっては採血基準，患者管理，自己血の保管管理，輸血の際の取り違え防止など，安全性を重視したシステムの構築による実践が重要である。一方で，診療科や施設によっては，その自己血輸血の実施率，達成率に格差の大きいことが問題となっている。院内輸血部門や輸血療法委員会を中心とした施設としての取り組みにより，今後のさらなる自己血輸血推進が望まれる。

参考文献

1) Japanese Red Cross NAT Screening Research Group. Nation wide nucleic acid amplification testing of hepatitis B virus, hepatitis C virus and human immunodeficiency virus type 1 for blood transfusion and follow-up study of nucleic acid amplification positive donors. Jpn J Infect Dis 2000；53：116-23.
2) 血液製剤の使用指針・血液製剤調査機構編. 血液製剤の使用にあたって. 第2版. 東京：薬業時報社；1999. p. 2-22.

3) 髙橋孝喜．自己血輸血ガイドライン改訂案について．自己血輸血 2001；14：1-19.
4) 日本赤十字社事業局血液事業部・赤十字血液センター業務標準・技術部門　採血部門．1998.
5) 脇本信博，水口宏美．入院期間短縮に向けて 600 ml 全血由来の赤血球成分採取法を利用した貯血期間短縮の試みと問題点．自己血輸血 2002；15：S9.
6) 柴田洋一　監訳代表．特殊な患者への対応．American Association of Blood Banks 編．Technical mannual 13th edition. Maryland：AABB；2002. p. 192-200.
7) 野々口博史，佐藤　猛，有村真子ほか．自己血輸血と Vasovagal Reaction．自己血輸血　1993；6：109-11.
8) 厚生省血液研究事業：供血者保護のための採血基準設定に関する研究．昭和 59 年度研究報告書．東京：厚生省；1985. p. 56-164.
9) 血液製剤保管管理マニュアル．血液製剤調査機構編．血液製剤の使用にあたって．第 2 版．東京：薬業時報社；1999. p. 47-51.
10) 熊谷美香子，能登谷武，安藤祐子ほか．貯血式自己血輸血における臨床検査技師の役割．自己血輸血　1999；12：307-11.
11) 輸血療法の実施に関する指針．血液製剤調査機構編．血液製剤の使用にあたって．第 2 版．東京：薬業時報社；1999. p. 33-46.
12) 遠藤恵美子，高折益彦，福井　明ほか．日本における自己血輸血の現状．日本輸血学会雑誌　1990；36：469-73.
13) 高折益彦，福井　明，藤田嘉久ほか．平成 3 年度における自己血輸血施行状況．日本輸血学会雑誌　1993；39：866-71.
14) 高折益彦．平成 7 年度における我が国での自己血輸血施行状況．自己血輸血　1996；9：1-7.
15) 大戸　斉，冨士武史，脇本信博ほか．自己血輸血に関するアンケート調査：自己血採血・貯血・輸血の安全性に関する調査　第 1 報　自己血採血量と使用量および自己血の採血・保存・返血に伴う副作用・トラブルについて．自己血輸血　1998；11：175-80.
16) 大戸　斉，冨士武史，脇本信博ほか．自己血輸血に関するアンケート調査：自己血採血・貯血・輸血の安全性に関する調査　第 2 報　自己血輸血の安全対策について．自己血輸血　1999；12：181-9.
17) 面川　進，鷹野壽代，高橋孝喜ほか．貯血式自己血輸血の現状—日本輸血学会認定施設における検討：自己血輸血の採血，管理，実施状況について—．日本輸血学会雑誌　2001；47：663-70.
18) 面川　進，鷹野壽代，高橋孝喜ほか．貯血式自己血輸血の現状—日本輸血学会認定施設における検討：診療科別自己血輸血実施状況について—．日本輸血学会雑誌　2001；47：671-9.
19) 面川　進，花岡農夫，村岡利生ほか．秋田県における自己血輸血の実態—輸血療法委員会合同会議による調査から—．自己血輸血　2003；16：57-61.

20) 輸血療法の適正化に関するガイドライン．血液製剤使用の適正化について．第12版．東京：厚生省医薬安全局；1997. p. 36-43.
21) 血液製剤の安全性の向上及び安定供給の確保を図るための基本的な方針．厚生労働省告示第207号，平成15年5月19日
22) 松崎道男．日本輸血学会緊急アンケート調査結果報告．日本輸血学会雑誌 2003；49：231.
23) 面川　進，花岡農夫，村岡利生ほか．秋田県輸血療法委員会合同会議による地域における適正輸血推進への取り組み．日本輸血学会雑誌 2002；48：490-5.
24) 前田平生，東　博彦，遠山　博ほか．整形外科領域における自己血輸血を用いた手術施行患者に対するエポエチンベータ（EPOCH）の臨床評価―プラセボを対照とした二重盲検群間比較試験―．医学のあゆみ 1992；161：163-76.
25) 立花新太郎，杉岡洋一，高久史麿ほか．整形外科領域の術前貯血式自己血輸血法に対する recombinant human erythropoietin（KRN 5702）皮下投与の臨床評価―プラセボを対照とした多施設二重盲検群間比較試験―．医学のあゆみ 1993；167：661-77.

面川　　進

IV

希釈式自己血輸血

はじめに：同種血輸血は臓器移植の一種であるため，感染や抗原抗体反応を引き起こす可能性がある。なかでも"事務的取り違え"が起きれば異型輸血となり，致死的な結果を招く。また，わが国は急速な少子・高齢化により，献血者が減少する反面，受血者増加が見込まれ同種血輸血（日赤血）の供給が困難になる[1]。最終的には人工血液の開発によって解決されるが，現実には自己血輸血を普及させれば同種血の質的危険性ばかりか量的危機にも対抗できる。自己血輸血の中でも希釈式は特別な機器が不要で，採血バッグがあれば緊急手術にも対応できる。もっとも簡便である反面，自己血採血に続く希釈液（代用血漿剤）輸液のために，患者は一時的であれ血液希釈下に置かれることになる。そのため希釈式自己血輸血を安全に行うには，血液希釈下の生理状態を理解することが必要であることは論を待たない。

■ 血液希釈 ■

1. 血液希釈の理解（貧血との相違）

貧血では血液中の細胞成分（主に赤血球）が減少するが，この変化は緩やかであるため組織間液が血管内に流入する。つまり血球の不足分を血漿成分で補うため血管内容量に変動がなく，安定した循環血液量が維持できる。さらに，変化が緩徐なため代償的に赤血球内の 2,3-DPG が増加し酸素解離曲線を右方移動させ，酸素運搬能を上昇させる[2]。ところが，希釈式自己血輸血による血液希釈は人為的であり，麻酔導入直後に血液希釈を作製することから急性血液希釈である。自己血採血により血球・血漿両成分とも等しく喪失するが，この喪失部分を血漿とみなして代用血漿剤（人工コロイド液）を中心とする輸液剤で補う結果，循環血液量は保たれているが血球量が減少した血液希釈となる。貧血では安定した循環血液量が維持されているのに対し，希釈式では循環血液量の安定性が代用血漿剤（希釈液）の量・質によって影響を受けるため，判断を誤ると循環血漿量（結果的には循環血液量と解釈してもよい）に過不足が生じる。さらに尿中から代用血漿剤の人工コロイドの排泄が続けば急速に循環血液量が減少し，自己血採血が出血となんら変わらなくなり，心拍出量増加に必要な前負荷，すなわち心腔の血液充填量が得られなくなり，血液希釈下の代償作用発揮を抑制し組織酸素運搬に支障がでる。これは，長時間かけて循環血液量

に影響を及ぼさずに血液希釈になる貧血とは生理的に区別される。

2. 血液希釈下での耐性

　人為的に血液希釈を作製し，希釈の安全限界の破綻を追求した結果，血液ヘモグロビン（hemoglobin：Hb）値が3～4 g/dlに達すると酸素供給不足に起因する嫌気性代謝が始まる。そして安全限界はHb値5.0 g/dl付近にある（図1）[3]。日常臨床では行われない高度な希釈であっても，生体は耐性を有している[4]（同種血の輸血開始目安の基準は，決定的な酸素供給不足に至る前のHb値7～8 g/dlに設定されていることからも推測できる）。ところが，日本麻酔科学会による認定指導病院を対象にした麻酔関連偶発症例年次調査（1999～2004年）によると，術中および術後7日以内の死亡原因の50.5%が出血性ショックの術前合併および手術による大出血・循環血液量低下であった。また，心停止まで達しない高度血圧低下症例の約半数も，同様に循環血液量低下が原因であった。これは高度な血液希釈による酸素供給不足がショックの原因であるというより，循環血液量不足が循環動態を大きく抑制したためと考えるべきであろう。血液の役割は末梢組織への酸素運搬を第一義とすることから，急性血液希釈の安全性は希釈の程度ばかりか，循環血液量（血管内容量）に過不足がないことが前提になる。つまり，循環血液量が維持できなければHb値がいくら高くてもショック状態となる。今日までの多くの臨床経験から，循環血液量さえ保たれていれば高度な血液希釈下でも生存した症例が多く報告[5～7]されており，これは血液希釈が高度となっても代償作用が働けば安全性が保たれることを示唆する。反面，循環血液量不足は，血圧が低下し重要臓器への酸素供給量を減少させ，容易に不可逆性ショックに至らせることが想像できる。輸血用自己血確保のために急性血液希釈を作製したときの代償作用発揮には，循環血液量維持が重要である。

3. 血液希釈下での代償作用

　希釈式自己血輸血を行う場合，血液希釈の代償作用が発揮できる症例でなければならず，その前提として安定した循環血液量維持ができる希釈液を選択する。急性血液希釈では2,3-DPGに変化なく赤血球自身の酸素運搬能は変化しないため，少なくなったHb濃度を効率よく運用し酸素運搬能を維持する必要が

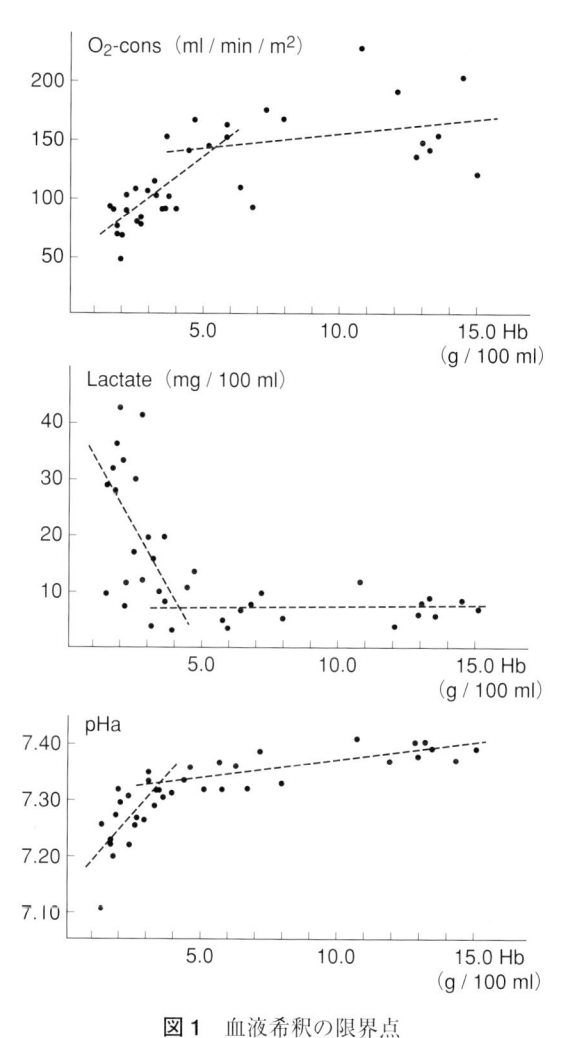

図1 血液希釈の限界点
血液希釈の安全限界を超えると嫌気性代謝になる。
(Takaori M, Safar P. Critical point in progressive hemodilution with hydroxyethyl starch. Kawasaki Med 1976 ; 2 : 211-22 より引用)

ある。そのためには，酸素供給効率を増す（心拍出量増加），酸素の組織への取り込みを良くする（組織酸素摂取率上昇），生存に必須の臓器に選択的に血流が保たれる（重要臓器への血流優先的配分）などの代償作用が必要となる。

4. 急性血液希釈と体外循環の異なる点

　体外循環では血液希釈が積極的に取り入れられ，血球破壊や凝集の防止，微小循環改善，同種血輸血削減の観点からも推奨され，血液希釈の安全性が認められている。さらに，体外循環中は低体温の併用が多く，酸素消費量低下が血液希釈の安全性をさらに高めている。常温下体外循環では，酸素消費量に変化がないため十分な灌流量（送血量）は必要となる。希釈式による血液希釈と異なり，体外循環では代償作用の中心である心拍出量増加がポンプ灌流量により調節できる。血液ヘマトクリット（hematocrit：Ht）18%以下の希釈になれば，灌流量を増加させなければ嫌気性代謝が始まることが報告[8]されていることから，血液希釈による代償作用発揮，または体外循環中なら灌流量増加は必要である。また，体外循環は定常流のため組織血流，末梢循環血流分布が通常に保たれるとは限らない点には注意する。となれば，急性血液希釈下での体外循環と自己心臓拍動での代償作用としての共通点は，組織酸素摂取率上昇のみとなる。このことから，常温下体外循環中の灌流量が従来の 2.2 l/min・m^2 程度と低く設定すれば，人為的に酸素供給不足を生じさせている可能性はある。灌流圧が高いようなら血管拡張薬を使用しながらも灌流量をより高く保たなければならない。

5. 血液希釈下の出血量節減効果

　血液希釈下なら，術野での喪失血球の削減効果が期待される。削減効果を期待するには，希釈前後で Hb 値の差を大きくする高度な希釈条件に加え，大量出血との条件がそろわないと有意な削減効果が証明しにくい。これに対し，貯血式や回収式では，同種血輸血節減効果が臨床上確かに実感できるため，希釈式より普及しやすい。

6. 血液希釈時の生理
A. 循環動態
【1】 動脈圧

血液希釈下では，血液粘度低下により体血管抵抗が減少する．しかし，代償作用による心拍出量増加のため血圧低下は少ない．さらに，血圧が低下すれば頸動脈洞や大動脈弓の圧受容体を介する反射により，心拍数増加，心筋収縮力増加が生じる．血液希釈の限界の破綻は，Hb 3～4 g/dl，Ht 10% 付近にあり，これ以上の高度希釈では酸素供給が維持できず嫌気性代謝となる．いったん代償作用が破綻すると，ほぼ同時に心収縮力低下，低酸素状態での血管拡張などの悪循環となり血圧は低下し，たちどころに不可逆性変化を生じる．しかし，この限界点に至る直前まで生体への影響が全くないわけでない．血液希釈下の動脈圧波形は，収縮期血圧では希釈前後でほとんど差がなくても，拡張期血圧が低下する（図2）[9)10)]．この原因は体血管抵抗減少によるものと考えられ，それに至る主因は血液粘度低下に由来すると思われる．拡張期血圧低下は冠灌流圧低下による血流減少を示唆する．血液希釈下の代償作用の中心が心拍出量増加であり，心筋への円滑な酸素供給が不可欠であることから冠虚血に注意し，心電図変化に注目する．この事実は，血液希釈下に低血圧麻酔を併用する

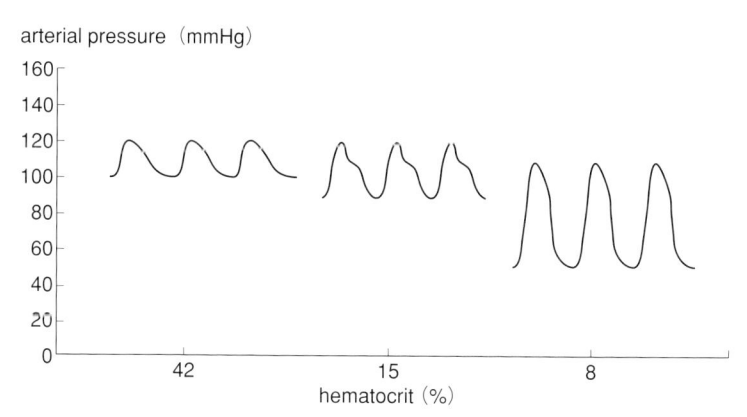

図2 血液希釈に伴う動脈圧波形の変化
　　血液希釈により拡張期血圧が低下し冠灌流量減少を示唆する．
　（高折益彦．希釈式自己血輸血．高折益彦編著．自己血輸血マニュアル．改訂第2版．東京：克誠堂出版；1996. p. 84 より引用）

場合の設定圧にも同様な危惧が生じる。

【2】 心電図

血液希釈が長期になれば低電位となり，QRS，T 波が小さくなる[11]。この理由は人工コロイドの心嚢液貯留，心筋内浸潤によるものとされ，貧血の所見と同じである。しかし，臨床的に行う程度の血液希釈なら心電図変化は全くない。しかし，拡張期血圧低下による冠血流減少を示唆する ST 変化には注目する。

【3】 心拍数

血液希釈下で血液粘度低下による血圧低下があれば，圧受容体反射で頻脈になる。実際には，希釈式では心拍出量増加などの代償作用や全身麻酔下であるため頻脈をあまり経験しない。むしろ，不適切な希釈液での循環血液量減少や浅麻酔の場合には頻脈となり，これは心筋酸素消費量を増加させる危険な徴候である。また，高度希釈や冠動脈狭窄症例で著しい徐脈があると，これは心筋の低酸素による洞調律障害も考えられるため，きわめて危険な徴候である。

【4】 心拍出量

血液希釈下での代償作用の中心は，血液粘度低下による心拍出量増加である[12)13)]。このとき，圧受容体反射亢進による心拍数増加も考えられるが，麻酔中でもあり，あまり期待できない。心拍出量増加の主因は1回拍出量増加で[14)〜17)]，これは希釈液の種類，使用量による影響が大きく，循環血液量維持（等容量性＝等量）は当然として，できれば前負荷がわずかに増加している状態での血液希釈が心拍出量増加には有利に働く。自己血輸血の中でも，とりわけ希釈式では，代用血漿剤の選択が重要である理由がここにある。また，血液粘度低下が後負荷軽減となり，心拍出量増大に比べ心仕事量増加は軽度ですむことも有利に働く。代用血漿剤の選択として血液粘度の点からは低分子型が望ましいが，血管外排泄が早い。循環血液量を増大させるには，高コロイド浸透圧が好ましい。わが国のデキストラン（dextran：Dx）製剤は 10% Dx40 で高濃度，低分子量型（Mw＝40 kDa）である。これを希釈液として自己血採血量と同量（等量）輸液すると，一過性に循環血液量増加が保てても，すぐに人工コロイドが血管外に排泄され，前負荷が保てず心拍出量が減少する。つまり，血液希釈下での循環血液量維持が一時的にすぎないため血行動態が不安定になる。採血後の希釈液は 200 kDa 前後の中分子型が優れている。わが国のように 40〜70 kDa の低分子型代用血漿剤しか入手できない場合には，400 ml 採血に対し 500 ml 輸液するなど臨床上前負荷を少し多く保ち，人工コロイドの尿中

排泄を見越した若干の工夫が代償作用の発揮には有利に働く.
B. 血液粘度
　血液希釈下での代償作用の中心である心拍出量増加にもっとも重要な役割を果たしているのは，血液粘度低下である．血液粘度の 90% 以上が赤血球濃度，つまり Ht 値が関係することから，血液希釈下での心拍出量増加は当然のことである．血液粘度 (ρ) と Ht 値の関係は，

$\rho = Ce^{\lambda/100-Ht}$ (C, λ：定数，e：自然対数の底数)

で求められる．血液粘度は Ht 値が 20% 以下では影響が少なく，50% 以上では急激に高くなる（図3）．低体温下で Ht が高くなると，血液粘度はより顕著になる（図4）[18]．各臓器への酸素運搬能の最大値は Ht 値 40% 付近であるが，代償作用の中心である心筋にかぎれば Ht 20〜50% でほぼ一定で[19]，むしろ Ht 値の増加は心仕事量増大をもたらす．このため，多血症（チアノーゼ疾患を含む）には積極的に血液希釈を行い，微小循環血流速度を改善しないと酸素供給がかえって悪くなる（図5）[20]．この場合は，術中出血が少なければ無理に返

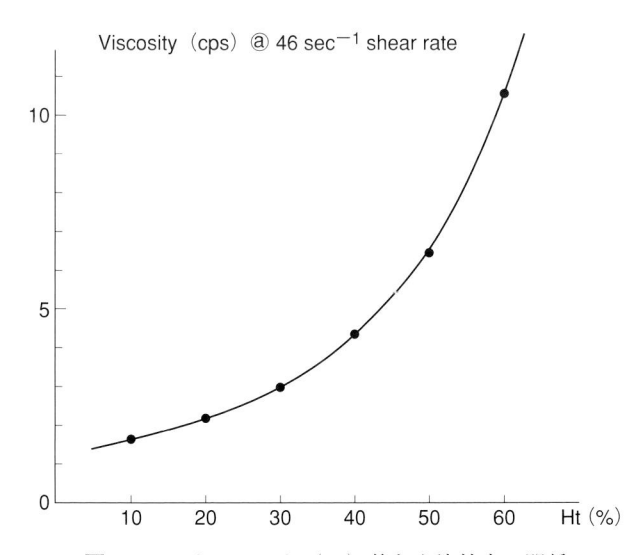

図3　ヘマトクリット (Ht) 値と血液粘度の関係
Ht 値 50% を超えると血液粘度が急激に高くなる．
（高折益彦．希釈式自己血輸血．高折益彦編著．自己血輸血マニュアル．改訂第2版．東京：克誠堂出版；1996. p. 81 より引用）

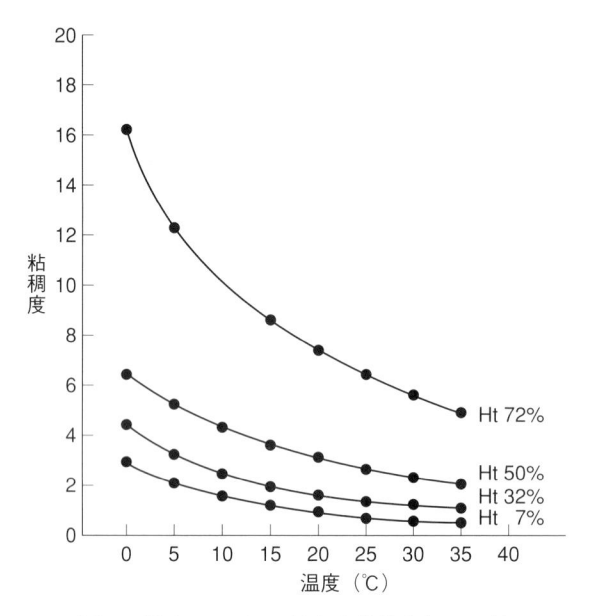

図4 温度および Ht 値と血液粘度との関係
低温下では Ht 値が高いと血液粘度の上昇が顕著になる。
(阿部稔雄編著.人工心肺—体外循環の適正灌流量.名古屋:名古屋大学出版会;1991. p. 73 より引用)

血しない。体全体では臨床的に Ht 30% 付近がもっとも酸素運搬能が高いといわれており[21)22)]，この付近の血液粘度がもっとも心拍出量と血中酸素含量 (Hb 値) のバランスがよいのであろう。逆に，Ht 値 20% 以下では Ht の血液粘度への影響が少ない反面，血漿粘度の影響が大きくなる (図6)[23)]。自己血採血後の希釈液 (代用血漿剤) が高濃度, 高分子量では血漿粘度が高くなる。しかし，臨床で行う希釈式の目標 Ht 値は 25% 前後であるため，血液粘度の影響は Ht 値の影響が代用血漿剤より圧倒的に大きい。例外的には，循環停止を予定する低体温体外循環では 20℃ 前後で維持し，物理的な血管収縮が加わることから Ht 値 15% 付近を目標とする場合があり，このときは代用血漿剤の粘度の影響が大きくなる。さらに希釈液の物理的性質による血液粘度以外に, 血球との相互関係により血流に影響を及ぼす例がある。デキストラン (Dx) 製剤

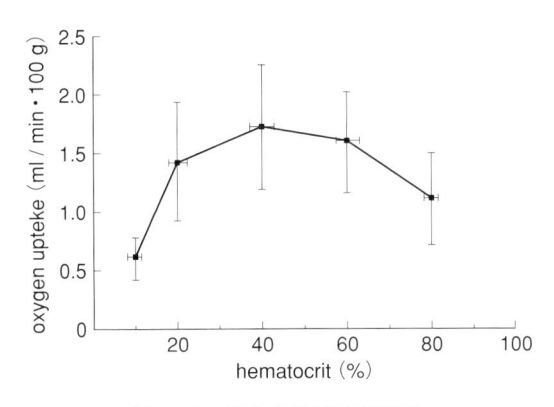

図5 Ht 値と組織酸素摂取量

酸素摂取量はHt 値40% 付近で最大となるため，多血症では積極的に血液希釈を行わないと心仕事量増加，微小循環が悪化する。

(Shepherd AP, Riedel GL. Optimal hematocrit for oxygenation of canine intestine. Circ Res 1982；51：233-40 より引用)

は，重量分子量 50 kDa 以上では血球凝集（aggregation）が認められ，末梢血流が悪化する。幸い，わが国の Dx 製剤は 40 kDa と低分子型であるため Ht 低下が直接血液粘度の低下を示し，aggregation は生じない。HES 製剤も 70 kDa と低分子型であり，これは赤血球膜陰性荷電増強に働くため赤血球同士を反発させ，aggregation, slugging が防止できる。さらに，代用血漿剤の人工コロイドだけでなく，溶媒も関係する。溶液が電解質液でなく糖液の場合は，赤血球膜荷電中性化のため，赤血球の連銭形成が生じやすく容易に aggregation を生じる[24]。血液希釈に用いる代用血漿剤の溶媒は，電解質液でなければならない。

C．臓器血流量

血液希釈による心拍出量増加は，すべての臓器に一様ではない。希釈による臓器血流変化の評価は，臓器血流を心拍出量で除した血流分布率で行う。いわゆる重要臓器（vital organ）といわれる心筋[25)26)]，脳[27~30)] を中心に優先的に血流増加が見られる。特に心筋血流増加は代償作用発揮に有利に働き，組織への酸素供給不足による嫌気性代謝回避に重要である。このことは，希釈式の実施は冠血流量増加が見込めない冠疾患症例には慎重にすることを意味する。ま

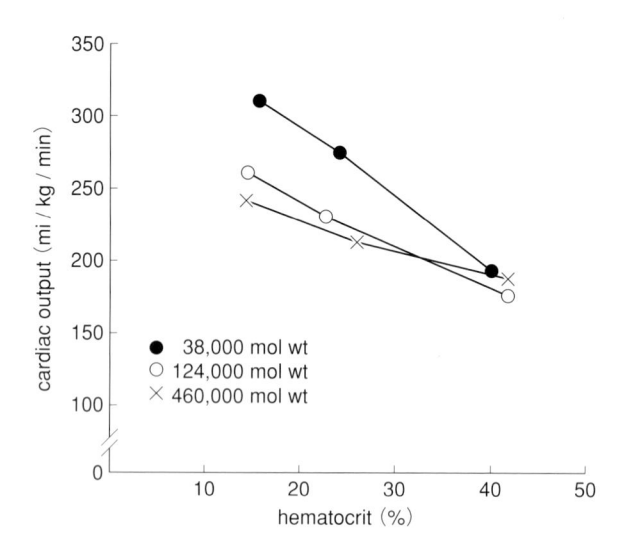

図6 異なる分子量（異なる粘度）の代用血漿剤を用いた血液希釈での心拍出量変化

Ht値20%以下なら，粘度が低い代用血漿剤のほうが心拍出量の増加率が大きい（Ht値が小さいほど血漿粘度の差が血液粘度への影響に大きく反映する）。

（Murray JF, Escobar E, Rapaport E. Effects of blood viscosity on hemodynamic responses in acute normovolemic anemia. Am J Physiol 1969；216：638-42 より引用）

た，個々の臓器全体の血流がいくら増えていても，例えば冠血管狭窄があれば心筋局所では虚血になる場合もあり[31]，個々の臓器の血流分布率だけで安全性の判断は困難な場合もある。しかし，臨床で使用する程度の血液希釈下では，重要臓器の酸素分圧は保たれることが報告[32]されており，この理由として代用血漿剤による血液希釈が血液粘度低下をもたらし末梢循環改善に働くためと思われる。

【1】 心筋

血液希釈で心筋血流，特に左室領域の血流が増加することは，代償作用の中心である心拍出量増加の点から好ましい。希釈後のHt値は25%付近であるため，心内外膜血流比にも大きな変化はない[26)33)]。Takaoriら[11]は，希釈によ

りHct 10％まで低下させた場合でも前負荷に応じて心拍出量が増加していたことから，このような高度希釈であっても心機能は保たれることを報告している。希釈前の心機能が正常なら，希釈式に用いる程度のHt値では心機能になんら影響がない。しかし，冠血管狭窄症例では，血液希釈下では心筋血流維持が困難になることも事実で，このことは同種血輸血の開始条件でも心機能障害症例ではHb値10 g/dlと通常より高く設定されていることからも示唆される。血液希釈を伴う希釈式ではこのような症例には慎重でなければならない[34]。

【2】 脳

脳血流は，血液希釈下では心筋血流とともに優先的に増加する。しかし，脳血流増加により脳圧が上昇し，希釈液に晶質液を使用すると，さらに脳圧が上昇する[30]。いずれの希釈液を用いても，血液希釈に伴う脳血流増加は代償作用のひとつで，これを阻止することはできない。術前より脳圧上昇が疑われるなら血液希釈は麻酔導入直後には行わず，脳室ドレナージまたは硬膜切開後に施行するほうが好ましい。

【3】 腹部内臓血流

血液希釈下では，上腸間膜動脈領域血流は増加[35]するが，肝臓・腎臓血流ではむしろ血流分布率が低下する[29]。この場合でも組織酸素分圧の低下はなく，血流分布率が低下したからといって，ただちに障害が生じるわけではない[36]。しかし，Tanakaら[37]は，肝エネルギー代謝の面からHt 15％が血液希釈の限界であると報告している。

D．呼吸動態

血液希釈では，呼吸機能には目立った影響がなく[38]，血流改善などにより，むしろ肺酸素化改善[39]，換気血流不均衡の是正が見られる[40]。希釈液が代用血漿剤であれば，膠質浸透圧（colloid osmotic pressure：COP）により肺間質水分が血管内移動するが，晶質液ではCOPが低下し，逆に間質水分が増加し酸素拡散能低下，A－aDO_2増大，Pa_{O_2}低下となる[41)42)]。肺リンパドレナージが働いたとしても，肺組織水分量は増加する[43]。敗血症や熱傷などで著しい血管透過性亢進の病態がなければ，血液ガス交換能の点からも希釈液は晶質液より膠質液（代用血漿剤）のほうが優れている。

E．酸素消費量と組織酸素摂取率

血液希釈とは血中酸素含量（血中Hb濃度）減少にほかならず，代償作用が発揮されなければ酸素供給不足による嫌気性代謝となる。代償作用のひとつに組織酸素摂取率増加がある。軽度な血液希釈では心拍出量増加が中心となる

が，さらに高度希釈では酸素摂取率増加が生じる。各臓器の酸素摂取率は一様でなく，なかでも心筋の酸素摂取率は生理的状態ですでにどの臓器よりも高く，これによる代償効果が期待できない。血液希釈下でさらに高度な希釈を行えば，酸素供給不足となり酸素消費量減少を示す。この時点で代償作用が破綻しており，嫌気性代謝が始まる。希釈を高度にすれば，ついには心拍出量増加が認められなくなり，他の限界指標としては酸素消費量減少がある。この限界点はHb 3～4 g/dl[3]，Ht 10%[44]付近とされており，同様に心筋血流増加の限界点とも一致する[26]。この場合，生体全体と心筋いずれの限界点が早期に達するかは不明であるが，この点はさして重要ではない。すなわち，心筋血流の不足は代償作用を支えていた機序の破綻で，この瞬間に生体全体も嫌気性代謝が始まり同時進行する。さらに血液希釈下では呼吸商が上昇するため，糖質管理が重要である[45]。また，体温管理も重要で，高度な血液希釈下では酸素消費量の点で低体温が有利で血液希釈に対する耐性を一見増強させるように見えるが，体外循環中と異なり低体温は心機能低下，不整脈の原因となるので，むしろ保温に努めるべきである。また，呼吸管理で過換気は脳血流を減少[46]させるため脳圧の点では有利となる（図7）が，重要臓器のひとつとしての脳血流が減少することも事実である。このように高度希釈下での管理には一定の見解が得られていないが，通常は正常換気，保温に努め代償作用発揮に不利にならないようにし，希釈はHt 20～25%程度にとどめることが安全性を高める。注意すべきは，希釈液が低分子代用血漿剤では早期に人工コロイドが血中喪失するため，Ht値やHb値のような赤血球濃度の指標では判断を誤る。また，不安定な循環血液量では代償作用の発揮を妨げる。

F．血液酸塩基平衡

一般に自己血採血によるHb量の減少は血液緩衝能を減少させるが，同時に血漿中の重炭酸系緩衝能で補われるため，極度の血液希釈状態にならないかぎり大きな変化は生じない。臨床上問題なのは，代用血漿剤の溶媒である（表1）。希釈液の代用血漿剤の目的が細胞外液補充であることから，糖液より電解質輸液が優れている。溶媒が生理食塩液の場合，800～1,200 ml輸液により相対的に重炭酸イオンが低下し，一時的に希釈性アシドーシスを示す可能性がある[47)48)]が，乳酸（酢酸）リンゲルの場合は重炭酸イオンを発生させるため変化はない。しかし，一時的な希釈性アシドーシス自体は高クロールを示す以外に臨床的には差がなく[49]，溶媒は乳酸（酢酸）リンゲルより生理食塩液のほうが代用血漿剤を赤血球製剤に混和して使用することもできるなど利点が多

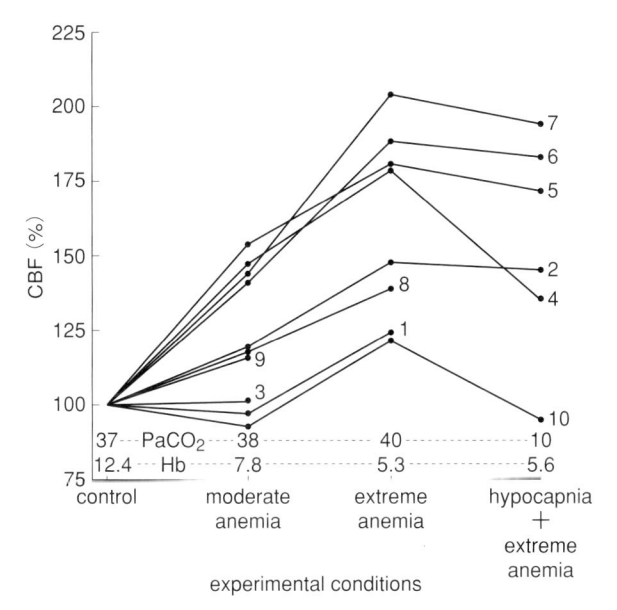

図7 血液希釈の脳血流変化と過換気の影響
血液希釈は脳血流を増加させ,この条件で過換気を行うと脳血流は軽度減少する。
(Michenfelder JD, Theye RA. The effects of profound hypocapnia and dilutional anemia on canine cerebral metabolism and blood flow. Anesthesiology 1969; 31:449-57 より引用)

表1 代用血漿剤の種類

	コロイド	Mw (kDa)	濃度 (%)	溶媒	pH	浸透圧
低分子デキストランL注®	Dx	40	10	乳酸リンゲル	5.4	約1
低分子デキストラン糖注®	Dx	40	10	5%ブドウ糖	4.5	約1
サヴィオゾール®	Dx	40	3	乳酸リンゲル	8.0〜8.4	約1
サリンヘス®	HES	70	6	生理食塩液	5.0〜7.0	約1
ヘスパンダー®	HES	70	6	*	5.0〜7.0	約1

*: Na 105.6, K 4.0, Ca 2.7, Cl 92.3, lactate 20 (mEq/l), ブドウ糖 1%
代用血漿剤の溶媒は電解質液のほうがよい。

いと思われる。両者では血中酸塩基平衡には有意差が認められないことからも推奨される。問題なのは希釈が高度となり代償作用破綻に伴う酸素供給不足から生じる嫌気性代謝で，血中乳酸上昇による代謝性アシドーシス発生である。この時点は上記の血液希釈の限界に一致し，各臓器機能が低下する。生体のどこかに嫌気性反応が生じたら，これを引き金に代償作用が崩壊し悪循環が増幅され，不可逆性変化が始まる。

G. 血液量

【1】 術前脱水是正の重要性

　血液希釈の安全性の前提として，循環血液量維持が重要である。術前の脱水や出血状態（低容量状態）を見逃せば，いくら希釈液の選択が良くても前負荷が十分でなく，心腔内への血液の充満不足から心拍出量増加ができなくなる。なんらかの理由で術前脱水があると自己血採血により予想外に血圧が低下し，さらに代用血漿剤を輸液しても脱水患者では組織間質COPが上昇しているため血管内容量増加は少ない。すなわち，本法を安全に行うには，少なくとも術前の脱水状態は回避しておかなければならず，明らかな脱水があれば術前より細胞外液型輸液を行っておく。さらに麻酔導入時には，細胞外液型輸液500ml相当を輸液し，その後自己血採血を開始する。また，代用血漿剤の溶媒が5％ブドウ糖のような非電解質液であると，それ自身が細胞外液量をほとんど増さないことから，希釈液としては不適格である。逆に，術前よりうっ血性心不全など過剰な循環血液量の場合でも危険である。この場合には，そのまま採血だけを行ってもよいが，これはうっ血性心不全では真性多血症の場合と異なり，基礎的に心機能障害があるため循環血液量の補正の有無にかかわらず自己血輸血は禁忌である。

【2】 循環血液量とCOP

　血液希釈下での循環血液量維持は，代用血漿剤の人工コロイドが血管内でのCOPにどのようにかかわるかによる。理想的には，採血量と同量の希釈液輸液により，循環血液量に変化がない等量血液希釈が好ましい。しかし，代用血漿剤が高濃度低分子型ではCOPは高く，一時的に輸液量以上の循環血液量増大を示すが，コロイドの血管外移行，尿中排泄が速やかに起こるため血中COPが維持できず循環血液量が減少する。希釈式を行う際の代用血漿剤の本来の目的は，組織間液が血管内へ移動し循環血液量が回復するまで人工コロイドによる血中COPの維持であり，そのため5～6時間は人工コロイドが血管内にとどまる必要がある。低分子型Dxが血漿増量剤として有効である反面，自

己血の希釈液としては循環血液量の安定性に乏しいといわれる点である。わが国で使用できる代用血漿剤のうち，3%Dx40は濃度が少ないため血漿COPの上昇は少なく，10%Dx40は高濃度であるため逆に血漿COPが輸液直後に上昇し，その後速やかに尿中排泄される。ヒドロキシエチルデンプン（hydroxyethyl starch：HES）製剤では6%HES70（Mw＝70 kDa）が使用しやすい。これも血漿に比べ，ややCOPは高いが等量血液希釈を得やすい。

【3】 自己血採血量

希釈が高度ならば，1回の採血でのHt値の低下は少ない。例えば，血液希釈の限界をHt値で18%とし，1,200 ml採血できるのに必要な術前Ht値は24%くらいとなる（図8）。さらに自己血採血と希釈を同時に行えば，Ht低下はもっと少なくなる。高度な希釈下での採血はHt低下が小さいといっても実際に採血され確保した血球成分自体は少ないため，いくら採血量が確保されたとしても実際の血球量が少なければ，その効果にも疑問が生じる。なぜなら希釈式の血球喪失削減効果は，自己血採血前後でのHt値の差が大きくなければ意味がないからである。

【4】 積極的に進める希釈式

真性多血症，症候性多血症で過剰循環血液量となっている症例には，希釈式の適応となる。また，骨盤内手術のように術後静脈血栓を起こしやすい症例にも積極的に行うべきで，明らかに出血量が少なくても腹腔鏡下手術，長期臥床症例には自己血採血の有無にかかわらず，代用血漿剤を用いる。

H. 止血機能

【1】 血液希釈の出血傾向

希釈式での代用血漿剤は，人工コロイドによる出血傾向を考慮して使用量は20 ml/kg前後と限定しているため影響は少ない[50)51)]。しかし，血液希釈自体でも出血傾向の可能性があるため，術前に出血傾向がある場合にはいかなる理由があっても希釈式は禁忌である。代用血漿剤による出血傾向は第8因子（factor Ⅷ：Ⅷ F），フォン・ウィルブランド因子（von Willebrand factor：vWF）が主に関与し，血液凝固機能および血小板機能が抑制され，さらに過量ではプラスミノーゲン・プラスミン活性亢進による線溶系亢進が加わる（図9）[52)]。しかし，実際の希釈式自己血で使用する代用血漿剤の量（20 ml/kg）では，出血傾向は起こらず，むしろ血液希釈による凝固因子の希釈，脆弱凝血塊，末梢循環亢進，静脈圧上昇，血管壁緊張低下が主な原因となる。すなわち，人工コロイドの効果ではなく，出血に対し輸液すれば必然的に起こる事象

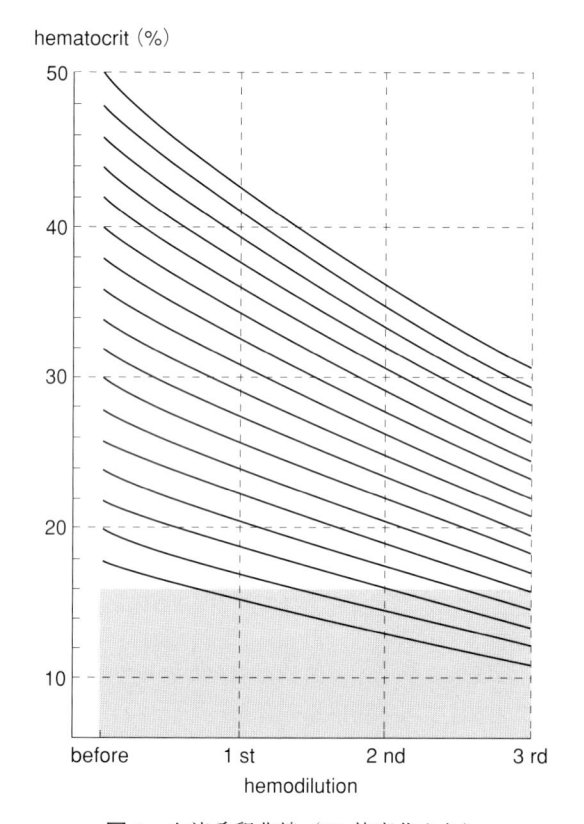

図8 血液希釈曲線（Ht 値変化より）
血液希釈が高度であるほど自己血採血（1 回 600 ml）による Ht 値低下は少ないが，確保できる赤血球量も当然少なくなる．
（高折益彦．希釈式自己血輸血．高折益彦編著．自己血輸血マニュアル．改訂第 2 版．東京：克誠堂出版；1996. p. 96 より引用）

ばかりである．人工コロイドを輸液すれば活性化部分トロンボプラスチン時間（activated partial thromboplastin time：APTT），プロトロンビン時間（prothrombin time：PT）が延長するが，ほとんどは正常範囲内でわずかに変化するにすぎず，かえってこれは術後の凝固能亢進を抑制し，術後静脈血栓防止に有利である．血液希釈により末梢循環が良好になった結果，術野出血が増えて

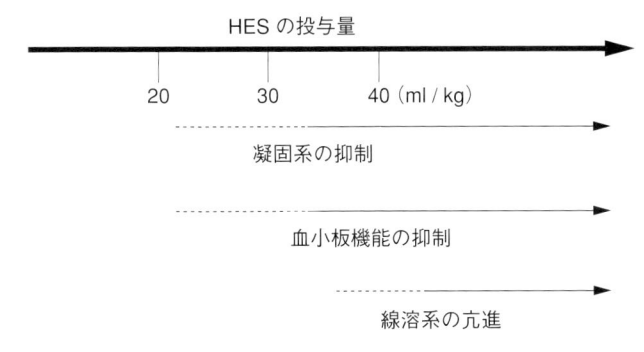

```
                HESの投与量
    ────────────────────────────────▶
        20    30    40 (ml/kg)
              ┊─────────────────▶
              凝固系の抑制

                  ┊─────────────▶
                  血小板機能の抑制

                      ┊─────────▶
                      線溶系の亢進
```

図9 HES製剤の止血機構への影響
HES製剤による止血機構への影響は凝固系・血小板機能抑制が中心で，線溶系亢進に至るにはさらなる過剰輸液を必要とする．
(湯浅晴之, 古賀義久. ヒドロキシエチルスターチの止血機構への影響. 臨床麻酔 1998；22：204-8より引用)

見え，この原因が代用血漿剤による出血傾向ではないかとの指摘を術者から受けることがある．特に手術終了間際に自己血返血を急速に行い，血圧上昇を示したときに多く見られる．しかし，臨床的には問題がなく，かえって術中に喪失する血球成分を軽減している．出血量の測定法といえばガーゼ重量法や吸引出血量法であるため，たとえ希釈により血球成分が削減されていたとしても喪失赤血球量を具体的に示せず，輸液した希釈液が術野から喪失して出血量に加算されるため，かえって出血量増大との報告を受けることすらある．

【2】 代用血漿剤の許容量

出血傾向の安全域を十分にとり 20 ml/kg 程度の使用量にとどめているかぎり，高度血液希釈による酸素運搬低下，出血傾向は生じない．このため，人工コロイドによる合併症はアレルギー以外なんら生じない．中分子 HES でも同様である[53)54)]．しかし，術中出血により，さらに代用血漿を追加し総量 30 ml/kg を超える場合には出血傾向の可能性があり，PT，APTT の検査で判定する．万一，出血傾向が見られても新鮮凍結血漿 (fresh frozen plasma：FFP) によって改善できる[52)]．

■ 希釈式自己血輸血の適応，症例の選択 ■

　はじめに：希釈式自己血輸血の主な目的は同種血輸血回避であるが，これにより患者に不必要な負担，つまり安全性が阻害されるなら，その適応は慎重にする。他の自己血法の選択，あるいは同種血輸血も考慮する。今日，ウイルス核酸増幅検査（NAT）導入，バーコードによるコンピュータ輸血管理などにより同種血輸血の安全性は高く，このわずかの危険性すらも回避しようとして自己血輸血を行うことから，自己血の施行にはさらなる安全性が要求される。自己血採血，希釈液輸液，血液希釈下の生理を十分に理解したうえで，麻酔管理を行わなければならない。

1. 本人の希望

　同種血輸血を予定する場合，インフォームドコンセントの立場より輸血承諾書の取得が義務付けられている。このとき，自己血輸血についても説明し同意が得られた症例にのみ実行する。すなわち，自己血輸血，希釈式自己血輸血についてもインフォームドコンセントが必要である。このとき，自己血の破棄，同種血輸血使用についても承諾を取っておく。

2. 血色素量（Hb 値，Ht 値），赤血球量

　赤血球は血管外にほとんど存在しない（約 1.5%）ことから（表2）[55]，血液希釈後の赤血球濃度の予想が簡単である。しかし，血液希釈を限界点まで追求することはなく，実際の臨床では希釈後の Hb 値は 7〜8 g/dl までとする。これは同種血輸血開始の Hb 値とほぼ同じである[34]。さらに代用血漿の出血傾向による使用制限を十分な安全域を考慮すれば，20 ml/kg の等量血液希釈で，実際の採血量は 800〜1,200 ml となる。本自己血法を行う場合の術前 Hb 値は，貯血式の指針である 11 g/dl 付近となる[56]。Hb 10 g/dl 未満の貧血患者でも自己血採血は可能ではあるが，希釈式は術中出血があっても即座に返血するわけでないため，輸液による血液希釈が続く。このため術中の血液希釈は，希釈操作終了時の条件よりさらに厳しくなることから，目標とする血液希釈は十分な安全域をとっておく。さらに，わが国の代用血漿剤が低分子型であるため，安

表2 生体内での各血液成分の特性

血液成分	含有量	血中寿命	1日産出量*	体内分布	
				血管内リザーブ	血管外リザーブ
赤血球	13〜16 g/dl	120日	0.83%	98.5%	1.5%
血小板	20〜30万/μl	10日	12.8%	70%	30%
アルブミン	4〜5 g/dl	40日	4〜5%	30〜40%	60〜65%
凝固因子	―	1日	10〜250%	―	―

*：血液中の含有量を100%とした場合

 赤血球は1日産生量，血管外リザーブが極端に小さいため，出血により大きな影響を受けやすく，赤血球製剤が最初の同種血輸血となる．逆に，凝固因子の回復は早く，FFPの安易な輸血は控える．
 （面川　進．外科的出血への対応．輸血医学．全国国立大学付属病院輸血部会議輸血医学カリキュラム委員会編．京都．金芳堂；2000. p. 109 より引用）

定した循環血液量が維持できないことも考慮する．多量の自己血確保を目指すがあまり同種血輸血開始の条件以上の血液希釈を作製しても，一般的な同種血輸血開始トリガー値以下のHb値となり，ただちに自己血返血を行わなければならなくなることがある．したがって，希釈液のHb値が8〜9 g/dl程度は少なくとも維持するつもりで，希釈条件を計画することのほうが実際的である．術前より貧血のある症例では，一般より2,3-DPG上昇などの代償作用を備えているため，より高度な希釈条件でも耐えられることも考えられるが，その安全性の程度と機序は解明されていないため，このような症例には安易に希釈条件を高度にすることは問題がある．

3. 心機能

 血液希釈の安全性とは，血液酸素含有量の低下にもかかわらず，組織酸素不足が生じないことである．代償機能は心拍出量増加が中心となるために，心拍数増加，心筋収縮力増加が期待できる心予備能力が前提になる．冠血管疾患，心筋障害，弁膜症など病的状態では，心拍出量の増加が見込めず希釈式は禁忌となる．特に，高齢者での心予備力判定は術前診察だけでは困難であり，負荷心電図，心エコー検査なども有効であるが，実際はそこまでして自己血輸血にこだわらなくてもよい．また，心疾患では同種血輸血を開始する血中Hb値が

10 g/dl と広い安全域が設定されていることからも無理をしてはならない。また，循環血液量が病的に増加しているうっ血性心不全症例も，心筋予備力が減少しているため適応とならない。成人症例での多血症の場合は血液希釈を積極的に行い，心仕事量の軽減を図ることは必要であるが，循環血液量の変動が症状を悪化させる場合は注意する。先天性心疾患による多血症も適応となりうるが，自己血採血による安全性の検討などはなされていない。同種血輸血に比べ自己血輸血の安全性の優位はわずかであるため，心機能に問題があるときはその施行は慎重にする。

4. 肺機能

肺疾患であっても血液酸素分圧，酸素飽和度に問題がなければ可能である。しかし，術前よりすでに人工呼吸器管理や酸素吸入が必要な症例，術式が片肺切除や膿胸のように酸素化に問題があり術後人工呼吸器管理が余儀なくされている症例では適応外である。結局，血液希釈で血中酸素含量が低下したところに代償作用として十分に酸素化された血液が心拍出量増加により酸素運搬能を維持しようとすることから，血液の酸素化を行う肺機能の良否は循環動態での代償作用を論ずる前に希釈式の前提となる。

5. 止血機能

希釈式自己血輸血による出血傾向は，希釈自体による効果と代用血漿剤の人工コロイドによる効果に分けられる。血管因子による出血傾向では希釈式が可能と思われるが，血管内皮細胞に人工コロイドが付着し，血管内に取り込まれ血管収縮能を低下させることもある。このため原因は何であれ，原則として出血傾向があれば希釈式は行わない。また，希釈操作での代用血漿量は 20 ml/kg 程度にすぎないため，術前になんら止血機能に異常がなければ人工コロイドによる出血傾向は考えなくてもよい。

6. 合併症を有する症例

A．多血症

多血症（真性，症候性）で高血圧，末梢循環障害を有する症例で積極的な適

応となる．予想出血量が少なくても積極的に血液希釈を行い，血液粘度を下げ心仕事量軽減や術後血栓防止のために行うこともあり，同種血輸血回避が主目的でない場合もある．このため術中出血量が少なければ自己血は無理に返血せず，術前に患者から了解を得ておき術後出血のおそれがなくなった時点で破棄する．自己血を遠心分離して血漿のみ返血することも考えられるが，手間がかかり一般には行わない．

B．向精神薬内服患者

全身麻酔下のため病状の変化は確認できないが，自己血採血，希釈液輸液を行うと血中薬物濃度に影響を及ぼす．貯血式自己血では最大 400 ml 採血にすぎないが，希釈式ではより大きな影響を受けることになる．

C．肺塞栓

低分子型代用血漿剤による血液希釈は，術後肺血栓症を予防する．このため多血症ばかりでなく，梗塞の既往者（肺，脳，心筋など），ピル服用者，砕石位による骨盤腔内手術，長時間手術，大腿骨手術など術後血栓症を生じやすい症例には積極的に行う．場合によっては，自己血採血を伴わない hypervolemic hemodilution も有効と考えられる[57]．代用血漿剤の微小循環改善，赤血球荷電中性子化防止，軽度血液凝固抑制効果が有利に働くのであろう．全身麻酔中には出血の有無にかかわらず，代用血漿剤 500 ml を術後血栓症防止のため積極的に輸液してもよいであろう．

7．採血の難易度

自己血採血ができなりれば希釈式は施行できず，末梢静脈路からでは採血速度が遅く，手術開始が遅れ，採血バッグ内で凝固しやすい．少なくとも献血に用いる肘静脈からの採血路は確保したいが，この部位は静脈路としての取り扱いが難しい．著者は中心静脈カテーテル挿入前のシースや 20 G 以上の動脈路から採血することが多い．また高折は，表在頸静脈からの採血を推奨している[58]．小児では貯血式が施行困難であるため，希釈式の役割が大きい．

8．宗　教

ある宗教団体では，戒律により輸血を拒否する．同種血輸血ばかりか自己血でもいったん体外に切り離されたら，それを返血できない．このため貯血式は

困難であり，わずかに hypervolemic hemodilution のみが可能となる．麻酔導入後に代用血漿剤を 20 ml/kg 程度輸液し，術中出血が多ければさらに膠質液で補うため，しだいに代用血漿剤が過剰となり出血傾向が出る．そればかりか輸血しなければ血液希釈は高度となり，組織酸素運搬にも支障が出る．そのような場合は，特殊な回路を用いて体外の自己血がわずかに体内と連続させていればよい（図10，図11）[59]．詳細は第9章に譲るが，実際には一部の宗教団体の戒律のために回路を特別注文（作製）しなければならず，きわめて煩雑であることから現在の各医療機関ではこのような要望には応じていない．当然，回路費用の捻出も現在の医療情勢から困難である．しかし，不思議なことに戒律に対する解釈は各信者によって微妙に異なり，画一的でない．つまり，すべての信者が血液製剤すべてを拒否しているわけでなく，アルブミン製剤，第Ⅷ因子製剤ならば使用できることがある．術中管理を引き受けるなら，術前に使用可能な血液製剤を確認しておく．問題は，小児，妊婦，意識不明者，院内発生の緊急手術などの取り扱いを早急に院内輸血療法委員会で取り決めておく．さ

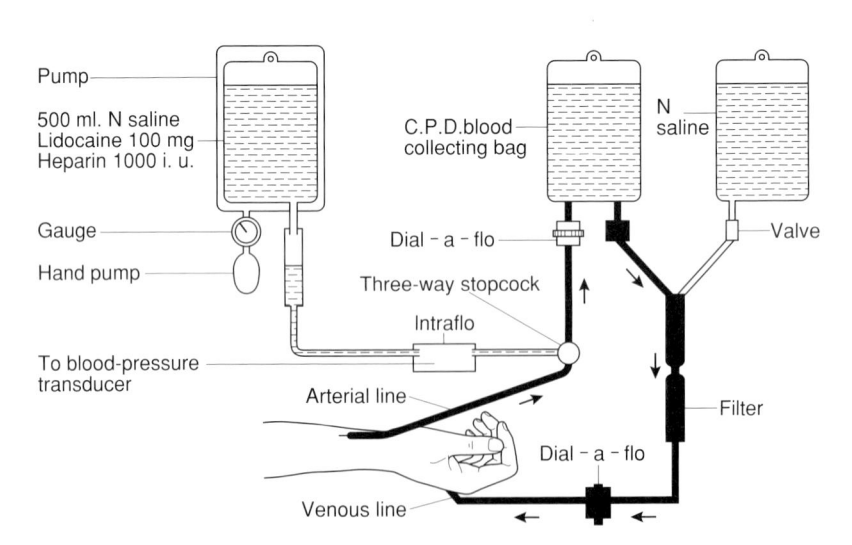

図10 宗教上輸血拒否をする症例に行う希釈式自己血輸血施行回路の1例
（動脈路採血−静脈路返血）

(Khine HH, Naidu R, Cowell H, et al. A method of blood conservation in Jehovah's Witnesses：Incirculation diversion and refusion. Anesth Analg 1978；57：279−80 より引用)

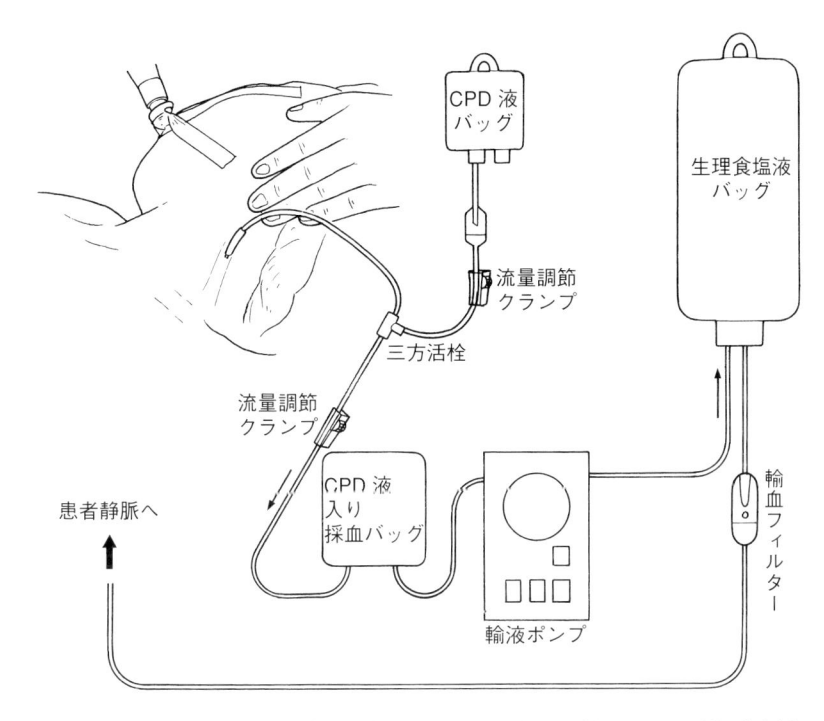

図11 静脈持続採血連続希釈式自己血輸血法（高折式）の1例（静脈路採血-静脈路返血）

（高折益彦．希釈式自己血輸血．高折益彦編著．自己血輸血マニュアル．改訂第2版．東京：克誠堂出版；1996. p. 108 より引用）

もないと，各個人医師が患者や家族との交渉の窓口になってしまい医師の負担も大きく，後々に問題が生じるおそれがある。

9. 年齢，体重

希釈式では特別に限定されてない。しかし貯血式のガイドラインでは，6歳未満と70歳以上には慎重に対処することになっている[60]。ところが，これを運用すれば自己血採血の対象となる心血管疾患，整形外科疾患でほとんど症例がなくなる。現在は各施設で独自に設定して行っている。採血量は，予想出血量のほか循環血液量（実際は体重から算出）を考慮して行うが，これを各年齢

とも一律に行うと，高齢者では潜在的脱水と無症候性心疾患があり，さらに動脈硬化などが加わり容量変化に弱く採血時の循環動態の変動が大きい。平均余命から小児に対しても積極的に自己血を行うべきと考えられるが，循環血液量が小さく，術中出血量の判定も誤差が大きく正確な測定が困難であるため，行っている施設は少ない。つまり，本自己血法の施行には，安全性が第一，効果への期待が第二である。ただ採血すればいいというものではない。

10. アレルギーの既往

非常にまれであるが，代用血漿剤によるアレルギーの既往があれば当然施行しない。人工コロイドは高分子であるため，アレルギー発生の可能性がある。これはなにも代用血漿剤に特有なことではなく，COPを発生させる程度の分子量ならばアルブミンでも0.011%程度のアレルギー発生は避けられない[61]。代用血漿剤によるアナフィラキシー反応の頻度と重症度は知られている[61]が，なかでもゼラチン製剤での頻度は高い[62]。幸い，わが国の代用血漿はDxとHES製剤のみであり，いずれも低分子型であるため抗原性は低く重症とはならない。HES製剤はDx製剤より重症型アレルギーの頻度が低く安全性が高い[63,64]。アナフィラキシーは10分以内，注入量100 ml以内での発症が多いが，本自己血法では希釈液を急速輸液するため全量輸液したあとで気づくことが多い。さらに全身麻酔下のため意識がなく，血圧が低下しても循環血液量不足と間違えやすい。実際に行うときには，顔面紅潮，全身発赤に注意する。多くは軽症例であるため，ステロイド，昇圧薬で対処できる。

11. 発　熱

本来，定期手術で発熱があると手術自体が中止になる。術前より発熱があることは酸素消費量が増加していることを意味する。発熱自体は必ずしも希釈式の禁忌にはならないが，菌血症では採取した自己血の保管と採血者の安全性を考え中止したほうがよい。

12. 腎機能障害

術前から腎機能障害があれば，生体に負荷がかかる自己血自体は避け代用血

漿剤（人工コロイド）輸液は行わない。血液希釈自体は腎機能への影響は少ないが，問題は人工コロイドの排泄過程である。術前に腎機能正常例では臨床使用量が 20 ml/kg 前後なら全く問題はなく，細胞外液型輸液を十分に行い脱水を避け利尿をつければよい。人工コロイドの大量摂取による尿細管上皮細胞の空胞変性が生じても，それだけで腎機能障害とはいえず，ライゾゾームによる代謝過程の異物処理像にすぎない。しかし，人工コロイドに腎毒性がなくても，尿量が少ないと尿粘度が上昇して腎尿細管閉塞を起こす可能性がある[65)66)]。術前から脱水がある症例には，十分に細胞外液型輸液を行ったのちに希釈式自己血を行う。血液希釈後の術中の尿量に注意する。もし，術前より腎機能低下症例や透析患者にどうしても希釈式を行うときには，希釈液は人工コロイドの代わりにアルブミンを使用するほうが無難である。しかし，これでは同種血回避の意味がほとんどなくなるため，結果的には希釈式自己血は行わない。ただ術中管理で膠質液が必要となったときにはアルブミンを使用する。わが国の代用血漿剤は Dx，HES ともに低分子型であるため，人工コロイドとしての腎機能障害には全く問題ない。両者の比較では，HES のほうが脱水状態で使用しても腎組織的変化が少ないことが報告[67)]されている。

13. 循環不全症例

循環動態や循環血液量が不安定な症例では行わない。自己血採血により循環機能への負担があるようなら中止する。

14. 手術の種類

A. 出血量

希釈式は緊急症例，担癌患者も含め，すべての手術に適応できる。しかし，予想出血量の判定が重要で，各施設の最大手術血液準備量 (maximum surgical blood order schedule：MSBOS) による決定が有効である。各施設の実情に応じた同種血輸血準備量の目安が，希釈式実施の有無，採血量の参考になる。一般に循環血液量の 10％ 以下の予想出血量ならば同種血輸血の適応でないため，通常は自己血を計画しない（図12）[68)]。一方，50％ 以上の予想出血量では，希釈式による喪失血球量の削減ができたとしても同種血輸血は避けられない。そのため，本法による同種血輸血回避ができる予想出血量はこの間であ

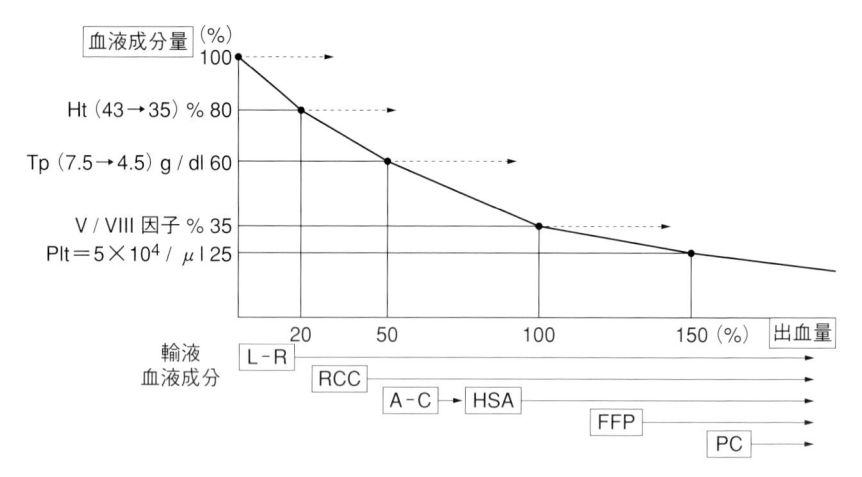

図12 出血量ごとにおける輸血・成分輸血療法の適応順
　希釈式単独でも循環血液量の20〜50%喪失なら対処できる．希釈式では，赤血球製剤より人工膠質液を早期から投与し，循環血液量維持に寄与している．
　（南　信行：赤血球製剤．全国国立大学付属病院輸血部会議輸血医学カリキュラム委員会編．輸血医学．京都：金芳堂；2000. p. 80 より改変引用）

る．実際には代用血漿剤の使用限界（20 ml/kg）があるため，希釈式では800〜1,200 ml採血が限界であり，これにより1,000〜2,000 mlの出血には対処できる[69)70)]．この範囲の出血量に対処できれば，手術症例の大部分が含まれるため臨床的価値が高い．また，循環血液量の10%以下の出血予想であっても，希釈式として自己血をわずか400 mlであっても採取できれば，万一に備えた術前輸血準備をしなくても血液型不規則抗体スクリーニング（type & screen：T & S）で対処できる．この自己血があれば，同種血輸血準備までの時間稼ぎができるのである．しかし，2単位程度の希釈式では，喪失血球軽減に対して期待できない．十分な採血量による高度な血液希釈と出血量が多くなければ効果がないのである．そのほか，手術合併症回避のため血液希釈を行うこともある．血管外科の血行再建術や脳外科バイパス術ばかりか，脳動脈瘤手術の一時的動脈遮断を行うとき，解除後の脳障害を減じる効果がある．ほかに低体温と併用する心臓・脳外科手術では血液粘度を低下させるため積極的に行う．また，一般手術でも静脈血栓症防止には代用血漿を使用するため有効である．

B．採血量の設定

　希釈式は採血バッグ以外に特別な設備も不要なため簡便な自己血法であり，

採血量の設定は希釈の安全性と代用血漿の使用限界から，20 ml/kg（800〜1,200 ml）程度とする。この量なら出血傾向を示さないし，酸素供給の低下も起こらない。採血バッグが200 mlあるいは400 mlの2種類しかないため，採血量は厳密には決定できない。大量輸血が想定される場合で同種血輸血が不可避と予想されれば，本法の施行が全く無意味かというとそうではない。希釈式により喪失血球を削減できるため，同種血輸血量が減るばかりか，採取した自己血は当日新鮮血であるため，同種血輸血を行ったとしても赤血球製剤以外の輸血の機会が減る。逆に，止血帯（タニケット）手術では術中出血はほとんどなく，一見，自己血は不要と思われるが，人工膝関節手術ではむしろ術後出血が多く，このために自己血を取得しておくことは意味がある。

c．緊急手術への対応

すべての手術で本法は可能であるが，緊急手術での止血手術などで不安定な循環血液量のもとでは行わない。そのような症例では，同種血輸血の回避がすべての安全性に対し優先するというわけでない。また，手術侵襲が大きく術後管理も困難な症例では，同種血の回避が全体の危険性に比べると，さして重要でない場合があるから自己血の適応を冷静に考える。

15．麻酔の種類

希釈式では，その操作で循環血液量が変動するため，確実に呼吸・循環管理ができる全身麻酔下が望ましく，患者の苦痛も軽減できる。また，採血血管が拡張し穿刺が容易になるばかりか，希釈液の輸液速度も調整しやすい。もちろん脊髄くも膜下麻酔，硬膜外麻酔の手術でも可能とは思われるが，この麻酔法で行う手術では本法の適応となる術式は少ない。

16．施行要員

麻酔導入直後に自己血採血，希釈液輸液を行うため循環動態の監視が必要であり，その施行は麻酔科医でなければならない。このとき，看護師の協力があれば円滑にいく。もし他科の医師が麻酔科医の了解を得ずに行うと，責任の所在も明確でなく，事故発生にもつながる。術者は本法施行を麻酔科医に依頼したなら，手術開始の遅延は理解するべきである。

■ 血液希釈の実際 ■

1. 術前準備

　希釈式自己血を予定したなら，術前の循環血液量不足（脱水状態）を避け全身状態を良好にし，手術当日までに血色素量を十分保つ。そのため，少なくとも1週間前より鉄剤経口投与を行っておく（当然，多血症などでは除外）。鉄剤は硫酸鉄（フェロ・グラデュメット®）を 100～200 mg/日，小児では 3～6 mg/kg/日，経口摂取が困難または消化器症状が強いときには含糖酸化鉄（フェジン®）を隔日に 40 mg 点滴静注する。増血剤とし遺伝子組換え型ヒトエリスロポエチン（erythropoietin：EPO）がある。希釈式単独では保険適応がないが，大量出血が予想されれば本法に貯血式を併用していることがあり，この場合の多くは EPO が投与されている。希釈式を併用する場合には，手術直前の Hb 値が維持されていることが必要で，鉄剤と EPO 製剤を併用すると自己血採血量を増やすことができる。また，両剤の効果は手術後の Hb 値回復に役立つ。

2. 麻酔管理

　自己血採血は，呼吸・循環動態が管理できる全身麻酔が望ましい。急激な血管拡張や心機能を回避する意味から，血中半減期の短いケタミンでの麻酔導入も考慮される[71)72)]が，一般には吸入麻酔の浅麻酔で維持し，頭低位で十分対処できる。

A．前投薬

　本法施行には特に必要な前投薬はなく，ベラドンナ剤と鎮静薬で十分である。特に，前者は全身麻酔を行うため必要であり，麻酔導入にケタミンを使用する場合には必須である。しかし，採血操作による血管迷走神経反射（vaso-vagal reflex：VVR）には，前投薬のベラドンナ剤では対処できない。

B．麻酔導入

　導入後，速やかに自己血採血操作を終了し，円滑に手術が開始できることから静脈麻酔による導入が優れている。特に，高濃度吸入麻酔（セボフルラン）による導入では，血管拡張による血圧低下の危険性がある。静脈麻酔ならチオ

ペンタール，プロポフォールで導入し，筋弛緩薬投与後に気管挿管を施行し，続いて採血操作に移る。これらは投与直後の採血では麻酔薬がバッグ内に混入することは避けられないため，手術終了近くに返血すると麻酔覚醒遅延の可能性はある。その意味からも，なるべく短時間で覚醒する静脈麻酔を使用する。

C．麻酔維持

導入後の麻酔維持は，低濃度吸入麻酔薬で十分である。プロポフォールの持続静脈投与やフェンタニルを中心とする麻酔では，採血バッグ内に薬物が混和する。吸入麻酔薬による血管拡張に対し，導入後に約 500 ml の細胞外液型輸液と頭低位で十分対処できる。逆に，このような麻酔法でも血圧が保てない場合には，循環血液量の潜在的不足または動脈硬化による血管壁のコンプライアンス低下が考えられ，容易に機能的循環血液量減少による不安定な血行動態になり，特に高齢者に多く，このときには中止する。血液希釈下での麻酔維持法は吸入麻酔でよいが，深麻酔では循環抑制が起こり代償作用の中心である心拍出量を抑制する[73]。セボフルラン，イソフルランに比べ，ハロタンは心収縮力，肝・腎血流を低下させる[74]。

D．筋弛緩薬

麻酔導入時に筋弛緩薬を用いて気管挿管を行ったのち，自己血採血を開始するのが原則である。そのためスキサメトニウムによる麻酔導入が必ずしも推奨されているわけではない。筋弛緩薬が採血バッグに混和するのは避けられないが，筋弛緩薬投与後の血液中濃度推移から，また採血した血液量と患者循環血液量の比率から，10分以上経過したあとならば臨床的には問題がない。筋弛緩薬がバッグ内に混入していることを重要視するなら，原則として自己血は術中に返血する。つまり，人工膝関節手術などで返血が手術終了後に行われる場合に問題となる。あとから採血したバッグ内の血色素濃度は減少するが，薬物の影響は少なくなる。自己血を術後に残す場合には，通常とは逆にあとから採血した血液バッグを病棟に残すようにすれば影響は少ない。

E．麻酔中の換気法

麻酔導入後の換気は，気管挿管下での陽圧換気がよい。陽圧換気が静脈圧を上昇させ，採血を容易にさせる。代償作用として心拍出量増加のためにも肺胞換気量は増加し，酸素化を十分にするばかりか，頭低位にしたときの呼吸抑制にも対処できる。自己血採血後の希釈液を代用血漿剤で行うなら，酸素化能には影響がない[41)42]。さらに1回換気量，分時換気量を増して機能的残気量の低下を防ぐため呼気終末陽圧（positive end-expiratory pressure：PEEP）を負

荷することもあるが，過度の使用は胸腔内圧上昇による静脈灌流量低下，血圧低下となるため，著者は通常の換気で十分と考える。むしろ採血量に比べ代用血漿剤を増量させることにより，前負荷を増し，末梢循環を良好に保ち，静脈圧を上昇させるほうが円滑な採血になるばかりか，心拍出量増加の代償作用にも効果的である。

F．その他の併用補助手段

【1】 血管拡張薬

代償作用として心拍出量増加の主因は1回拍出量増加であり，前負荷が保たれている必要がある。このため前負荷を減少させるニトログリセリン（TNG）や心収縮力を抑制するβ遮断薬とは併用しない。しかし，後負荷を低下させるプロスタグランジンE_1（PGE_1），ニトロプルシド（SNP），カルシウム拮抗薬は有効と考えられるが，希釈下ではすでに体血管抵抗が減少しているため，これらの薬物が非希釈下と同様の効果を示すかどうかは疑問である。血液希釈により循環動態は変化しており，予想どおりの効果が得られるとは限らない。

【2】 低血圧麻酔

術中出血量軽減のため，希釈式自己血輸血に低血圧麻酔を併用する場合がある。血液希釈での代償作用発揮を妨げない低血圧麻酔薬が必要である。その作用機序は，心機能抑制ではなく血管拡張が主体となる。吸入麻酔の深麻酔による低血圧は，濃度依存的に心筋抑制が生じ心拍出量減少を起こす[75]。PGE_1，SNPは抵抗血管拡張作用が主体であり望ましい[76)～78]。TNGは容量血管を拡張させ前負荷を減少させるため，心拍出量を減少させる[79]。血液希釈下では収縮期血圧に変化がなくても拡張期血圧が低下するため，過度な低血圧の設定は冠血流量維持に不利となる。低血圧麻酔薬の薬理作用は広く知られているが，血液希釈下という環境での使用では同様の効果が期待されるとはかぎらない。TNGは血液希釈下では低血圧により冠血流量は減少し非希釈下と異なる結果を示している（図13）[80]。

【3】 硬膜外麻酔

全身麻酔と併用する際，安易に局所麻酔薬（局麻薬）を注入すると血圧が低下し自己血採血に支障が出るため，血液希釈操作が終了し循環動態が安定してから局麻薬を注入する。執刀して血圧が上昇するのを確認してからのほうが，思わぬ血圧低下を来さない。

【4】 hypervolemic hemodilution

本法は自己血採血を行わず代用血漿剤輸液だけを行うため，見かけ上は血液

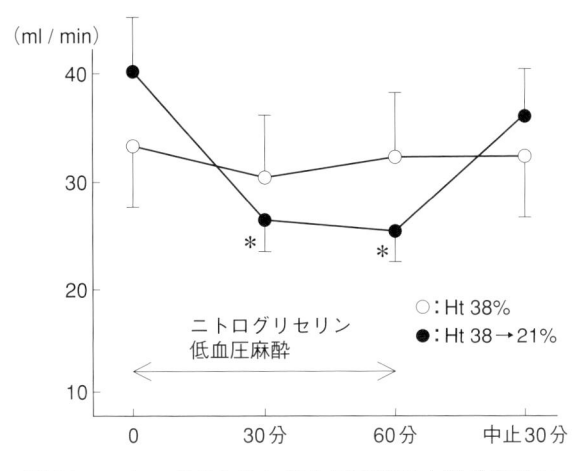

図13 ニトログリセリン低血圧麻酔下血液希釈時の冠血流変化

低血圧でも非希釈下では冠血流には変化がないが，希釈下では冠血流が減少する（＊）。希釈下では冠血流増加がすでにあり，ニトログリセリンであっても新たな冠血流増加は生じない。

（小堀正雄，根岸　秀，細山田明義ほか．血液希釈におけるハロセンおよびニトログリセリンによる低血圧麻酔が冠血流に及ぼす影響．麻酔 1995；44：963-70 より引用）

希釈となっているが，そのぶん循環血液量が増加しているため前負荷増大が問題となる。このため前負荷を軽減させる TNG や硬膜外麻酔を積極的に併用する。循環血液量増加となるため心機能を抑制するような管理，例えば吸入麻酔薬の深麻酔，β遮断薬，さらに頭低位の体位には注意する。

3. 自己血採血と循環血液量の維持

A．術前輸液

術前には脱水を避けることが自己血採血の安全性を高めるために必要で，術前輸液は望ましい。しかし，麻酔導入前から循環血液量を過剰にする必要もないため晶質液で十分であり，細胞外液型輸液，3号維持輸液のどちらでも構わ

ない。
B. 麻酔導入時の輸液
　麻酔導入中は通常よりやや輸液量を増やし，細胞外液型輸液500 ml（10 ml/kg程度）で行う。これは末梢組織圧を高め，末梢循環内に貯蔵されている赤血球を大循環系に誘導する効果があり，自己血採血を容易にする。血管内ばかりか組織間質液も充足できることから，採血による細胞外液全体の不足に対する補充となる。しかし，採血に伴う循環血液量の短期的な補いは，膠質液（代用血漿剤）でなければ十分とはいえない。

C. 採血中の循環変動
　希釈式でもっとも危険なのは，麻酔導入直後に起こる血管拡張，心機能低下に加え，自己血採血による循環血液量減少が循環動態を不安定にすることである。採血バッグには 200 ml と 400 ml 用がある。採血と希釈液が同じ経路ならば，麻酔導入時の輸液が終了したら，ただちに自己血採血を行い，採血終了後に代用血漿の急速輸液を行う。これを交互に繰り返し，採血量を確保する。成人では 200 ml 用バッグでは煩雑であるため，400 ml 採血バッグが主に使用されている。もっとも注意しなければならないのは，最初の代用血漿剤を輸液する直前では循環血液量がもっとも減少し，血行動態を不安定にさせることである。

4. 採血手順と返血の基本
A. 採血時の消毒
　自己血採血の場合の消毒については，自己血輸血ガイドラインを遵守する[81]。これは貯血式の消毒法であるが，たとえ希釈式であっても当日に返血するとはかぎらないため，採血路の消毒は貯血式と同様にする。一般に中心静脈挿入の際の消毒は上記に準ずるが，問題は末梢静脈路確保と採血路を兼ねる場合である。このとき通常のエタノール綿による消毒で済ませることがあり，この点は問題である。上記のガイドラインに準拠すべきである。

B. 採血は動脈か静脈か
【1】動脈路
　動脈圧モニターとしての橈骨動脈が一般的であるが，20 G 以下であるため，そこからの自己血採血は時間がかかる。まして 22 G では採血速度が遅く，バッグ内で凝血塊ができ，カテーテル閉塞の原因となる。間欠的に動脈留置内

にヘパリン生食を注入して凝血塊発生を防ぎながら行わなければならず大変煩雑である。動脈路からの採血は，留置カテーテルが細いため一般的とはいえない。

【2】 静脈路

希釈式自己血の採取血液が自己当日新鮮血であるという点を強調するならば，もっともその効果が期待できるのは心血管系手術のはずである。その際，肺動脈カテーテル挿入前のシースを利用すれば，円滑に採血できる。ここに自己血採血バッグの輸液路に三方活栓を介せば，容易に吸引採血も可能で，採血時間の短縮ができる。すなわち，中心静脈カテーテル挿入前のシースから自己血を採血し，末梢静脈路から代用血漿剤輸液を同時に行い，できるかぎり循環血液量の変動を少なくし，かつ採血時間も短時間で終了する。また，シースのないタイプの中心静脈カテーテルでも，16G以上でカテーテル長30cmなら採血は容易である。カテーテル長70cmからの採血は困難である。従来[82]のように自己血採血のためだけに外頸静脈を穿刺するのは抜針後の血腫の問題があり，また針先が血管壁に接触し採血が円滑にいかないことが多い。また，一般の献血に利用される肘静脈は静脈カニューレの場合，屈曲部であるため術中・術後の管理が難しく，血圧用マンシェットと重なる場合もある。また，下肢末梢静脈からの採血は，静脈血栓の危険性があり，血流も緩徐なため採血速度が遅く，操作部位が麻酔科医から行いにくい位置にある。しかし大腿静脈から中心静脈カテーテルを挿入の際のシースからの採血は円滑に行われる。小児では，しばしば大腿静脈に20G血管留置針を挿入し，ここから自己血採血を行い，輸血路として術中使用することも多い。

C．金属針か静脈カニューレか

貯血式ならば1回ごとの採血であるため，採血後バッグの側管より輸液を行い抜針するため，金属針で構わない。しかし，希釈式では800〜1,200ml採血を行うため，各輸血バッグが厳密には閉鎖回路にはならないが，取り扱い上は金属針より静脈カニューレのほうが採血しやすい。もし採血速度が低下したときもカニューレの先端位置を変えることができ，採血後には静脈路としても使用できる。

D．輸液路と採血路の問題

基本的には，1静脈路から自己血採血，希釈液輸液を繰り返す。1本目の自己血には代用血漿剤の混和がなく，良質な自己血が入手できる利点もある。これでは循環血液量の変動が大きく採血時間もかかる。しかし，採血路とは別に

輸液路があれば採血-輸液が同時進行でき，循環変動が少なく，手術開始遅延への影響も少ない．自己血1本目から代用血漿が混和するが，これは臨床的にはなんら問題とならない．手術遅延を避けるため手術開始後にも自己血採血，希釈液輸液を続行する場合もあり，2ルートで並立して行えれば可能である．しかし，1ルートの場合には，採血中であれば薬物静注が困難になり，術中管理も煩雑になるため，手術開始後の自己血採血は行わない．

E．体位と採血上の注意

自己血採血は自然落差で採取し，バッグ内の抗凝固薬と十分混和されれば問題ない．基本的体位は循環動態に有利な頭低位とし，手術台を挙上して落差を高め採血速度を速める．ときには三方活栓より吸引採血を行う場合もあるが，過度な陰圧は溶血を起こす．採血量は重量法で行う．問題は自己血採血に慣れておらず，採血バッグ内で抗凝固薬と十分な混和がなされず，また過剰採血では容易に凝血塊を発生させるおそれがある．そのため専用の血液の採血バッグ攪拌装置を使用するか，あるいは手動で攪拌して血液と保存液との十分な混合に努める．また万一，バッグ内に規定量以上の量の血液を採血してしまった場合，凝血塊ができる前に自己血を新たな採血バッグに分けて十分に抗凝固薬が行き渡るようにし，返血時には輸血フィルターを観察し凝血塊の有無を確認する．クエン酸-リン酸-ブドウ糖液（citrate-phosphate-dextrose：CPD液）が過量になっても臨床的にはただちにクエン酸中毒が生じるわけではない．また，規定量の2～3倍量の保存液との混合によって，採取した血液成分に変化が生じることもない．

F．採血量の設定

1回の自己血採血量は200 ml用，400 ml用の2種類があり，この中で決める．成人はml/kgというように厳密な採血量を決めなくても，循環動態を見ながら200 mlごとに採血量を増していく方法が一般的である．小児で希釈式を行うときは15～20 ml/kgの採血量であるが，現在のところ200 ml用バッグしかないため，もっと小さなバッグが供給されればよい．採血バッグに関しては第7章を参照されたい．

G．自己血保存法

採取した自己血は手術室内で室温保存する．手術室内にとどめるのは，取り違え防止と室温保存で血小板機能温存のためでもある．採血バッグ上には採血日時，氏名，血液型，採血順を記載する．実際には3～6時間後に返血されるため，室温保存による赤血球寿命の低下はない．しかし，術中に返血予定がな

ければ 4℃ 保存でもよいが，長時間になると希釈式のもっとも有利な血小板機能温存効果に影響が出る．4 時間以内なら，血小板機能は室温と差がない[83)84)]．このような短時間の保存は，凝固因子保持，採血バッグ内での皮膚表在菌繁殖に対しては有利である．採血日時，氏名，血液型の表記は，この自己血が病棟に持ち出される場合があるため必要で，採血順は自己血返血の際に必要となる．自己血の保存場所として，注射針がある麻酔カート上は避ける．万一，採血バッグが損傷したら使用できなくなる．管理者の近く，例えばビニール袋に入れて麻酔器の上に静置し，返血するまでときどき攪拌（かくはん）することも勧められる．献血と異なり，採血時に抗凝固薬と十分攪拌してないことが多いため，採血に慣れてないと凝血塊ができやすい．

H．自己血の返血順

採取順があとの自己血ほど代用血漿剤の混和が多く，血色素量も少ない．返血開始時には，まだ術野から出血しているため，あとの自己血から順次返血する．可能ならば，止血操作が終了した手術終了間際に最初の自己血を返血し，手術終了時の血色素量を上昇させる．質のよい自己血を最後まで確保しておき，術野から喪失させないとの考えである（図 14）．

I．感染症患者に対する自己血輸血

術前より HCV などの感染症を合併していても本自己血の適応はある．つまり，自己血の意義は感染症防止だけにとどまらないからである．しかし，実際には採血者の安全性，採取血液の保存場所の問題があり，特殊な血液型でないかぎり，その実施は困難なことが多い．

J．自己血の病棟での使用

希釈式で得られた自己血は，原則として病棟には持ち込まない．万一，病棟で返血する場合，その患者の自己血であるか否かの確認作業は，採血バッグに書かれた氏名と血液型の表記にとどまり，輸血取り違えの可能性は高くなるので注意を要する．手術室で返血できなければ，いったん輸血部に希釈式自己血を管理してもらい，貯血式自己血と同様の管理とし改めて伝票を作成してもらう．病棟に出庫するときは血液型判定を行い，できれば交差試験を行ったほうがよい．

K．体外循環での特殊な使用法

希釈式自己血の最大の特徴のひとつに，自己血小板機能の温存がある．体外循環中はポンプによる血球破壊，なかでも血小板が異物反応により消耗する点である．また，充填液による希釈も加わる．さらに回収式を併用するため，吸

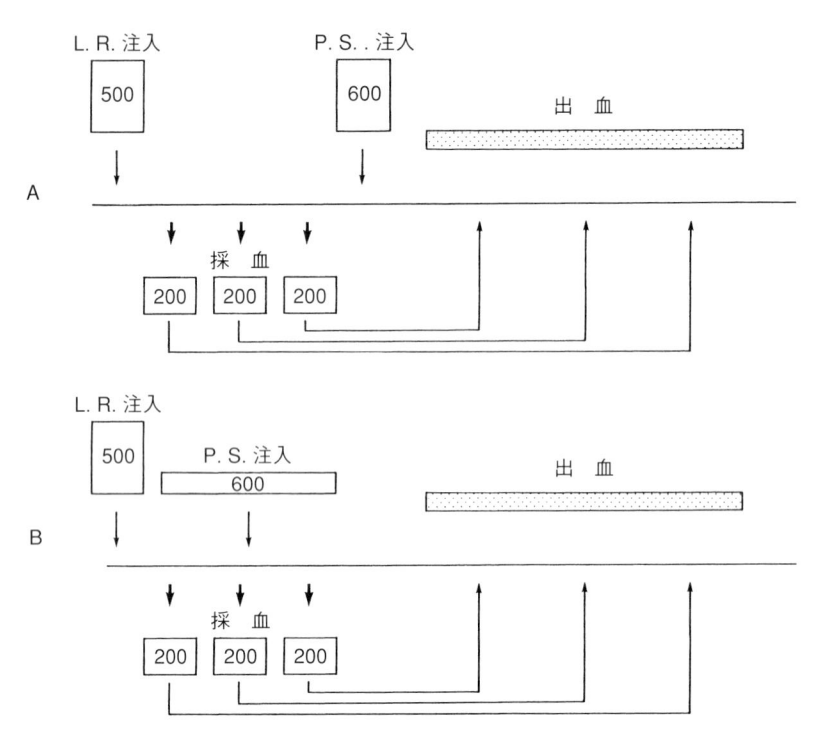

図14 希釈式自己血輸血の返血順

希釈式で得られた自己血は，原則的には初めに採血した血液ほど，あとに返血する．
(髙折益彦．希釈式自己血輸血．髙折益彦編著．自己血輸血マニュアル．改訂第2版．東京：克誠堂出版；1996. p.112 より引用)

引血液の処理が増えれば，血小板と凝固因子が消耗する．体外循環症例でこそ効果が期待されるのが，自己当日新鮮血が得られる希釈式である．しかし，希釈式自己血輸血では，その採血量が最大 1,200 ml 程度であるため，貯血式を併用している場合には，それを返血しながら希釈血の確保量を拡大させる試みもある．しかし，この方法は麻酔導入後にスイッチ・バック式採血戻し輸血法（図15）を行うことにほかならず，大変な手間がかかるばかりか，循環血液量の変化が大きく手術開始も遅れる．また，麻酔導入後にプラスマフェレーシスの方法で自己血小板濃厚血漿（PRP）を採取する試みもあるが，有意に出血量，輸血量を削減させることができないばかりか，設備費用が高いため普及し

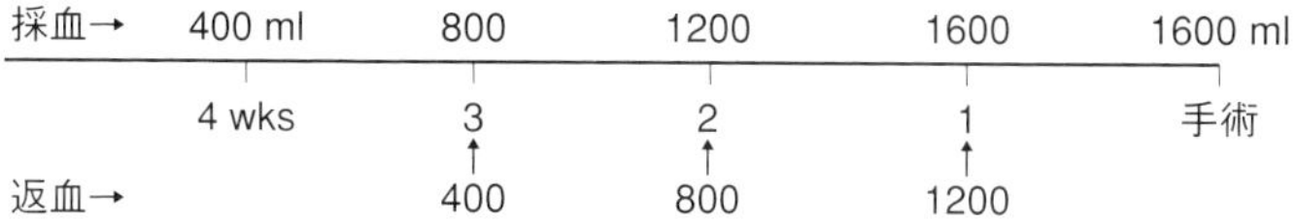

```
採血→  400 ml    800    1200    1600    1600 ml
         4 wks    3      2       1      手術
                  ↑      ↑       ↑
返血→           400    800    1200
```

図15 スイッチ・バック式採血戻し輸血法

貯血式自己血を返血しながら希釈式の採血量を増やすことも考えられるが，煩雑で時間もかかるため，実際には広く行われていない。

（高折益彦．希釈式自己血輸血．高折益彦編著．自己血輸血マニュアル．改訂第2版．東京：克誠堂出版；1996. p. 47 より引用）

ていない[85]。

5. 自己血採血後の循環血液量の補充

A．膠質液の水結合能

代用血漿剤を高濃度にすると溶質量が多く，これを分子量で除すると分子数は多くなる。つまり高濃度で低分子量の人工コロイドでは，分子数が多くなりCOPが大きくなる。水結合能は1gあたりDx40で29.2 ml，血漿タンパクは12 mlである。例えば500 mlの10%Dx40で血漿増量効果は約1,500 mlとなり，一時的に循環血液量が増大するため採血量と同量の輸液では循環血液量過剰となる。その後，低分子量のため速やかに血中から消失し，循環血液量が減少する。10%Dx40は一時的な血漿増量剤としては有効であるが，自己血輸血の希釈液としては循環血液量維持が不安定となり，希釈液としては問題がある。

B．採血後の循環血液量の補充

採血後の循環血液量の補充は代用血漿剤で行い，そのCOPが血漿と同じならば等量希釈を作製しやすい。前負荷を増大させ心拍出量を増加させることを考慮すれば，400 ml採血に対し500 ml輸液が望ましい。現在わが国の代用血漿剤はDx製剤，HES製剤とも低分子型であるが，なかでも70 kDaのHES製剤が安定している。HES製剤にはわずかに電解質が異なるヘスパンダー®，サリンヘス®があり，両者はいずれも人工コロイドは6%HES（70 kDa）である。6%HESのCOPは血漿とほぼ同じで，等量血液希釈が容易に作製できるが，血中半減期は4～6時間と短く追加投与が必要となる。自己血採血での希釈液の使用量は20 ml/kg前後であるため，この範囲内でのHES製剤の使用は血液凝

固，腎機能にも障害なく，他の人工コロイドに比べ重篤なアレルギーの発症が少ないのが特徴である。一方，晶質液は貯血式で400 ml以内の自己血採血後では使用されるが，希釈式のように800～1,200 ml採血での希釈液としては使用しない。確かに晶質液は採血量の3～4倍輸液すれば，同量の効果があるように考えられるが，実際は血漿タンパクの希釈により血管内COP低下となり，輸液量が増せばさらに輸液効率が悪化し，循環血液量低下による循環不全を来す（図16）[86)87)]。

C．希釈液使用量

採血量の1.2～1.3倍量の希釈液輸液のほうが，前負荷を増し循環維持に適している。血液希釈下では心拍出量は増大するが，それ以上に血液粘度低下による体血管抵抗低下により，結果として血圧は低下する。血圧を見ながら採血量より輸液を多くしたほうが循環動態は安定してくる。また，これらの代用血漿剤の膠質が低分子型であるため，希釈液中の膠質が比較的早期に尿中排泄されることからも考慮すべきことである。

D．希釈液の意義

等量希釈を維持する代用血漿剤の役割は，血漿と同程度のCOPであるばか

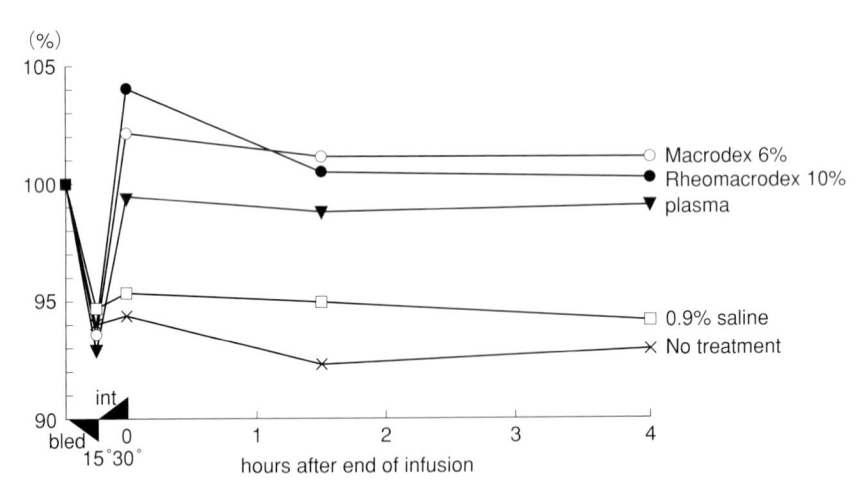

図16 出血に対する各種輸液剤の血管内容量維持効果：無輸液時との比較
膠質液は血管内容量を維持できるが，晶質液では容量回復ができない。
(Ingelman B, Grönwall A, Gelin L-E, et al. Properies and applications of dextrans. Stockholm：Almgvist & Wiksell；1969. p. 30 より引用)

りか，持続性も要求される．すなわち，希釈式の安全性に循環血液量維持は不可欠なのである．間質から血管内へ組織液流入としての代償作用が発揮されるまで，人工コロイドが血管内にとどまることが必要である．わが国の低分子型代用血漿剤なら，人工コロイドが尿中排泄した後なら代用血漿剤は 10 ml/kg 程度の追加は可能で，1 日 30 ml/kg までなら合併症が生じない．

E．代用血漿剤の問題点

希釈液に代用血漿剤を用いる目的は，COP の作用を発揮し循環血液量を維持することにあるため，ある程度の大きさの分子量が必要となる．一般に使用量と分子量が大きいほどアレルギー，腎機能障害に付随した組織蓄積，出血傾向の合併症が生じる．Dx の血中滞留率は分子量，すなわち分子サイズに比例する．腎糸球体での濾過閾値は 50 kDa であることから，本邦の 40 kDa 製剤では循環血液量が早期に維持できなくなる（図17）[88]．しかし，分子量を大きくすると血球集合促進となり，末梢循環を悪化させる．一方，HES では分子量のみが直接血中濃度を反映させない．DS，C_2/C_6 比が HES の分解速度に影響する．わが国の HES 製剤は 6%/70 kDa/0.5/4 であり，いずれの因子も小さいため合併症は考えなくてもよいが，循環血液量の持続という点では問題がある（表3）[89]．

6．患者監視

A．採血中のモニタリング

血液希釈操作中のモニタリングは，心電図，血圧（できれば動脈圧の連続モニタリング），Sp_{O_2} は必要である．なかでも血圧は冠動脈血流確保を予想させ，心電図異常より早期に発見できるという[90]．さらに原因不明の頻脈は循環血液量不足を示唆し，さらに心仕事量増加となるため，危険な徴候である．操作中は代償作用破綻の有無を，これらのモニタリングだけで解釈する．後述するモニタリングは希釈の安全確認には重要であるが，結果が得られるには時間がかかり，これに異常があるようなら，すでに生体への酸素供給不足を示唆し，代償作用の破綻による循環抑制が生じるからである．

上記のモニタリングのほか，動脈血，混合静脈血，中心静脈血[91] のガス分析，Hb 値，中心静脈圧などである．特に，中心静脈血酸素分圧が 33 mmHg 以上の維持が望ましい[92]．いずれにしても，希釈式を行う際には十分な安全域を確保して採血量を決めるため，突然，高度希釈に陥り酸素供給不足にはなら

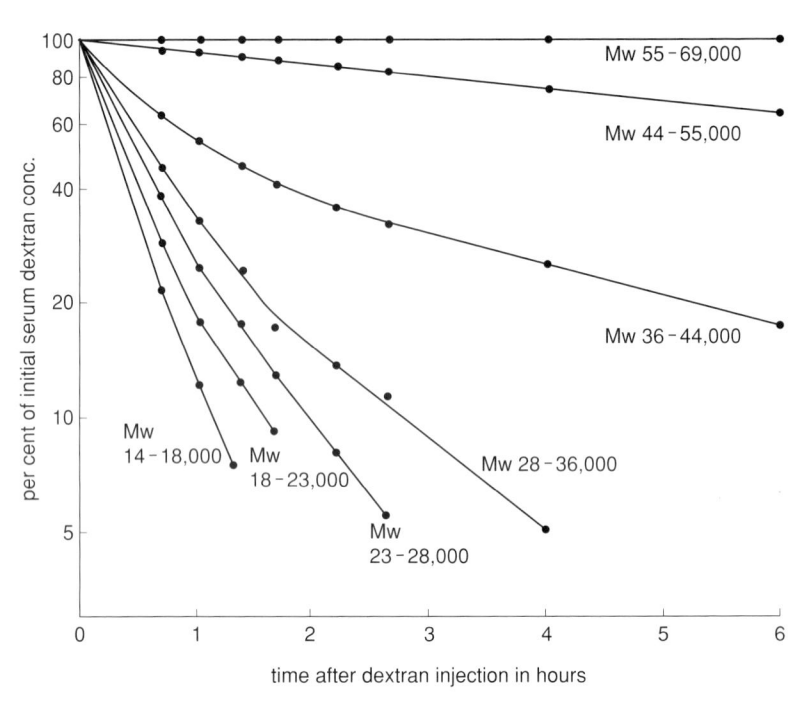

図17 投与後血中濃度とDx分子量との関係
分子量が小さいと,血漿中滞留率が低く安定した循環血液量が得られない。50 kDa以下では血管外排泄が早く,Dx40の効果は一過性である。
(Ingelman B, Grönwall A, Gelin L-E, et al. Properies and applications of dextrans. Stockholm：Almgvist & Wiksell；1969. p. 33 より引用)

ないと思われる。

B．保有自己血の使用法

同種血輸血開始は,循環血液量の20%以上の喪失からとされ,実際はHb 7～8 g/dlで開始する[34]。希釈操作後のHb値も同程度と考えられ,操作上循環血液量は若干増えるようにするため術中出血には対処しやすい。しかし,代用血漿剤は20 ml/kgとほぼ制限量使用しているため術中輸液は主に細胞外液型輸液による管理となり,膠質液(代用血漿剤)を使用しないため,循環血液量不足には輸液では容易に補充できない。術中出血量が6～8 ml/kg程度になったら早めに自己血を返血し,血中Hb値のためだけでなく循環血液量維持の点からも自己血の輸血を開始する。返血速度はその後の出血量と同量とすれば,

表3 HES製剤の分類

Concentration	
High	10%
Low	6%
Initial MW	
High	450〜480 kDa
Medium	130〜200 kDa
Low	40〜70 kDa
Degree of substitution	
High	0.6〜0.7
Low	0.4〜0.5
C_2/C_6 ratio	
High	＞8
Low	＜8

わが国の HES は 6%/70 kDa/0.5/4 であるため合併症が少ないが,循環血液量維持効果は持続しない。
(Treib J, Baron J-F, Grauer MT, et al. An international view of hydroxyethyl starch. Intensive Care Med 1999；25：258-68 より引用)

循環血液量を維持しやすい。もし保有する自己血にアルブミン製剤,代用血漿剤の併用を行えば,800〜1,200 ml の自己血採取なら術中出血 1,000〜2,000 ml 程度の同種血輸血を回避でき[69)70)93)],大部分の手術がこの程度の輸血量の範疇に入る。すなわち,高度血液希釈になっても循環血液量不足を回避さえすれば,安全性が確保されるという意見もある[93)]。

C. 術中出血量による管理法
【1】 予想以上の出血量
　希釈式自己血で対処できなければ同種血輸血を行う。しかし,希釈式で確保した自己血は,当日新鮮血で凝固因子の補充が行われている。大量輸血になっても MAP 血のみで済み,FFP 併用の機会が減ることが期待できる。
【2】 少ない出血量
　多血症など自己血採血自体に意味がある場合は,返血せず保存し,術後出血がないことを確認できたら破棄する。それ以外では,基本的に希釈式で採取した自己血は返血するが,循環血液量が過大となるなら,回復室または病棟で利

尿を参考にしながら返血する。早期に返血する場合は，利尿薬（フロセミド）で代用血漿剤の尿中排泄を促し返血する。

D．他の自己血法の併用
【1】 貯血式自己血輸血

予想出血量に対し貯血量が不足している場合，希釈式を併用することがある。貯血式を行っている症例では，鉄剤，増血剤を併用しており造血能が高まっているため，術後の Hb 値の回復は早い。希釈式は貯血量の不足を補うことに視点があるため，400 ml 程度の採血で済むことがある。問題となるのは入院期間が短く，手術直前に無理に貯血量を増やそうとしたため，手術当日にはすでに貧血になっている場合である。この場合，希釈式での採血量は制限されるばかりか，循環動態が不安定になりやすい。

貯血式の場合，全血保存と自己MAP血＋自己FFP保存に分けられ，後者が凝固能を温存できる。しかし，両者とも血小板機能は保持できず，希釈式併用の意味がある（表4）[94]。血小板機能保持を最大限強調するなら，スイッチ・バック式のように貯血を返血しながら新たに自己血採血を行うこともあるが煩雑であるため普及していない。また，自己血を冷凍保存することもあるが，手間，設備とも必要なため現在全く普及していない。

両自己血法を併用した場合は，返血順は古い貯血，次に希釈式自己血を返血する。原則は，術中出血が継続しているときは質の悪い自己血から返血する。

表4 自己血輸血の量と質

	貯血式			希釈式	回収式
	CPD 保存	MAP 保存	凍結保存		
量(ml)	800〜1,200	800〜1,200	2,000〜4,000	800〜1,200	回収量に応じて
品質	保存血	濃厚赤血球 新鮮凍結血漿	洗浄赤血球 新鮮凍結血漿	当日新鮮血	洗浄赤血球
赤血球	○	○	○	○	○
血小板	×	×	×	○	×
凝固因子	×〜△	○	○	○	×
血漿タンパク	○	○	○	○	×

希釈式だけが，すべての血液成分を含む自己当日新鮮血である。
（小堀正雄．自己血輸血の現状と問題点：自己血輸血普及に果たす麻酔科医の役割．Prog Med 2000；20：284-8 より引用）

術中出血が予想外に少ないことが分かれば，逆に希釈式自己血を返血し，あらかじめ貯血しておいた自己血は無理には返血せず，術後出血がないことを確認したら破棄する。

【2】 回収式自己血輸血

回収式の多くは洗浄式であるため，血漿成分が消失することから，COP維持のための人工コロイドが必要となる。吸引血液の処理量が増えれば，血中凝固因子が低下することから，代用血漿による血液凝固障害の可能性もあるため，代用血漿量は10～15 ml/kg程度にとどめたほうがよい[95]。その意味からも，回収式に自己MAP血＋自己FFPの貯血式と希釈式を併用できれば，同種血輸血回避に一段と有利となる。

7. 術後管理

一般手術の術後管理と同じでよい。予想出血量より多ければ同種血輸血を併用し，少なければ利尿をみながら希釈血を返血すればよい。問題は予想出血どおりで血液希釈下で手術が終了したとき，代用血漿剤の選択がもっとも循環動態に反映する。つまり，組織間液が血管内に流入する前に，人工コロイドが血管外に排泄されれば循環血漿量不足が起きる。この場合は，代用血漿剤の追加投与を行えばよいが，出血傾向，腎機能障害を否定できないときには血漿タンパク製剤が使用されることがある。この意味から，少なくとも血管内に12時間程度貯留する中分子型代用血漿剤の普及が望まれる。また，術後貧血があれば，その回復を早めるため鉄剤投与を行う。

■ 希釈式自己血輸血の医療費 ■

希釈式自己血輸血は保険請求の欄にはない。しかし，手術のため自己血を蓄えておくと解釈すれば，貯血式（液状保存）に準じて請求すればよい。しかし，希釈式自体は保険適応となっていないため"希釈式"としての請求は避けるべきである。また，希釈式単独でエリスロポエチン製剤は使用できず，保険請求は実際の採血量ではなく返血量による。希釈液はCOPを有する膠質輸液とし，相当するものはアルブミン製剤か代用血漿剤である。5％アルブミンが250 mlで6,267円であるのに対し，Dx 500 mlで10％は約1,000円，3％は約

500円,6%HESは約1,000円である。容積あたりの価格はアルブミン製剤が約12倍も高価であり,同種血輸血回避の意義を考えれば,希釈液は代用血漿剤以外には考えられない。

■ 希釈式自己血輸血の変法としての hypervolemic hemodilution ■

希釈式自己血と異なり,循環血液量増加を承知で希釈液を輸液し,血液自体を希釈させる方法である。血液希釈が目的であるため,希釈液は血管内容量を維持しやすい代用血漿剤が用いられる。確かに,これは採血の手間がなく,輸液を行うだけで術中血液成分喪失が軽減できるが,その代わり呼吸・循環機能が循環血液量増加の負荷に耐えられなければ,うっ血性心不全を起こす。6%Dx40を体重の10%投与したところ,心不全の徴候が見られたとの報告[96]があるが,代用血漿剤の使用限界を25～75 ml/kgの範囲では危険性はほとんど認められない。むしろ輸液量増加により,心拍出量[97],冠血流[98],脳血流[99],腹部内臓・骨格筋血流[100]は増加するとした報告がある。しかし,それ以上の容量負荷は危険である。しかし,代用血漿剤の使用限界の20 ml/kgならば,心不全に至るまで十分余裕があり臨床的には安心であろう。この程度の循環負荷では呼吸器系への影響は軽度で,PEEPを併用すれば血液ガスが改善する[101]。また,増大した循環血液を血管拡張薬や硬膜外麻酔を併用し,一時的に容量負荷を軽減させる方法も考えられるが,静脈圧上昇は避けられず術野出血が増加する可能性はある。しかし本法は,あまりに非生理的であるため問題点が多い。輸血拒否者に対する自己血輸血の変法としての選択肢としては残しておくべきであろう。

■ 希釈式自己血輸血による波及効果 ■

1. 血液希釈下での麻酔管理

希釈式を日常的に行うようになると,出血に対する代用血漿剤の意味を考えながら血液希釈下での麻酔管理への理解が深まる。麻酔科医が代用血漿剤や循

環血液量について考えるよい機会となる。

2. 同種血輸血療法との矛盾

術中出血に対する成分輸血療法の適応では，循環血液量の10〜15%までは細胞外液型輸液で，その後，赤血球製剤，次に人工膠質液（代用血漿剤）となっている。しかし希釈式とは，自己血採血という出血に対し，赤血球製剤より早く代用血漿剤輸液を行うことである。手術侵襲による細胞外液中心の輸液でなく，代用血漿剤による膠質浸透圧維持を優先させるとの考えである。輸血の目的は，組織酸素運搬，血液凝固能維持，循環血液量確保である。前二者はHb 3〜4 g/dl，凝固因子20〜30%，血小板$5 \times 10^4/\mu l$が限界となっているが，一般の自己血採血ではこの限界に至ることはありえない。しかし循環血液量の維持は，これらよりわずかな変化で限界点に達する。このことは，出血に対し赤血球製剤より早期に代用血漿剤輸液が行われ，いくら血液希釈下であっても循環血液量確保が安全上優先されることを意味する。これを実際に行っているのが自己血採血に続き代用血漿剤を輸液することである。このように術中出血には，血液製剤より代用血漿剤輸液で循環動態の維持を早期に行ったほうがよい。

3. 自己当日新鮮血への過度な期待

自己当日新鮮血による止血機能は果たしてあるかという問題である。確かに止血機能はあるが，この自己血が返血されるときは術中出血量が600〜2,000 mlの間にある。これは一般に血小板数$5 \times 10^4/\mu l$，凝固因子20〜30%といわれている出血傾向の限界に至るよりはるかに少ない出血量であるため，この程度の出血量では希釈式の止血効果が決定的な役割を果たすとは考えられない。しかし，希釈式を回収式，貯血式と併用した場合には，絶大な効果を示す。

参考文献

1) 渡辺嘉久，高橋孝喜，掛川裕通ほか．日本の将来推計人口をもとにした今後30年間の輸血用血液の需給予測．日輸血会誌 1998；44：328-55.
2) Lautt WW. Reduced hemoglobin affinity for oxygen in venous blood following

hemodilution, independent of changes in pH or P_{CO_2}. Can J Physiol Pharmacol 1976 ; 54 : 790-3.
3) Takaori M, Safar P. Critical point in progressive hemodilution with hydroxyethyl starch. Kawasaki Med 1976 ; 2 : 211-22.
4) Stehling LC, Doherty DC, Faust RJ, et al. Practice guidelines for blood component therapy : A report by the American Society of Anesthesiologists Task Force on blood component therapy. Anesthesiology 1996 ; 84 : 732-47.
5) Velanocich V. Crystalloid versus colloid fluid resuscitation : A meta-analysis of mortality. Surgery 1989 ; 10 : 65-71.
6) Randy M. An argument for colloid resuscitation for shock. Acad Emerg Med 1994 ; 1 : 572-9.
7) Hiippala S, Linko K, Myllylä G, et al. Replacement of major surgical blood loss by hypooncotic or conventional plasma substitutes. Acta Anaesthesiol Scand 1995 ; 39 : 228-35.
8) Liam BL, Ploechl W, Cook DJ, et al. Hemodilution and whole body oxygen balance during normothermic cardiopulmonary bypass in dogs. J Thorac Cardiovasc Surg 1998 ; 115 : 1203-8.
9) Geha AS. Coronary and cardiovascular dynamics and oxygen availability during acute normovolemic anemia. Surgery 1976 ; 80 : 47-53.
10) 高折益彦. 希釈式自己血輸血. 高折益彦編著. 自己血輸血マニュアル. 改訂第2版. 東京：克誠堂出版 ; 1996. p. 84.
11) Takaori M, Safar P. Adaptation to acute, severe hemodilution with dextran 75 in dogs. Arch Surg 1966 ; 92 : 743-8.
12) Murray JF, Escobar E. Circulatory effect of blood viscosity : comparison of methemoglobinemia and anemia. J Appl Physiol 1968 ; 25 : 594-9.
13) 小田武雄, 高折益彦. 急性貧血と心拍出量. 呼と循 1971 ; 19 : 947-53.
14) Fowler NO, Franch RH, Bloom WL. Hemodynamic effects of anemia with and without plasma volume expansion. Circ Res 1956 ; 4 : 319-24.
15) Brannon ES, Merril AJ, Warren JV, et al. The cardiac output in patients with chronic anemia as measured by the technique of right atrial catheterization. J Clin Invest 1945 ; 24 : 332-6.
16) Messmer K, Sunder-Plassmann L, Klövekorn WP, et al. Circulatory significance of hemodilution : Rheological changes and limitations. Advan in Microcirc 1972 ; 4 : 1-77.
17) Halmagyi DFJ, Starzecki B, Horner GJ, et al. Variations in cardiac output associated with hemoglobin levels in anesthetized sheep. J Appl Physiol 1965 ; 20 : 16-8.
18) 阿部稔雄編著. 人工心肺―体外循環の適正灌流量. 名古屋：名古屋大学出版会 ; 1991. p. 73.

19) Fan F-C, Chen RYZ, Schuessler GB, et al. Effects of hematocrit variation on regional hemodynamics and oxygen transport in the dog. Am J Physiol 1980 ; 238：H 545-52.
20) Shepherd AP, Riedel GL. Optimal hematocrit for oxygenation of canine intestine. Circ Res 1982 ; 51：233-40.
21) Martin E, Hansen E, Peter K. Acute limited normovolemic hemodilution：A method for avoiding homologous transfusion. World J Surg 1987 ; 11：53-9.
22) Messmer K. Hemodilution：Possibilities and safety aspect. Acta Anaesthesiol Scand 1988 ; 32 Suppl 89：49.
23) Murray JF, Escobar E, Rapaport E. Effects of blood viscosity on hemodynamic responses in acute normovolemic anemia. Am J Physiol 1969 ; 216：638-42.
24) 後藤幸生, 佗美好昭, 服部節朗ほか. 乳酸リンゲル複合低分子デキストラン輸液の臨床的検討. 臨泌 1969 ; 23：17-22.
25) 矢野博文. 諸臓器の毛細血管血流およびシャント血流に及ぼす血液希釈の影響. 麻酔 1987 ; 36：1948 56.
26) 小堀正雄, 根岸　秀, 細山田明義. 血液希釈が心筋組織血流に及ぼす影響. 麻酔 1993 ; 42：7-11.
27) 吉川秀康, 山村秀夫, 山口佳晴ほか. HESによる血液希釈の全身臓器血流分布動態に及ぼす影響. 麻酔 1975 ; 24：12-4.
28) Rosberg B, Wulff K. Regional blood flow in normovolemic and hypovolaemic hemodilution. Br J Anaesth 1979 ; 51：423-30.
29) 小堀正雄, 根岸　秀, 細山田明義ほか. 血液希釈が臓器血流に及ぼす影響：大脳皮質, 肝臓, 腎皮質. 麻酔 1992 ; 41：1714-8.
30) Todd MM, Weeks JB, Warner DS. Cerebral blood flow, blood volume, and brain tissue hematocrit during isovolemic hemodilution, with hetastarch in rats. Am J Physiol 1992 ; 263：H75-82.
31) Hagl S, Heimisch W, Meisner H, et al. The effect of hemodilution on regional myocardial function in the precence of coronary stenosis. Bas Res Cardiol 1977 ; 72：344-64.
32) Messmer K, Kreimeier U, Intaglietta M. Present state of intentional hemodilution. Eur Surg Res 1986 ; 18：254-63.
33) Buckberg G, Brazier J. Coronary blood flow and cardiac function during hemodilution. Bibl Haematol 1975 ; 41：173-89.
34) 血液製剤調査機構. 血液製剤の使用指針. 血液製剤の使用にあたって. 第2版. 東京：薬業時報社 ; 1999. p. 7.
35) Race D, Dedichen H, Schenk WG Jr. Regional blood flow during dextran-induced normovolemic hemodilution in the dog. J Thorac Cardiovasc Surg 1967 ; 53：578-86.
36) Messmer K, Sunder-Plassmann L, Jesch F, et al. Oxygen supply to the tissues

during limited normovolemic hemodilution. Res Exp Med 1973 ; 159 : 152-66.
37) Tanaka A, Noguchi M, Morimoto T, et al. Influence of hemodilution on hepatic energy metabolism in rat. Eur Surg Res 1998 ; 19 : 200-6.
38) Rosberg B, Wulff K. Regional lung function following hip arthroplasty and preoperative normovolemic hemodilution. Acta Anaesth Scand 1979 ; 23 : 242-7.
39) Deem S, McKinney S, Polissar NL, et al. Hemodilution during venous gas embolization improves gas exchange, without altering VA/Q or pulmonary blood flow distributions. Anesthesiology 1999 ; 91 : 1861-72.
40) 吉田 仁. 肺内換気血流比分布に及ぼす血液希釈の影響. 麻酔 1988 ; 37 : 1351-8.
41) Skillman JJ,Parikh BM,Tanenbaum BJ. Pulmonary arteriovenous admixture. Am J Surg 1970 ; 119 : 440-7.
42) Laks H, O'Conner NE, Anderson W, et al. Crystalloid versus colloid hemodilution in man. Surg Gynecol Obstet 1976 ; 142 : 506-12.
43) Poole GV, Meredith JW, Pennell T, et al. Comparison of colloids and crystalloids in resuscitation from hemorrhagic shock.Surg Gynecol Obstet 1982 ; 154 : 577-86.
44) 小堀正雄, 根岸 秀, 細山田明義. 血液希釈の呼吸循環動態に及ぼす影響. 麻酔 1992 ; 41 : 225-231.
45) 小堀正雄, 山田耕道, 毛利祐三ほか. 血液希釈が酸素消費量, 呼吸商に及ぼす影響. 自己血輸血 1992 ; 5 : 47-50.
46) Michenfelder JD, Theye RA. The effects of profound hypocapnia and dilutional anemia on canine cerebral metabolism and blood flow. Anesthesiology 1969 ; 31 : 449-57.
47) Takaori M. Changes of pH of blood diluted with plasma and plasma substitutes *in vitro*. Transfusion 1966 ; 6 : 597-9.
48) Takaori M. Changes of pH of blood diluted with plasma substitutes *in vitro*. Kawasaki Med J 1976 ; 2 : 1-6.
49) 杉本 比, 戸崎洋子, 高折益彦. 代用血漿の溶媒に関する研究：特に実験的大量出血の治療に関して. 麻酔 1969 ; 18 : 1079-90.
50) Warren BB, Durieux ME. Hydroxyethyl starch : safe or not? Anesth Analg 1997 ; 84 : 206-12.
51) 上山博史. 術中の膠質輸液の位置付けを再評価する. 日臨麻会誌 2001 ; 21 : 356-60.
52) 湯浅晴之, 古賀義久. ヒドロキシエチルスターチの止血機構への影響. 臨床麻酔 1998 ; 22 : 204-8.
53) London MJ, Ho JS, Triedman KJ, et al. A randomized clinical trial of 10% pentastarch (low molecular weight hydroxyethyl starch) versus 5% albumin for plasma volume expantion after cardiac operations. J Thorac Cardiovasc

Surg 1989 ; 97 : 785-97.
54) Prough DS, Kramer G. Medium starch,please. Anesth Analg 1994 ; 79 : 1034-5.
55) 面川　進. 外科的出血への対応. 全国国立大学付属病院輸血部会議輸血医学カリキュラム委員会編. 輸血医学. 京都：金芳堂；2000. p. 109.
56) 日本輸血学会会告Ⅰ：術前貯血式自己血輸血療法のガイドライン. 日輸血会誌 1992；38：巻頭頁.
57) 山田典一, 藤岡博文, 中野　赳. 深部静脈血栓症・肺塞栓症の予防と治療. 臨床科学 1996 ; 32 : 1531-7.
58) 高折益彦. 希釈式自己血輸血. 高折益彦編著. 自己血輸血マニュアル. 改訂第2版. 東京：克誠堂出版；1996. p. 104.
59) Khine HH, Naidu R, Cowell H, et al. A method of blood conservation in Jehovah's Witnesses : Incirculation diversion and refusion. Anesth Analg 1978 ; 57 : 279-80.
60) 血液製剤調査機構. 自己血輸血　採血および保管管理マニュアル. 血液製剤の使用にあたって. 第2版. 東京：薬業時報社；1999. p. 53.
61) Ring J, Messmer K. Incidence and severity of anaphylactoid reactions to colloid volume substitutes. Lancet 1977 ; 1 : 466-9.
62) Lorenz W, Duda D, Dick W, et al. Incidence and clinical importance of perioperative histamine release : Randomised study of volume loading and antihistamines after induction of anesthesia. Lancet 1994 ; 343 : 933-40.
63) Laxenaire MC, Charpentier C, Feldman L. Anaphylactoid reactions to colloid plasma substitutes : Frequency, risk factors, mechanisms. In Fr. Ann Fr Anesth Reanium 1994 ; 13 : 301-10.
64) Dieterich H-J, Kraft D, Sirtl C, et al. Hydroxyethyl starch antibodies in humans : Incidence and clinical relevance. Anesth Analg 1998 ; 86 : 1123-6.
65) Mailloux L, Swartz CD, Capissi R, et al. Acute renal failure after administration of lowmolecular weight dextran. New Engl J Med 1967 ; 277 : 1113-8.
66) Chinitz JL, Kim KE, Onesti G, et al. Pathophysiology and prevention of dextran-40-induced anuria. J Lab Clin Med 1971 ; 77 : 76-87.
67) 山崎裕充. 低分子HESの腎に及ぼす影響：低分子dextranとの比較による研究. 麻酔 1975；24：26-43.
68) 南　信行. 赤血球製剤. 全国国立大学付属病院輸血部会議輸血医学カリキュラム委員会編. 輸血医学. 京都：金芳堂；2000. p. 80.
69) 黒木　透, 高折益彦, 大隅昭幸ほか. 血液希釈性自己血輸血に関する研究. 麻酔 1983；32：829-35.
70) 高折益彦, 中山雅人. 同種血輸血節減のための各法とその比較. 日輸血会誌 1984；30：284-6.
71) Clements JR, Nimmo WS. Pharmacokinetics and analgesic effect of ketamine

in man. Br J Anaesth 1981 ; 53 : 27-30.
72) 小堀正雄, 飯森としみ, 増田 豊ほか. 血液希釈性自己血輸血症例の導入に使用したケタミンの血中濃度変化. 第11回麻酔・薬理学会総会抄録集 1989 ; 91.
73) 小堀正雄, 根岸 秀, 山田耕道ほか. 血液希釈状態の麻酔深度が循環系・臓器血流に及ぼす影響. 自己血輸血 1993 ; 6 : 76-82.
74) Kobori M, Negishi H, Gotoh K, et al. Splanchnic blood flow and oxygen pressure during sevoflurane, isoflurane and halothane anesthesia : Comparison of normal and hemodiluted state. 自己血輸血 1997 ; 10 : 165-72.
75) van Aken H, Fitch W, Graham DI, et al. Cardiovascular and cerebrovascular effects of isoflurane-induced hypotension in the baloon. Anesth Analg 1986 ; 65 : 565-75.
76) Goto F, Otani E, Kato S, et al. Prostaglandin E1 as a hypotensive drug during general anesthesia. Anesthesia 1982 ; 37 : 530-5.
77) Roux S, Latour JG, Theroux P, et al. Prostaglandin E1 increases myocardial contractility in the conscious dog. Can J Physiol Pharmacol 1984 ; 62 : 1505-10.
78) Colley PS, Sivarajan M. Regional blood flow in dogs during halothane anesthesia and controlled hypotension produced by nitroprusside or nitroglycerin. Anesth Analg 1984 ; 63 : 503-10.
79) Fahmy NR. Nitroglycerin as a hypotensive drug during general anesthesia. Anesthesiology 1978 ; 49 : 17-20.
80) 小堀正雄, 根岸 秀, 細山田明義ほか. 血液希釈におけるハロセンおよびニトログリセリンによる低血圧麻酔が冠血流に及ぼす影響. 麻酔 1995 ; 44 : 963-70.
81) 佐川公矯. 輸血療法の手技. 輸血療法ポケットマニュアル. 東京:テルモ株式会社; 2002. p. 22.
82) 高折益彦. 希釈式自己血輸血. 高折益彦編著. 自己血輸血マニュアル. 改訂第2版. 東京:克誠堂出版; 1996. p. 105.
83) 小堀正雄, 細山田明義, 佐藤範子ほか. 自己血輸血の保存温度が血小板機能に及ぼす影響:室温と4℃保存の比較. 臨床麻酔 1995 ; 19 : 1347-8.
84) 小堀正雄, 佐藤範子, 渡辺一之. 術中採血自己血輸血の保存条件が血小板機能に与える影響. 臨床麻酔 1997 ; 21 : 27-9.
85) 斎藤 聡, 平山統一, 橋本明政ほか. PRP 自己血輸血の開心術における経験. 自己血輸血 1990 ; 4 : 104-7.
86) Ingelman B, Grönwall A, Gelin L-E, et al. Properies and applications of dextrans. Stockholm : Almgvist & Wiksell ; 1969. p. 30.
87) Kobori M, Nagai H, Negishi H. A study of volume replacement in intraoperative hemodilution technique : A comparison of crystalloidal and colloidal solution. 体液・代謝管理 2001 ; 17 : 45-51.

88) Ingelman B, Grönwall A, Gelin L-E, et al. Properies and applications of dextrans. Stockholm：Almgvist & Wiksell；1969. p. 33.
89) Treib J, Baron J-F, Grauer MT, et al. An international view of hydroxyethyl starch. Intensive Care Med 1999；25：258-68.
90) Hagl S, Bornikoel K, Mayr N, et al. Cardiac performance during limited hemodilution. Bibl Haematol 1975；41：152-72.
91) Schou H, Perez-de-Sa V, Larsson A. Central and mixed venous blood oxygen correlate well during acute normovolemic hemodilution in anesthetized pigs. Acta Anaesthesiol Scand 1998；42：172-7.
92) Wedgwood JJ, Thomas JG. Perioperative haemoglobin：An overview of current opinion regarding the acceptable level of haemoglobin in the peri-operative period. Eur J Anaesthesiol 1996；13：316-24.
93) 高折益彦．希釈式自己血輸血．高折益彦編著．自己血輸血マニュアル．改訂第2版．東京：克誠堂出版；1996. p. 113.
94) 小堀正雄．自己血輸血の現状と問題点：自己血輸血普及に果たす麻酔科医の役割．Prog Med 2000；20：284-8.
95) 伊澤英次，住田　恵．Hydroxyethyl starch の凝固線溶系への影響．臨床麻酔 1993；17：453-7.
96) Gowdey CW, Young IE. Cardiorenal effects of large infusion of dextran in dogs. Can J Biochem Physiol 1954；32：559-66.
97) 根岸　秀，小堀正雄，毛利祐三ほか．単純血液希釈による呼吸循環系の変化．自己血輸血 1993；6：71-5.
98) 根岸　秀，小堀正雄，毛利祐三ほか．Hypervolemic hemodilution が冠血流に与える影響．J Anesth 1994；8：A535.
99) 根岸　秀，小堀正雄，毛利祐三ほか．Hypervolemic hemodilution（HH）が脳血流及び脳圧に与える影響．循環制御 1994；15：S86.
100) 根岸　秀，小堀正雄，毛利祐三ほか．単純血液希釈による臓器血流の変化．自己血輸血 1994；6：49-52.
101) 根岸　秀，小堀正雄，久野斉俊ほか．イソフルラン麻酔深度が単純血液希釈（Hypervolemic hemodilution）状態での PEEP 付加が呼吸循環系に及ぼす影響．自己血輸血 1997；10：19-24.

小堀　正雄

V

回収式自己血輸血

■ 特　　徴 ■

　自己血輸血の方法のうち"回収式"自己血輸血は，術野に出血した血液あるいは術後ドレーンに出血した血液を"回収"して輸血するものである。出血した血液を利用するため，貯血式自己血輸血のように術前に血液を採血する必要はなく，患者の負担は少ない。また，出血量が多ければ回収する血液も多く，手術に伴う輸血の大部分が出血に対応するものであることを考えれば，もっともリーズナブルな自己血輸血といえる。

■ 種類，分類 ■

　回収式自己血輸血には，術中に術野の血液を吸引して回収する"術中回収式自己血輸血"と，術後ドレーン血を回収する"術後回収式自己血輸血"がある。

1. 術中回収式自己血輸血

　術中回収式では，術野に出血して一度空気や組織に触れた血液を，抗凝固薬を含んだ生理食塩液を添加しながら空気とともに吸引する。吸引時は，出血血液と空気をともに吸引するため溶血が生じやすい。このため回収した血液には，遊離ヘモグロビンが大量に含まれることになる。また，術野に存在する組織片，骨粉，止血に用いた微線維性コラーゲンや骨蝋なども含まれている。これらを除去するために，まず170 μm程度のフィルターで大きな異物を取り除く。このようにしてリザーバーに貯められた血液に含まれる遊離ヘモグロビン，添加された抗凝固薬などを除去する目的で洗浄操作を行う。洗浄の原理は遠心分離である。遠心ボウル，遠心ディスク，あるいは回路そのものの回転によって赤血球を分離し，回収血中の血漿成分を廃棄する。その後大量の生理食塩液を注入しながら，遠心分離を継続することで洗浄赤血球浮遊液を作製する。理解のために術中回収式自己血輸血の模式図を示す（図1）。このように洗浄操作を伴う回収式自己血輸血を"洗浄式"と呼ぶ。術中回収での遊離ヘモグロビンおよび添加した抗凝固薬の洗浄操作による除去の実態を図2[1]に示す。

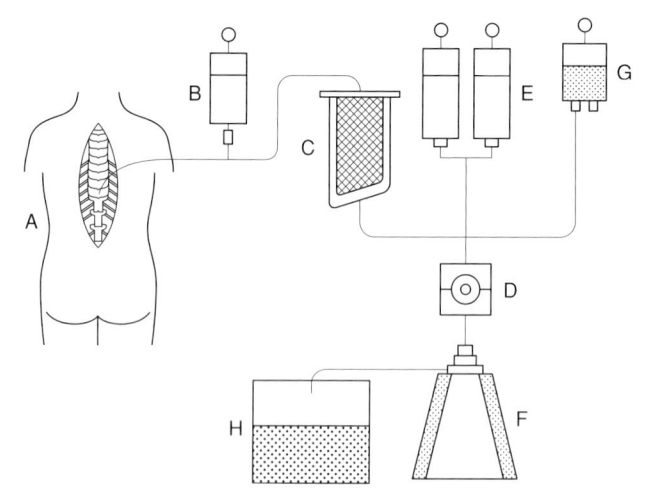

図1 術中回収式自己血輸血の模式図

A：術野，B：ヘパリン添加生理食塩液（整形外科では生理食塩液1000 mlにヘパリン3万単位と抗生物質を加えて1秒間に1～2滴で滴下している），C：リザーバー（回収血を貯める部分で，170 μm程度のフィルターを内蔵している），D：ローラーポンプ（オーソパット®ではローラーポンプがなく遠心ディスク内の陰圧とディスク部のゴム嚢の弾力で血液の移送を行う），E：洗浄用生理食塩液（心臓血管外科では1000 ml，整形外科では2000 mlを1回の洗浄で用いる），F：遠心ボウル，G：返血バッグ，H：廃液

遊離ヘモグロビン総量
回収血 6.7 g → 処理血 0.27 g
除去率 96.9%

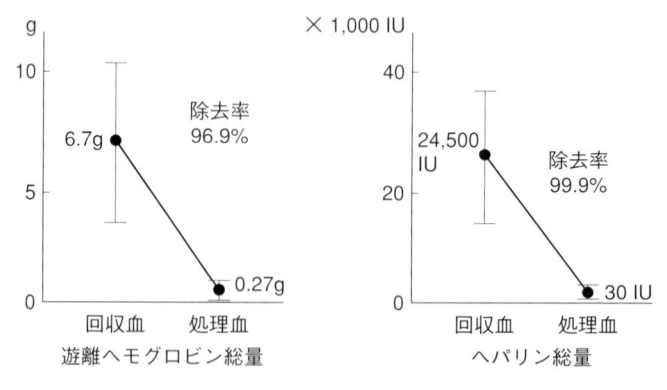

ヘパリン総量
回収血 24,500 IU → 処理血 30 IU
除去率 99.9%

図2 術中回収式自己血輸血における洗浄の効果

洗浄操作を行う前の遊離ヘモグロビン総量は，体内でのハプトグロビンで処理できる量を超えているが，洗浄操作によって大部分の遊離ヘモグロビンが除去されていることが分かる。添加された抗凝固薬も，ほとんどすべてが除去されているため，処理血液の輸血によって抗凝固薬による出血傾向が生じることはない。このようにして得られた赤血球の寿命は，貯血した血液の赤血球寿命と変わらないことが報告[2]されており，通常の洗浄赤血球浮遊液と考えて使用できる。

2. 術後回収式自己血輸血

　術後回収式自己血輸血はドレーンからの出血を回収する。創部のドレーンからは血液と組織浸出液などが吸引されるが，空気の混入はまれである。このため術中回収式に比較すると溶血が生じにくく，遊離ヘモグロビン量も臨床上問題となる場合は少ない。したがって，ドレーンから回収した血液を，フィルターを通して組織片を除去するだけで直接輸血することが可能である。これを"非洗浄式"と呼ぶ。

　フィルターを通すことによって大きな組織片は除去できるが，人工関節術後のドレーンに含まれる骨髄からの浮遊脂肪は除去できない。これを輸血しないようにフィルターを通した回収血をいったん静置し，浮遊脂肪を上層に集めてこの部分を輸血しないようにする。上層部が輸血されないような工夫がされている機種が多い。

　術後回収式でも回収血に含まれている遊離ヘモグロビン，浮遊脂肪，フィブリン・フィブリノーゲン分解産物（fibrin fibrinogen degradate products：FDP），セメントモノマーなどをできるだけ除去する目的で"洗浄式"術後回収式自己血輸血を行う方法がある（図3）。これには術中回収と同様の遠心操作による濃縮・洗浄装置が必要である。洗浄操作を行うことによって，一定量の遊離ヘモグロビン，浮遊脂肪，FDPなどは除去される[1]ので（図4），非洗浄式に比較して，より安全な回収式自己血輸血と考えられる。

■　適　　　応　■

　回収式自己血輸血は，術野あるいはドレーンからの回収血液に細菌や腫瘍細

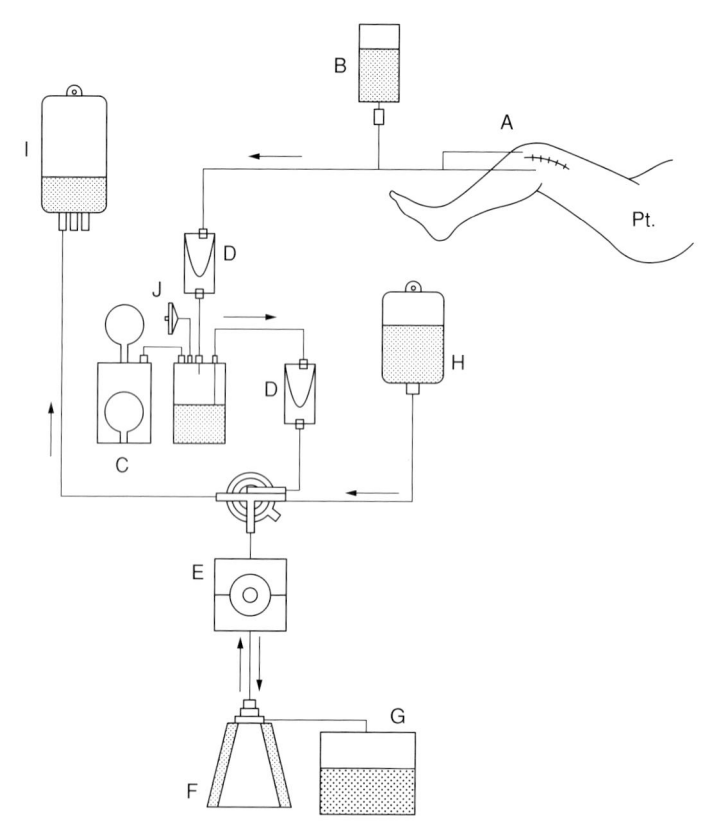

図3 洗浄式術後回収式自己血輸血の模式図

A：創部（創部からドレーンで術後出血を回収する），B：ヘパリン添加生理食塩液（整形外科では生理食塩液500 mlにヘパリン15000単位を加えて300 mlの出血量に対して50 ml程度が混入されるように滴下している），C：PATバッグ（創部からドレーンを通って吸引した術後出血はフィルターを通ってバッグ内に貯留する），D：フィルター（150 μm程度），E：ローラーポンプ，F：遠心ボウル，G：廃液バッグ，H：洗浄用生理食塩液（整形外科では1回の洗浄に1000 mlを用いている），I：返血バッグ，J：除菌フィルター

図4 術後回収式自己血輸血における洗浄の効果
●：人工股関節全置換術　○：人工膝関節全置換術

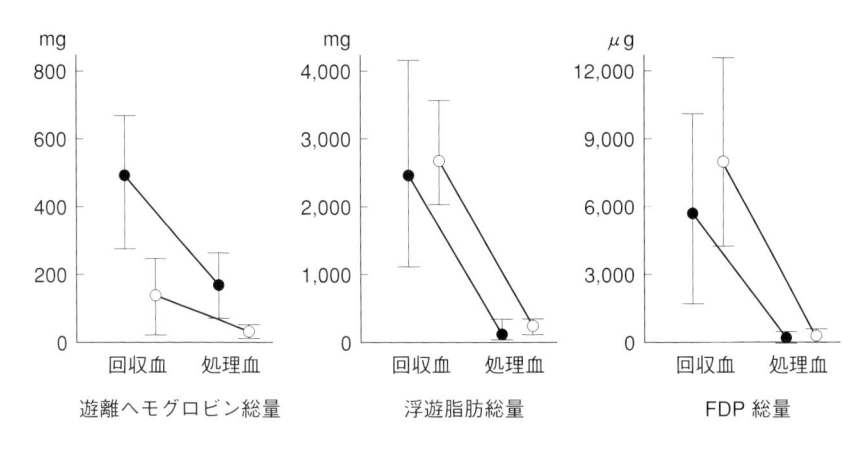

(遊離ヘモグロビン総量、浮遊脂肪総量、FDP総量　回収血／処理血)

胞が含まれないすべての症例で適応可能である．具体的には，心臓血管外科手術，整形外科手術（開放骨折と腫瘍，骨髄炎・化膿性あるいは結核性脊椎炎を除く），術野に尿が混じらない泌尿器科手術，子宮外妊娠などの産婦人科手術（内視鏡手術を含む），肝破裂などの腹部外傷手術（腸管損傷の場合は除く）である．

1. 心臓血管外科領域

術野の汚染が少なく全身的な抗凝固療法が行われていることも多く，術中回収式自己血輸血の良い適応である．輸血量削減のためには無血充填による高度希釈体外循環，人工肺の小型化などによる体外循環充填量の削減も行わねばならないが，術中回収式自己血輸血の適応は有効な手段で，本邦でもルーチン化されている．

心臓血管外科の人工心肺を用いた開心術では，人工心肺の回路残血を洗浄式あるいは非洗浄式で回収して利用する場合がある．また，大動脈瘤破裂などの大血管損傷症例では，外傷も含めて良い適応である．

2. 整形外科手術

　整形外科で輸血が必要となる可能性がある手術は，下肢の人工関節置換術と固定を伴う脊椎手術である。人工股関節全置換術では貯血式自己血輸血が有効であるが，術中回収式あるいは術後回収式自己血輸血の適応もある。術中出血をガーゼで排除する部分については回収できないが，できるだけ吸引を使用することによって術中回収を行うことができる。貯血式自己血輸血が人工股関節全置換術に有効であることは多くの施設から報告されている（第Ⅲ章）が，"自宅が遠方である""貯血に来院する時間が取れない""術前からの貧血で貯血の採血が行えない"などの理由で貯血式自己血輸血が行えない場合には，術中および術後の回収式自己血輸血は有用な手段となる。患者にとっては，"出血した血液を回収して輸血する"回収式自己血輸血は術前貯血に伴う通院が不要で，負担の少ない自己血輸血といえる。今後トラネキサム酸の使用による出血量削減効果が安定的に得られることが分かれば[3]，貯血式自己血輸血を行わずに術中・術後自己血回収式のみで人工股関節全置換術を行うことが一般化する可能性がある。

　人工膝関節全置換術では，駆血帯を使用した場合には術中出血はほとんどなく，出血量の大部分は術後出血である。出血量自体は各種の工夫で低下している[4]が，患者が高齢であることが多く，少量の出血でも輸血を必要とする場合がある。術後回収式自己血輸血を行えば，大部分の症例で同種血輸血を避けることが可能で[5,6]，ぜひ適応とすべき手術と考えられる。

　脊椎手術は，単椎間の除圧などの小さな侵襲の手術から，脊柱変形矯正手術などの大きな侵襲を伴うものまで，術式による出血量の差が大きい。また，同一術者，同一術式であっても，時に硬膜外静脈叢から大量に出血することがあり，均質な術式として出血量を予想して貯血量を決定しにくい一面がある。安全を見越せば貯血量が多くなり，廃棄する血液が増加する。回収式自己血輸血では，出血量に応じて自己血輸血を行えるので，出血量の多寡にかかわらず有効な自己血輸血が可能である。脊椎手術で術中回収式自己血輸血を行った場合，2000 ml までの出血であれば80％の症例で同種血輸血が不要であったという報告[7]もある。したがって，術中回収式が行えるセルセーバー®などの自己血回収装置がある施設では，術中回収式自己血輸血を第一選択としてよいと考えられる。もちろん，予定手術が多いので貯血式自己血輸血を行うことも可能であるし，脊柱変形矯正手術などの大きな侵襲の手術では貯血式と回収式，時

には術前血液希釈式の組み合わせが必要となる場合もある[8]。

3. 産婦人科手術

卵巣出血，子宮外妊娠などの腹腔内出血を伴う急性腹症は緊急手術の適応であるが，来院時にすでに腹腔内に大量の出血がある場合が少なくない。この場合に開腹手術でも術中回収式自己血輸血の適応であるが，腹腔鏡手術で術中回収式自己血輸血を行うことができる[9]。子宮外妊娠のまれな場合として，胞状奇胎などの悪性腫瘍が考えられる。悪性腫瘍での回収式自己血輸血は，腫瘍細胞の混入に対する対策が本邦では一般化していないことから，現在では適応とならない。しかし有用な方法であるので，今後この方面での発展を待ちたい。

4. 泌尿器科手術

泌尿器科手術において術中回収式自己血輸血が普及しないのは，尿路の切開により術野に尿が混じるために吸引血液中の赤血球と尿とを分離できるかどうかが不明な点，尿路感染時に細菌が混入する危険があること，輸血が必要となるのは癌の手術が多く癌細胞が回収血に混じる可能性が高いことなどのためと考えられる。しかし，これらの問題も少しずつ解決されてきており[10][11]，今後，泌尿器科領域においても回収式自己血輸血が広く適応されるようになる可能性がある。

■ 禁　　忌 ■

回収式自己血輸血では，術中・術後を問わず回収血に細菌が含まれる手術は禁忌である。したがって消化管を扱う手術，骨髄炎や脊椎炎の手術，開放創のある手術（開放骨折）などは禁忌である。術野への落下細菌や術部の皮膚常在細菌に関しては，少ないながらも存在すると考えられ，この細菌が吸引によって術中回収式自己血輸血の回路に混入すると思われる。しかし，術中回収式自己血輸血では大量の生理食塩液で回収血を洗浄するため，また抗生物質の適切な混入（術中回収でヘパリン添加生理食塩液や洗浄用生理食塩液への混入，術後回収での経静脈投与）によって，これらの細菌からの感染が臨床的に問題と

なることは少ない[12)～14)]。しかし回収式自己血輸血の安全性は，術野あるいは創部の清潔度に依存しているので，感染を起こさないように十分な注意が必要である。すなわち，感染が疑わしい症例（原因不明の脊椎炎，胆嚢炎や膀胱炎の併発で熱発している症例，過去に感染していた部分の手術など）には，回収式自己血輸血を行わないようにするべきである。

　もうひとつの禁忌は，腫瘍性疾患である。洗浄式回収式自己血輸血でも腫瘍細胞の除去はできないので，術野に出てきた腫瘍細胞を輸血する危険があり，自己血回収装置の説明でも禁忌となっている。回収血に含まれる腫瘍細胞を死滅させるために，本邦では抗癌剤と一定時間接触させる試み[15)]や，白血球除去フィルターを用いる試み[11)]がなされてきたが，一般的には行っていない。一方，ドイツでは回収して洗浄した処理血に 50 Gy の放射線照射を行うことによって腫瘍細胞を死滅させ，実際に回収式自己血輸血を行っている[16)]。オプションとして今後検討する余地はあるが，本邦での臨床追試はなされておらず，現在の状況では行い難いと考えられる。しかし，転移性脊椎腫瘍や肝癌など出血量の多い悪性腫瘍手術は存在するので，今後この分野の研究を進めていく必要があると考えられる。

■ 合　併　症 ■

　回収式に伴う合併症としては，凝固因子不足による出血傾向，ヘモグロビン血症，肺機能障害，播種性血管内凝固（disseminated intravascular coagulation：DIC），細菌感染が挙げられる。

　術中回収式自己血輸血では，出血に対して洗浄赤血球のみを返血するため，凝固因子を含めて血漿成分が不足してくる。また，非洗浄式術後回収でも凝固因子は含んでいないので状況は変わらない。一般的に 1000 ml までの出血であれば，凝固因子や血漿タンパクの補充は不要である。同種血輸血を行う場合の赤血球マンニトール-アデニン-リン酸（mannitol-adenine-phosphate：MAP）にも凝固因子は含んでいないので，凝固因子の補充に関しては，赤血球 MAP の輸血と同様に考えればよい。非洗浄式術後回収式における臨床的検討では，1000 ml 以上の血液を非洗浄式によって返血した場合には出血傾向が出ると報告[17)]されている。

　非洗浄式術後回収式自己血輸血のもうひとつの問題は，遊離ヘモグロビンで

ある。人工膝関節全置換術など閉鎖腔である関節腔に出血した血液をドレーンで吸引する場合は，溶血の程度も軽く遊離ヘモグロビン量も少ないので，非洗浄式術後回収で対応できる。この場合，輸血された遊離ヘモグロビンは体内にあるハプトグロビンと結合して処理される。一般的に遊離ヘモグロビンは体内のハプトグロビンで結合・処理できるが，3gを超えると腎不全を起こしうるとされている[18]。術後回収では一般的にこの値を超えないために，洗浄操作を行わなくても回収式自己血輸血が行えるわけである。しかし，先天性低ハプトグロビン血症では，ハプトグロビンが少ないために少量の遊離ヘモグロビンの投与でも腎不全を生じる危険が出てくる。これを回避するため，術前にハプトグロビンを測って先天性低ハプトグロビン血症と診断された症例では，ハプトグロビンを投与するか，あるいは洗浄式の回収装置を用いるなどの対応が必要である[19]。

肺に微小血栓症が発生すると肺機能障害が生じる。回収血に含まれる微小血栓が多ければ問題となるので，返血の際にも20～40μmの輸血用フィルターの使用が勧められる。また，非洗浄式では回収血液の中には気管平滑筋に作用する物質（特にペプチド）が含まれており，この作用によって急性の気管支痙攣が発生することがある。

体腔内に血液が長時間貯留していた場合に組織挫滅を伴うと，組織トロンボプラスチンが大量に含まれ，これを返血すると微小血栓を注入することになる。これに感染が加わればDICを発生させる要因となるので，術後の回収血の使用でも必ず洗浄して返血することを勧めている報告[20]もある。術後回収式自己血輸血のうち，非洗浄式では血漿成分は返血されるが，これとともに大量のFDPも輸血される。このFDPについても，洗浄操作によりほとんどが除去可能である[1]ことを考えれば，非洗浄式に比較して洗浄式術後回収式自己血輸血はより安全な自己血輸血といえる。

■ 施行の実際 ■

1. 術中回収式自己血輸血 (図1)

術野からの出血を吸引で回収するのが基本であるので，緊急時（胸腔内あるいは腹腔内出血など）にはまずリザーバーに吸引回路を接続し，ヘパリン添

生理食塩液が吸引チューブの先端で回収血に混じるようにセットする。われわれは生理食塩液1000 mlにヘパリン30000単位を混入し，感染予防を目的としてホスホマイシンナトリウム2 gを混入して，1分間に1〜2滴（250〜500 ml/hr）で滴下している。もちろん急速な出血に対しては，滴下速度を速めることが必要である。リザーバーには170 μmのフィルターを通して血液を回収する。回収した血液が一定量に達すれば，セルセーバー®などの濃縮・洗浄装置の運転を開始する。これらの装置では，リザーバーからの血液を連続的遠心分離によって血漿成分を廃棄し，大量の（心臓血管外科では1000〜1500 ml，整形外科では2000 ml）生理食塩液によって洗浄し，洗浄赤血球（機種によってヘマトクリットは50〜80%）として返血バッグに貯められる。洗浄用生理食塩液にも抗生物質を混入しておくほうがより安全と考えている。処理血は6時間以内に輸血する。

2. 洗浄式術後回収式自己血輸血（図3）

術後ドレーン血をリザーバーあるいは専用の回収装置にフィルターを通して回収し，術中回収式と同様に濃縮・洗浄して洗浄赤血球浮遊液を作製する。

3. 非洗浄式術後回収式自己血輸血

ドレーンから集められた血液をフィルターを通しただけで輸血する方法である。基本的にはドレーンの血液を採血バッグに導き，輸血用フィルターを通して輸血することも可能である。関節外科ではドレーン血に浮遊脂肪が含まれていることが多く，輸血前に装置を静置し，上層の浮遊脂肪を輸血しないようにあらかじめ工夫されている装置もある。

■ 回収式自己血輸血の限界 ■

手術における輸血は出血に対して行うものである。したがって，出血した血液を利用する回収式自己血輸血は非常に有効な手段であり，この方法で同種血輸血を回避しうるならば，可能なかぎり本法を適用すべきである。しかし，回収式自己血輸血でまかなえる出血の限界はおのずからある。患者の状態や出血

速度などによって異なるが，健康な成人の手術において，術中回収式であれば2000 ml，術後回収式であれば1000 mlを一応の限界と考えておいてよい。もちろん回収式自己血輸血を行っていても，患者の血圧などの全身状態，ヘモグロビン値などを総合的に判断して，赤血球MAPの輸血あるいは凝固因子の補充（新鮮凍結血漿）なども大量出血時には必要となってくる。同種血輸血をできるだけ削減していくことは大切なことであるが，ひとつの方法に固執せず，個々の症例に柔軟に対応していく必要がある。

■ 回収式の機器と操作の実際 ■

1. 非洗浄回収式

現在，本邦で使用されている機器，および使用方法を紹介する。

❶ ギッシュ CPA-35 DF（Cardiotomy/Autotransfusion System：Gish Biomedical 社製，平和物産輸入，図5）

本器は低圧持続吸引をリザーバー内に内蔵している点が特徴である。フィルターは 27 μ のものを使用している。主として手術後に使用される。

これらの専用機種以外でも，通常の開心術で使用するリザーバーであれば，どれでも利用可能である。通常，抗凝固薬としてヘパリン 1 mg/kg を初回に投与し，その後は活性凝固時間（activated coagulation time：ACT）値を 200～250 秒になるように適宜追加している。

さらに吸引管の先端よりクエン酸-クエン酸塩-ブドウ糖（acid-citrate-dextrose：ACD）液を吸引血液 10 ml につき 1 ml の割合で注入する。胸部および腹部大動脈瘤の手術中に利用されることが多い。しかし，体外循環症例では術中，リザーバーとして使用，術後，自己血輸血へ容易に転用できるが，フィルター部分やその他の目詰まりの問題があり，術後は新しいセットに取り替えて使用することが望ましい。

❷ CBC II　ブラッドコンサベーションキット（Stryker 社製，日本ストライカー輸入，図6）

回収バッグであるリザーバーと返血バッグは別になっている。200 μm フィルターと電池駆動の吸引器がリザーバーに内蔵されており，吸引圧は 0, 25, 50, 100 mmHg と可変である。リザーバーから返血バッグへ注入するときに上

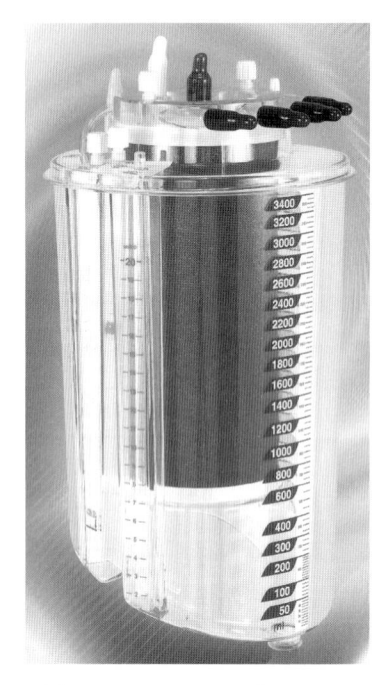

図5 CAP-35 DF（Gish Bio-medical 社製）
非洗浄回収式自己血輸血装置：吸引機能をリザーバー内に内蔵（平和物産提供）

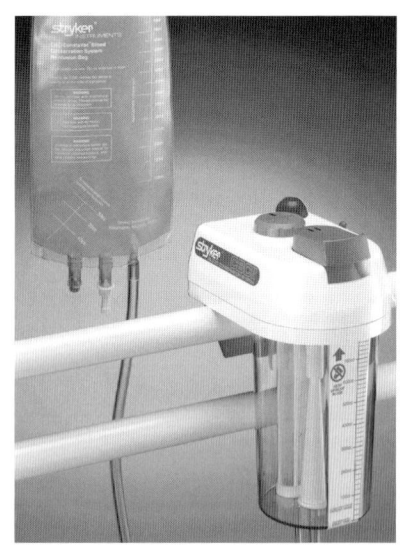

図6 CBC Ⅱ ブラッドコンサベーションキット（Stryker 社製）
電池駆動の吸引器がリザーバーに内蔵されており，0，25，50，100 mmHg に設定可能（日本ストライカー提供）

層の 70 ml は残る構造になっており，回収血中の浮遊脂肪の輸注を防止している．リザーバー容量は 800 ml で，800 ml の返血バッグとセットになっている．
　❸ヘモバックオートトランスフュージョンシステム（Zimmer 社製，ジンマー輸入，図7）
　ハードシェルの血液収集ボトル（容量 600 ml）にバネ式の吸引器が装着されており，50 mmHg で吸引できる．自己血回収が終了した後に，吸引器に排液収集バッグを取り付けて，持続吸引器として使用する．
　血液収集ボトルから輸血するときは，目視により上層の浮遊脂肪を残すようにする．
　❹オーソパスシステム（EUROSETS 社製，トライテック輸入，図8）

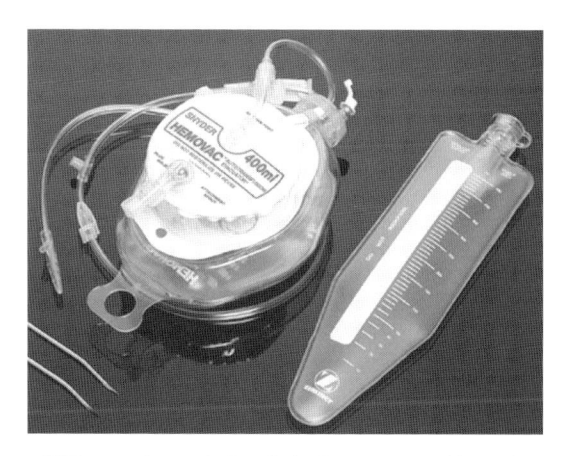

図7 ヘモバックオートトランスフュージョンシ
ステム（Zimmer 社製）
　バネ式の吸引器により 50 mmHg の陰圧で吸引
し，回収する（ジンマー提供）。

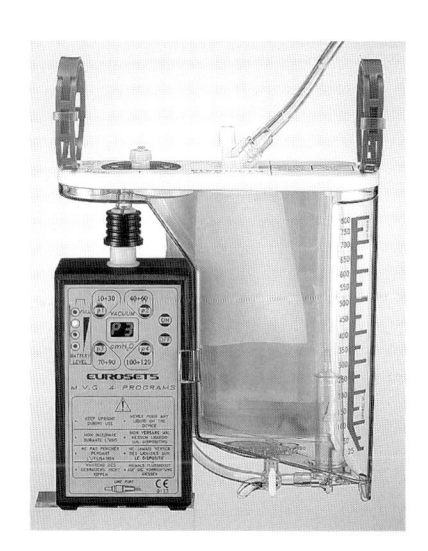

図8 オーソパスシステム（EURO-
　　SETS 社製）
　充電可能な吸引器を使用し，リ
ザーバーに回収する（トライテック
提供）。

ディスポーザブルの自己血液回収セットに充電可能な吸引器を接続して使用する。リザーバー容量は 800 ml であり，120 μm フィルターを有し，返血バッグと接続されている。吸引器は吸引圧を 10 cmH$_2$O から 95 cmH$_2$O の範囲で上限値，下限値を設定可能であり，陰圧が上限値と下限値を繰り返して吸引する。

2. 洗浄回収式

術野からの回収血を洗浄し，赤血球のみを返血する方法で，1975 年 Haemonetics 社の Cell Saver®が開発されてから現在ではかなりの機種が開発・販売されているが，2005 年 3 月現在，本邦で市販されているものは以下の 6 種類である。

❶セルセーバー 5 プラス（Haemonetics 社製，ヘモネティクスジャパン輸入，図 9）
❷オーソパットシステム（同上，図 10）
❸エレクタ（Dideco 社製，ソーリン輸入，図 11）
❹ BRAT2（Cobe 社製，ソーリン輸入，図 12）
❺ AUTOLOG（Medtronic 社製，日本メドトロニック輸入，図 13）
❻ C.A.T.S（Fresenius 社製，アムコ輸入，図 14）

これらの機種は，装置，取り扱いもほぼ同様であり，いずれも自動制御で回収血の処理が行われる。最初に開発された Haemonetics 社の Cell Saver®に他機種は準じているので，最新作のセルセーバー 5 プラスを中心に装置，回路，その操作方法を説明する。

A．装　置

装置は図 9 のごとく，幅 48 cm ×奥行き 58 cm ×高さ 138 cm，床占有面積 0.28 m^2，重量 48.1 kg で大変コンパクトである。

ディスプレイ（画面表示）はすべて漢字，ひらがなによる日本語表示となっており，左側にモード（どの状態にあるかの表示）が図と文章で表示されており，右側に処理量，返血量，洗浄量，処理回数の積算値が表示される（図 15-a）。操作パネルには，自動モードでは"スタート""ストップ""モード""ヘルプ""変更"など必要最小限のキー表示がされており（図 15-b），手動操作などに切り替えたときには必要に応じて操作可能なキーのみが表示されるため，目的の操作が確実で簡単である（図 15-c）。各キーの意味は以下のとおりであ

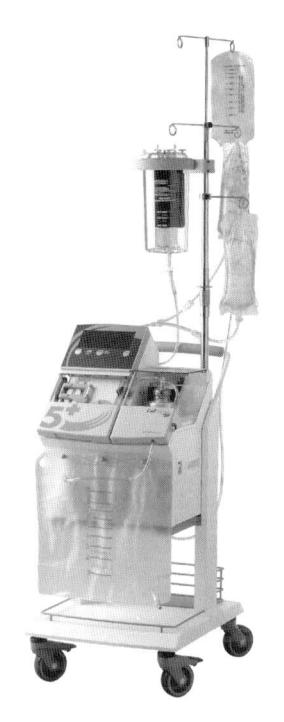

図9 セルセーバー5プラス（Haemonetics社製）
1975年に世界初で販売されたセルセーバーシリーズの最新機種（ヘモネティクスジャパン提供）

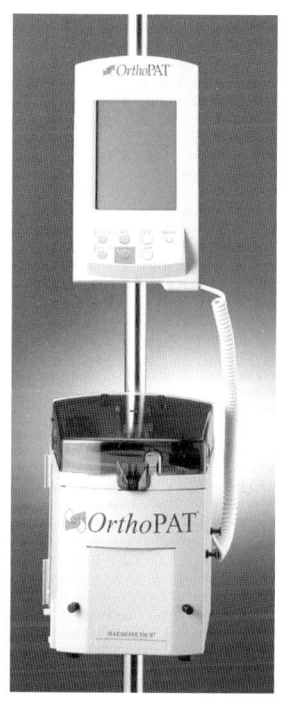

図10 オーソパットシステム（Haemonetics社製）
形状が可変の遠心ディスクにより，少量出血からも返血が可能である。コンパクトであるため，術中〜術後までの処理に向いている（ヘモネティクスジャパン提供）。

る。
　スタート：処理開始
　ストップ：停止
　モード：自動処理／手動処理の切り替え
　ヘルプ：処理状態の情報

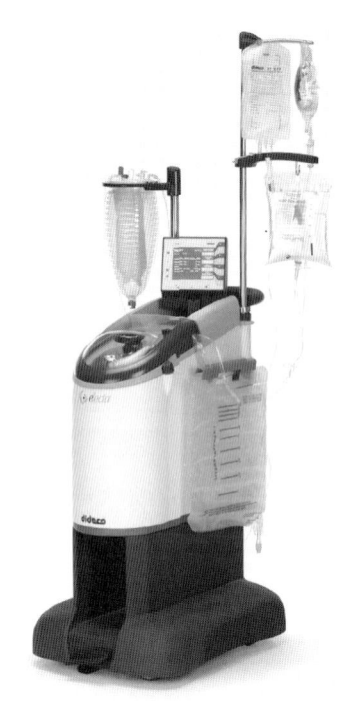

図11 エレクタ
(Dideco 社製)
55 ml ボウルによって低出血量でも処理が可能である。バキュームポンプ，HCT モニター，データマネジメント機能，プリンタなどを内蔵し，PRP の採取にも対応している（ソーリン提供）。

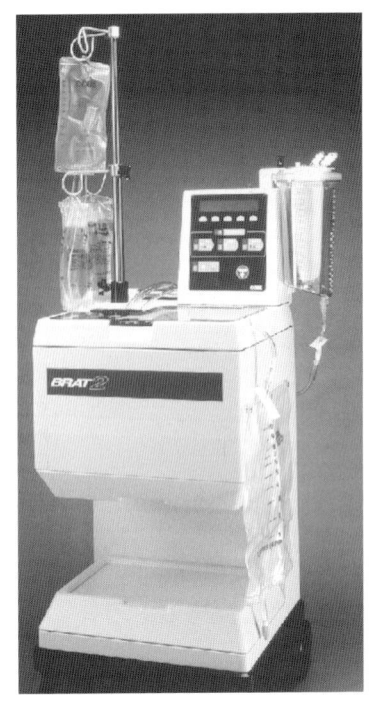

図12 BRAT2（Cobe 社製）
円柱状のベイラーボウルを用い，洗浄効果を増強するため，洗浄を最高5回まで繰り返せる（refill）機能を有する（トノクラ医科工業提供）。

変更：各設定値の変更
濃縮：リザーバー血を遠心ボウルに送り，分離する
洗浄：遠心ボウルへ生理食塩液を送り，洗浄する
返血：遠心ボウルの血液を返血バッグへ送る
再濃縮：返血バッグの血液を遠心ボウルへ送る
リターン：遠心ボウルの血液をリザーバーまたはバイパス回路へ戻す

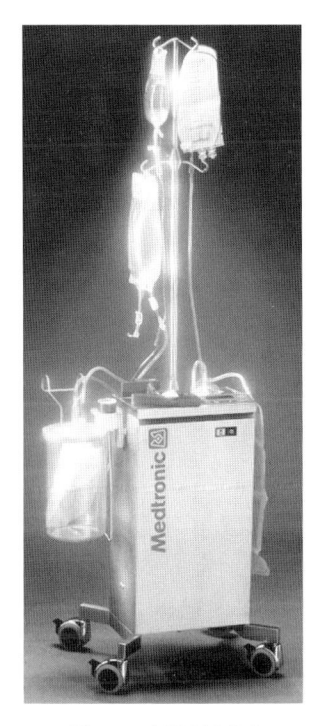

図13 AUTOLOG
（Medtronic 社製）
オートスタート機構を内蔵したシンプルな操作性が特長である。コンパクトな装置で省スペースが可能（日本メドトロニック提供）。

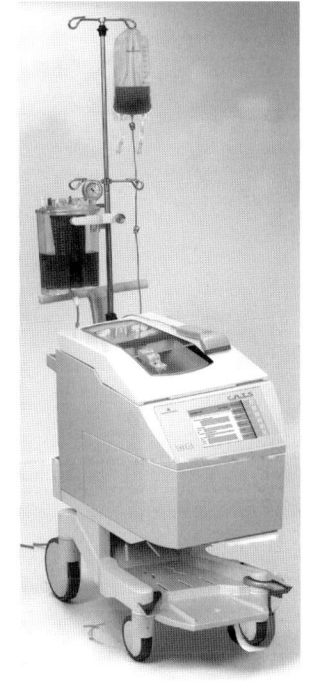

図14 C.A.T.S
（Fresenius 社製）
連続処理方式のため，一定量の血液を回収するまで待つ必要がない。また，特殊洗浄チャンバーの採用により脂肪を効率良く分離，廃棄することが可能（アムコ提供）。

　上記"変更"キーにより，各設定値（最低洗浄量，初回リザーバー量，次回リザーバー量，スピード制御，リターンオプション，無洗浄オプション，レベルセンサー）の変更が可能となる。
　また，本装置には，遠心ボウルの廃液ラインに"廃液ラインセンサー"を設けて洗浄廃液の濁度を監視し，洗浄不十分の際，自動的に追加洗浄するように設計されている。そのため洗浄レベルを一定レベル以上にキープできる特徴が

138　　　　　　　　　　V．回収式自己血輸血

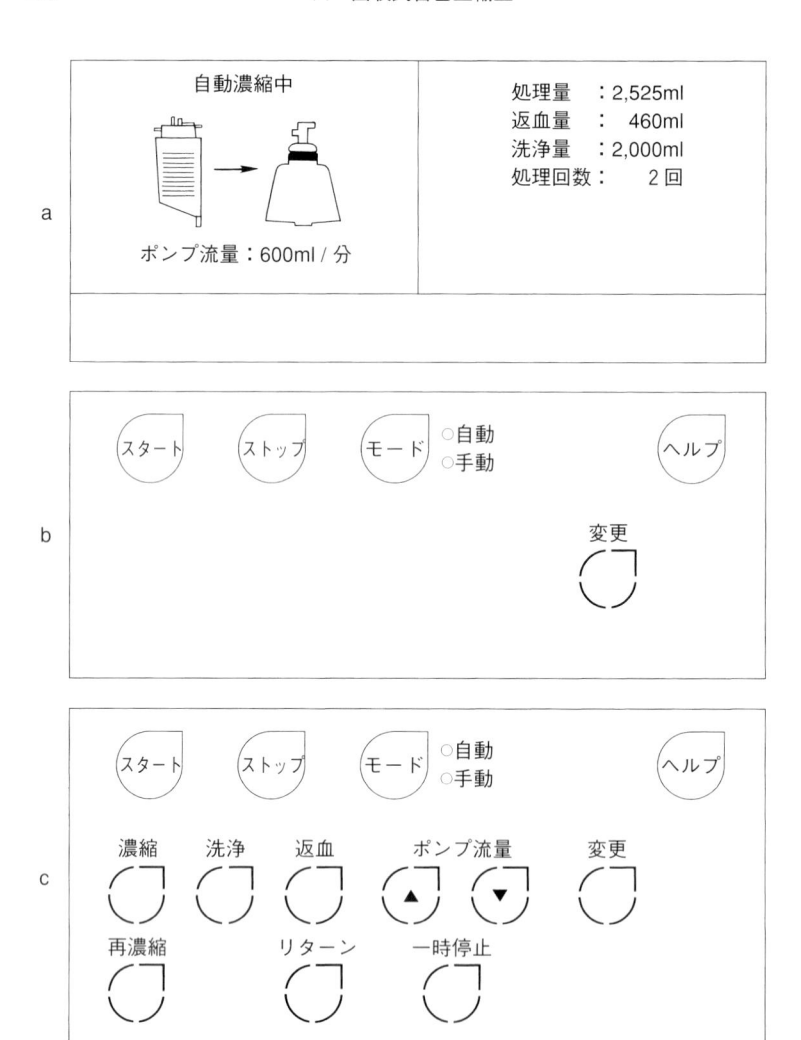

図 15　セルセーバーの操作パネル

本文の説明を参照。

（木曽一誠．回収式自己血輸血．高折益彦編著．自己血輸血マニュアル．改訂第2版．東京：克誠堂出版；1996. p. 133 より引用）

ある。また，"リザーバーレベルセンサー"により，リザーバー重量が一定量を超えれば自動的に処理を開始する自動スタート機能もあり，スタートキーを押さなくても自動的に処理が進むようになっている。

B. 回　路

回路はディスポーザブルセットで回収部と処理部に分かれている。回収部は，ヘパリン加生理食塩液注入ライン付きの吸引ラインと，吸引血液を貯留するリザーバーよりなっている。処理部は遠心（分離）ボウル，廃液バッグ，返血バッグとこれらを接続するチューブから構成されている。

C. 原理および作動順序 (図16)

術野から出血した血液は吸引管で吸引される。このときヘパリン加生理食塩液（ヘパリン15,000単位/生理食塩液500 ml）と混合され，リザーバー（3 l）に貯留される。吸引された血液はリザーバー内のフィルター（約150 μm，または20 μmのメッシュ）で濾過され，組織片や骨片などは除去される。リザーバーに800 ml（設定可変）程度留まると，リザーバーレベルセンサーによって自動的に処理が始まる。すなわち，血液ポンプが作動し，リザーバー内の血液は高速回転している遠心分離ボウルに導かれる。ボウル内では比重の高い赤血球は外層に，比重の低い血漿などは内側に層を形成し分離する。血液が導入されるに従い，外側の赤血球層はしだいに体積を増し，厚くなり，内側の血漿（上澄み）はボウルを満たすとオーバーフローして廃液バッグ（10 l）へ送られる。ボウル内の赤血球層のヘマトクリット値が約50％に達すると，装置の光学センサーが検知し，自動的にバルブを閉鎖することによってリザーバーからの送血を中止し，次に洗浄用生理食塩液をボウル内に流入させ洗浄が始まる。

ボウル内に流入した生理食塩液は，赤血球層を通過し，上澄みとともに廃液バッグへと送られる。この段階で赤血球層内や上澄み中に含まれている遊離ヘモグロビン，ヘパリン，活性化因子（血小板，凝固因子）などが除去され，濃厚洗浄赤血球液となる。

しかし，あらかじめ設定された量での洗浄が終了しても患者赤血球の個体差，吸引条件などにより，血液の流れが悪く，十分に洗浄が行われず，ボウルの出口側のライン内の廃液が透明にならない場合もある。この場合は"廃液ラインセンサー"が検知し，自動的にライン内の廃液が透明になるまで追加洗浄を行う。これにより洗浄レベルを一定に保つことができる。洗浄が終了すればボウルの回転は停止し，ポンプが逆回転してバルブが切り替わり，処理された血液は返血バッグへと送血される。返血バッグ（1 l）内の血液は適時，マイク

①術野より吸収された血液は、ヘパリンなどの抗凝固薬と混合されリザーバー（3*l*）に貯められる。このときリザーバー内のフィルターで濾過される。

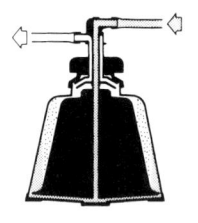

②自動モードでは一定量の血液が貯まると、自動的にポンプが回転し、血液がボウル内に送られる。

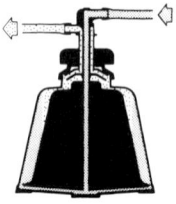

③比重の高い赤血球は外層に、比重の低いプラズマ（上澄み）は内側に層を形成する。

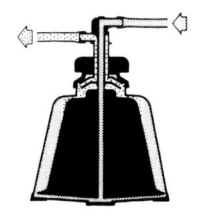

④ボウル内のHt値が約50％まで濃縮されると濃縮が終了する。

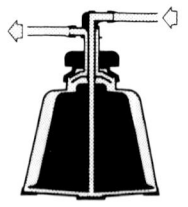

⑤洗浄用生理食塩液がボウルに流入し、遊離ヘモグロビン、ヘパリンなどを洗い流す。

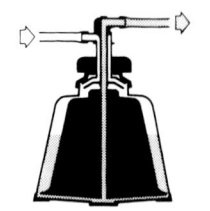

⑥ボウルの回転が停止し、ポンプが反転して、濃縮洗浄赤血球液は返血バッグへ送られる。

図16　遠心ボウルの原理
（木曽一誠．回収式自己血輸血．高折益彦編著．自己血輸血マニュアル．改訂第2版．東京：克誠堂出版；1996. p. 135 より引用）

ロフィルター（20～40μm）付き輸血セットを通して患者へ輸血される。

■ 回収式の経済性 ■

　術中・術後回収式自己血輸血を行うためには，装置の購入，ディスポーザブル部品の購入などの材料費が必要で，次項で述べる健康保険からの支払い額でようやく損失がでない程度である。したがって，病院の採算を考えた場合には，貯血式自己血輸血などに比較すると，経済性が悪いといわざるをえない。

　しかし，社会の中での回収式自己血輸血を考えた場合，患者にとっては術前貯血に通院する必要がなく，エリスロポエチンも不要であることから，医療経済には大きく貢献する医療ではないかと考えられる。いずれにしても，出血した血液を利用するというコンセプトは，手術に伴う輸血を削減するのにもっともリーズナブルな方法であるので，今後も発展していく必要がある。最近では，高額なセルセーバー®などの血液濃縮洗浄装置をリースあるいはレンタルで使用できるようになってきており，病院として大きな投資なしに実施できる手技となってきている。

■ 健康保険支払い基準 ■

　現在の保険適応は，"術中術後自己血回収術（自己血回収器具によるもの）"で5,000点が請求できる。適用となるのは，"開心術および大血管手術で，出血量が600ml以上の場合"ならびに"そのほか無菌的手術で出血量が600ml以上の場合（外傷および悪性腫瘍の手術を除く）"である。この点数は，"併施される手術の所定点数とは別に算定できる"が，"使用した術中術後自己血回収セットの費用は，所定点数に含まれる"こととなっている。また，術中から術後にかけて自己血回収を行っても，本手技は1回しか請求できないので，術中・術後を通じて自己血回収を行うときには，ヘモネティクス社製オーソパット®などの術中と術後に同一回路を続けて用いることのできる機種を使用する必要がある。

参考文献

1) 冨士武史, 松井誠一郎, 三橋　浩ほか. 術中・術後の回収式自己血輸血法の適応と限界. 整・災外 1995；38：423-30.
2) Ray JM, Flynn JC, Bierman AH. Erythrocyte survival following intraoperative autotransfusion in spinal surgery：An *in vivo* comparative study and 5-year update. Spine 1986；11：879-82.
3) 山崎　聡, 増原建作, 冨士武史. Cementless THA におけるトラネキサム酸投与は術後出血量を減少させる―両側手術症例での投与, 非投与による比較検討―. Hip Joint 2004；30：535-7.
4) Ryu J, Sakamoto A, Honda T, et al. The postoperative drain-clamping method for hemostasis in total knee arthroplasty. Reducing postoperative bleeding in total knee arthroplasty. Bull Hosp J Dis 1977；56：251-4.
5) 冨士武史, 加藤泰司, 宮本隆司ほか. 人工膝関節全置換術における自己血輸血―洗浄式術後回収式自己血輸血―. 臨整外 1993；28：1001-7.
6) 德永裕彦, 小川亮惠, 脇本信博ほか. 非洗浄式術後血液回収装置ソルコトランスプラスの安全性および有効性について. 自己血輸血 1995；7：146-50.
7) 冨士武史, 竹本勝一, 白崎信己ほか. 脊椎外科手術における回収式自己血輸血. 臨整外 1990；25：1232-7.
8) 冨士武史. 整形外科領域の自己血輸血―貯血式, 希釈式, 回収式自己血輸血の組み合わせ―. Prog Med 2000；20：234-7.
9) 井上裕美. 鏡視下手術. 婦人科領域. 高折益彦編. 自己血輸血マニュアル. 改訂第2版. 東京：克誠堂出版；1996. p. 122-67.
10) 朴　勺. 泌尿器科における自己血輸血. 病態生理 1993；12：854-60.
11) 小島　修, 朴　勺, 金　哲将ほか. 癌手術における術中回収式自己血輸血の応用. 混入腫瘍細胞の白血球除去フィルターによる分離の検討. 自己血輸血 1995；8：185-8.
12) 三橋　浩, 宮本隆司, 松井誠一郎ほか. 術中回収式自己血輸血における抗生物質混和の検討. 自己血輸血 1993；6：178-80.
13) 竹内英二, 田村裕一, 信貴経夫ほか. 術後回収式自己血輸血における経静脈投与抗生物質の回収血への移行の検討. 自己血輸血 1995；8：189-91.
14) 長谷川伸之, 加藤盛人, 三澤吉雄ほか. 心臓大血管手術における術中回収血の細菌混入. 自己血輸血 1999；12：28-35.
15) 福井　明, 高折益彦, 三宅泰之ほか. 血液回収自己輸血におけるマイトマイシンC使用に関する研究. 日輸会誌 1986；32：6-11.
16) Hansen E, Altmeppen J, Taeger K. Autologous haemotherapy in malignant diseases. Bailliere's Clinical Anaesthesiology 1997；11：1-16.
17) 松田圭二. 非洗浄回収式自己血輸血の安全性に関する研究―凝固線溶系に及ぼす影響について―. 自己血輸血 1996；9：49-61.

18) 河合　忠．尿・便検査．河合　忠ほか編．異常値の出るメカニズム．第2版．東京：医学書院；1989. p. 1-35.
19) 岡崎　敦，赤松信彦，加藤信太ほか．回収血輸血法における術前ハプトグロビン測定の必要性．自己血輸血　1996；9：179-81.
20) Griffith LD, Billman G, Dailey PO, et al. Apparent coagulopathy caused by infusion of shed mediastinal blood and its prevention by washing of the infusate. Ann Thorac Surg 1989；47：400-6.

冨士　武史

VI

自己血小板
自己血漿
自己フィブリン糊

自己血小板（血小板糊）

　はじめに：血小板は，血管の障害部位を真っ先に感知して，いち早く血小板（一次）血栓を形成することで，生理的止血機構における中心的な役割を担っている。止血局所で形成された血小板血栓表面で凝固因子が爆発的に活性化され，生成されたフィブリンにより血栓は強固となる（二次血栓）。すなわち，血小板輸血は止血作用に大きな役割を演じている。そのため，しばしば出血傾向を発生しやすい手術では，その直前に濃縮自己血小板を確保しておき，これを手術時に使用する試みがなされた。しかし，その効果は期待するほどではなかった[1,2]。これらの一連の反応と並行して，血小板はその細胞質に存在する分泌顆粒より，その内容物を細胞外に放出する（放出反応）。血小板の分泌顆粒のうち，α顆粒から放出される細胞増殖因子群〔血小板由来増殖因子（platelet-derived growth factor：PDGF），芽球分化成長因子β（transforming growth factor β：TGFβ），血管内皮細胞増殖因子（vascular endothelial growth factor：VEGF），表皮細胞増殖因子（epidermal growth factor：EGF），インスリン様成長因子1（insulin-like growth factor-1：IGF-1）など〕は強力な生理活性を通じて，止血局所組織の修復に貢献している（図1）[3]。

　以前から，二次止血血栓による創傷治癒増強効果を狙った創部接着剤として，フィブリン糊が手術患者に使用されてきた。そして，上記の止血機構のメカニズムから，その律速因子である血小板を利用する試みが，1986年前後より下腿の慢性・難治性潰瘍などの組織修復治療に効果的であるとの報告が集積されてきた[4]。そして，血小板の代表的な増殖因子である PDGF（BB）の遺伝子人工組換え体（Becaplermin®）が米国で糖尿病性難治性潰瘍の治療に用いられるようになった。さらに，血小板が有するであろう組織修復促進能力を他のさまざまな組織に適用する試みが相次いで報告されてきた。特に，自己の血小板〔多血小板血漿（platelet rich plasma：PRP），血小板濃厚液（platelet concentrate：PC）〕を利用することで，歯槽や顔面などの骨欠損部位の修復促進効果を意図した手法（PRP療法，platelet gel：血小板糊）が一般臨床に供されている（表1）[5]。血小板糊の局所への適用により，骨などの組織の修復・再生速度を上げることができると信じられている。そして，血小板は比較的簡

血管内皮細胞増殖因子　　　　　　　　　芽球分化成長因子
　　VEGF　　　　　　　　　　　　　　　TGFβ
　　　血管新生　　　　　　　　　　　骨芽細胞 ── 骨形成促進
　　　　　　　　　　　　　　　　　　線維芽細胞 ── 創傷治癒
表皮細胞増殖因子　　　　　　　　　　血管平滑筋細胞
　　EGF　　　　　　　　血小板
　　血管新生
　　創傷治癒

インスリン様成長因子　　　　　　　　血小板由来増殖因子
　　IGF-1　　　　　　　　　　　　　　　PDGF
　　骨形成促進　　　　　　　　　　　マクロファージ
　　創傷治癒　　　　　　　　　　　　線維芽細胞 ── 創傷治癒

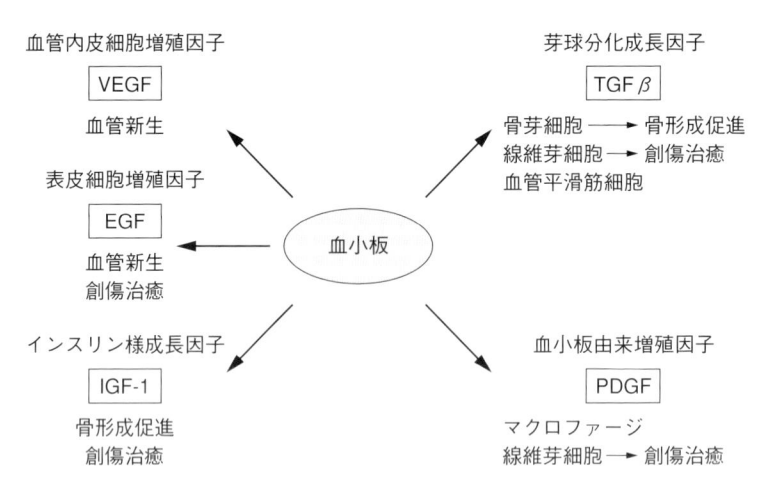

図1　血小板由来の細胞増殖因子

血小板はその細胞質に存在するα顆粒に含まれる種々の細胞増殖因子を放出することで，周囲に存在する組織構成細胞に作用して，組織の修復や細胞の再生を促進する。この生理的作用を利用したのが血小板糊である。

表1　血小板を用いた組織再生療法

- 骨形成増強：口腔，顔面，歯牙（齲歯），頭蓋，脊椎
- 創傷治癒促進：皮膚潰瘍，難治開放術創，外傷性黄斑円孔，関節軟骨
- 血管新生：虚血肢

単に遠心分離法により末梢の血液より分離・濃縮することができ，手術室でリアルタイムに患者の自己血小板糊を製造する器機が欧米で普及している[6]。

■ PRP（またはPC）の作製法 ■

血小板はわずか2～3μのもっとも小さな血球であり，その比重を利用した遠心法により，抗凝固薬〔クエン酸-クエン酸塩-ブドウ糖（acid-citrate-dextrose：ACD）やクエン酸ナトリウムなど〕を混合した血液より簡単に分離される。分離法には大きく分けて，最初に軽遠心し，そのあと重遠心する方

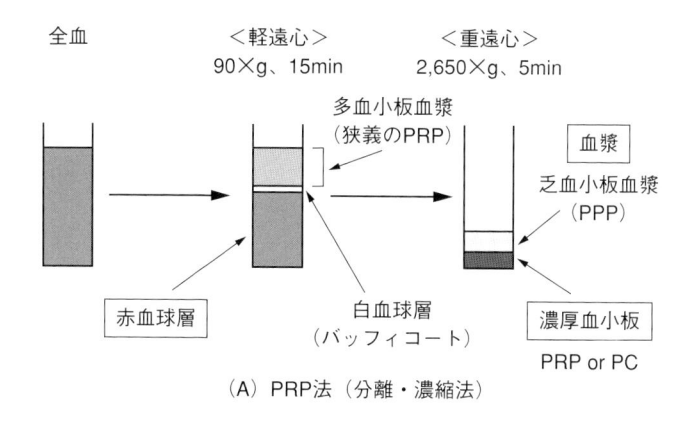

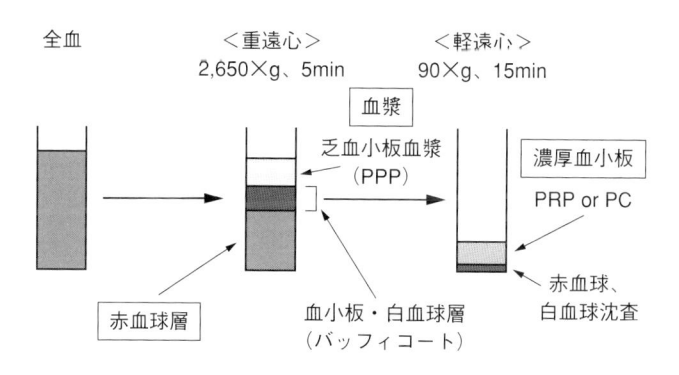

図2 自己血小板の分離法

血小板糊作製に用いる自己血小板（PRP あるいは PC）の製造は，遠心分離条件により（A）PRP 法と（B）バッフィコート法がある。PRP 法は，まず抗凝固採血した全血に軽遠心を負荷し，上清中に分離された多血小板血漿（狭義の PRP）を集める。次に重遠心により血小板を沈殿させ，任意の血漿（PPP）量で再浮遊させることで，最終産物（PRP あるいは PC）を製造する。一方，バッフィコート法は血液を最初に重遠心し，血漿と赤血球層の境界付近にできたバッフィコート（血小板，白血球，赤血球が混在）を集め，次に軽遠心で，混入した白血球や赤血球を沈殿させ，上清の最終産物（PRP あるいは PC）を製造する。

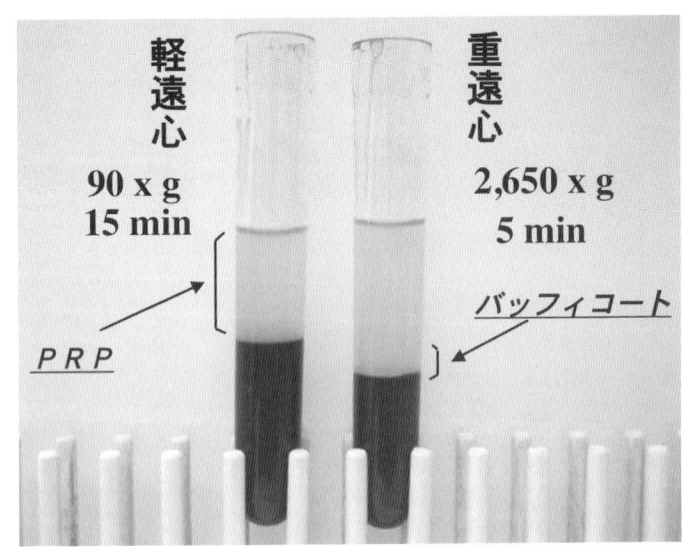

図3 遠心条件による血小板の分離
PRP法とバッフィコート法による第一ステップの遠心で分離された血液を示す。

法（PRP法）と，その逆の方法（バッフィコート法）がある（図2）。すなわち，PRP法では軽遠心により赤血球や白血球は沈殿し，一方，比重の軽い血小板は血漿に浮遊した状態（これを狭義のPRPという）で上清中に残存する（図3）。これを回収し，さらに重遠心で血小板を濃縮したもの（血小板数100万/mm³）がPRP（またはPC）である（図4）。実際，血小板はチューブの底にペレットとして沈殿し，上清の乏血小板血漿（platelet poor plasma：PPP）を分離したのち，残りの任意の量の上清中に再浮遊させることで，血小板数を調整したPRPが得られる。血小板は温度や加えられた外力などにより鋭敏に反応するため，それを無菌的に扱うにはある程度の熟練と設備が不可欠である。特にこの方法では，第二段階での血小板ペレットの再浮遊は細胞を活性化させないように穏やかに行う必要がある。本法の利点は最終産物の容量を任意に調整できることである。特に，小児の場合は，適用容量を少なくする必要があるため，本法が有利である。実際，われわれの施設ではこの方法を用いて，患者の血液50～100 mlからPRPとPPPを作製し，歯科・口腔外科や形成外科領域での骨再生促進を目的に使用している（作製マニュアル，表2）。

自己血小板（血小板糊） 151

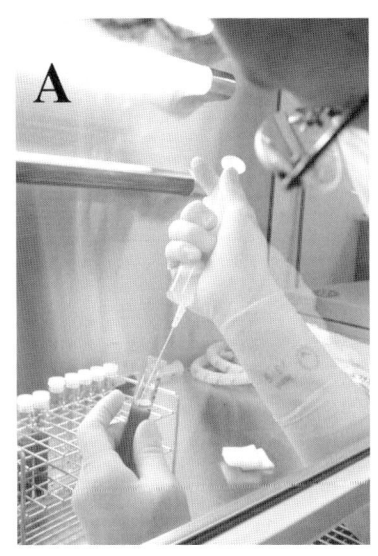

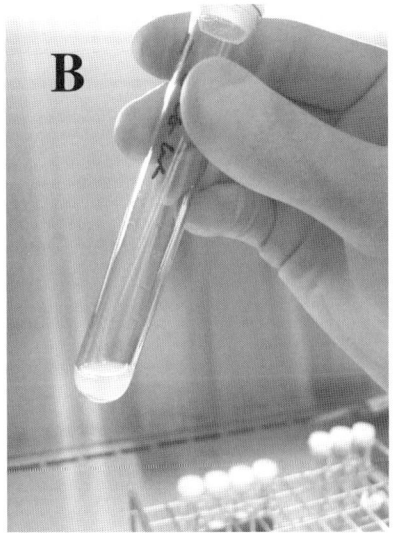

図4 PRP法による自己血小板の調製手順
血液入りのプラスチックチューブ（10 ml セラピッツ）を軽遠心し，分離した上清のPRPをカテラン針（20 G）で集める（A）。集めたPRPを重遠心して，血小板を丸底チューブに沈殿させ，上清の乏血小板血漿（PPP）を別に採取する。そのあと，チューブの先を穏やかに振盪させることで，残りの上清で血小板ペレットを崩すようにし，血小板を再浮遊させる〔PRP最終産物（B）〕。

　一方，最初に重遠心する方法では，血小板は白血球とともに最下層を占める赤血球層の直上に濃縮され〔この部分をバッフィコート（buffy coat）という〕，その上には血球成分のない血漿（PPP）が分離される（図3）。PPPを分離後，赤血球層とPPPのインターフェイスにあるバッフィコートを採取し，この分画をさらに軽遠心する。そして，混在する白血球や赤血球を可及的に沈殿させて，上清のPRPを得る。本法の欠点は最終産物に白血球の混入が多いことであるが，その利点は重遠心によりもたらされる血小板への衝撃が赤血球層のクッションにより軽減できることである。そして，再浮遊の操作が必要ないことから，血小板の過度の活性化への危惧が少ない。実際，欧米で市販されている自動PRP製造機器（SmartPReP™：Harvest Technologies, The Platelet Concentration Collecting System：3 i Implant Innovationsなど）はすべて

表2 血小板糊作製用の自己血小板調製手順

1：採血用に50 mlのディスポーザブルシリンジ，18 G注射針，ACD-A液を用意し，クリーンベンチの中で無菌的にシリンジに18 G注射針を付けACD-A液を9 ml入れる。
2：18 G注射針を用いて患者の肘静脈よりACD-A液入りシリンジへ41 mlの血液をよく撹拌しながら採血する（全量50 ml）。シリンジ2本への採血（全量100 ml）は三方活栓を用いて行う。
3：滅菌丸底プラスチックチューブ（セラピッツ，10 ml）をシリンジ1本（全量50 ml）につき6本用意して，それぞれに約8 mlの血液を分注する。以後，遠心以外の操作はすべてクリーンベンチ内で行う。
4：キャップをしたセラピッツを遠心器に入れ，24℃（室温），700 rpm（90×g），15分間，ブレーキ，アクセルは0で遠心をする。
5：遠心後，上清（PRP）がチューブごと2 ml程度分離されるので，30 mlのシリンジに20 Gのカテラン針を付けて1本につき2 ml弱（赤血球層から5 mmくらい上の所まで）のPRPを採取する（図3，図4-A）。PRPの血小板数を測定する。
6：セラピッツ（血液量50 mlあたり1本）にPRPを移し，これにACD-A液を15%（v/v）量入れ（PRP 6 mlにACD-A液0.9 ml），キャップをしてよく混和する。
7：セラピッツを遠心器に入れ，3500 rpm（2,650×g），5分間遠心し，血小板と血漿（PPP）を分離する。
8：20 mlシリンジに20 Gカテラン針を付け，上清のPPPを残り1 mlくらいになるまでセラピッツより採取する（PPP最終産物）。
9：チューブの底に残った白色の血小板ペレットを，泡がたたないように穏やかに用手で振盪させて，残存した1 mlあまりの上清（PPP）で崩し，血小板を再浮遊させる（図4-B）。それを20 Gのカテラン針を付けた10 mlシリンジに集める。ステップ5で測定した血小板数に基づき，血小板最終濃度が100万/mm^{3}前後になるように，PPPを加えて調整する（PRP最終産物）。

この方法を利用したものである[6)7)]。

　血小板糊用に用いるPRP最終産物の品質に関しては統一された基準はない。少なくとも血小板濃度を上げることで，そこに含有している増殖因子濃度も上げることができる（表3）[8)9)]。実際，上記の2法（図1，図2）で分離した血小板最終産物における代表的な血小板増殖因子の平均濃度は，ほぼ同じレベルであることが分かる。血小板糊を作製するためには，PRPに至適濃度のカルシウ

表3 自己PRP産物の細胞増殖因子平均濃度

	TGFb₁ (ng/ml)		PDGF-AB (ng/ml)	
	Kevyら	矢沢ら	Kevyら	矢沢ら
血漿 (バックグラウンド)	3.6		5.4	
全血 ($20 \times 10^4/\mu l$)	35	19.8	34	3.6
PC ($100 \times 10^4/\mu l$)	413	439	294	186

Kevy SV, et al[6]. 2004:Smart PReP, バッフィコート法 (N=612)
矢沢真樹ら[7]. 2000:PRP 法 (N=10)

ムイオン(塩化カルシウムやグルコン酸カルシウム)とトロンビンを加える必要がある。トロンビンは市販のヒトあるいは仔牛由来のものが使用されるが,自己のものを使用するのが理想的である。自己PPPにグルコン酸カルシウムを加えてトロンビンを前もって産生させ,この分画を再度カルシウム溶液とともにPRPに加えることで血小板浮遊液はゲル状に変化する。これを局所に素早く適用する。実際,PRPを自己トロンビンやフィブリンといっしょに製造できる自動機器も開発されている。血小板糊は,従来から使用されているフィブリン糊に血小板の効果が加わったものと解釈すればよく,増殖因子の局所への供給とともに,血小板自体が有する血栓収縮反応(血餅退縮)により,接着剤としての機能も増強される可能性がある(図5)。もっとも利用されている歯科・口腔外科領域では,自己骨粉や人工骨材料と混ぜ合わせて使用される[10]。

■ 臨床応用の現状 ■

血小板糊の臨床応用は,創傷治癒の促進と組織(細胞)の再生を目的としたもので,欧米では種々の試みが行われている(表1)。その中で,わが国も含め,もっとも一般に普及しているのが口腔インプラント埋入のための骨形成増強療法である[5)6)10]。われわれの施設では,そのままではインプラント埋入が困難な,高度に萎縮した顎堤に対する自己移植骨片もしくは人工骨を用いた骨造成術に自己PRPを用いている。実際,2004年8月までの52人の血小板糊併

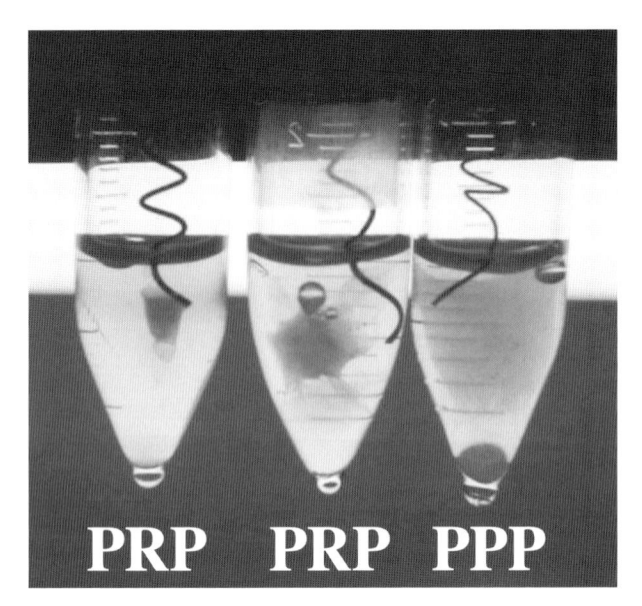

図5 血小板による血餅退縮とフィブリン血栓
PRP 法で製造した PRP(血小板濃度,10万/mm^3 と 40万/mm^3)と PPP の入ったガラス管に,ヒト・トロンビン(終濃度2 mM)と塩化カルシウム(終濃度5 mM)を加え,37℃,60分間孵置した。PPP の中で生成されたフィブリン血栓は,血小板が加わること(PRP)で血小板濃度に依存してその容積を減じる。この現象を血餅退縮と呼び,フィブリン糊と血小板糊の作用の違いを比較するのに参考となる。

用症例では,インプラント埋入までの骨形成待機期間は従来の8カ月より4カ月に短縮した(河奈裕正ら,未発表データ)。しかしながら,その効果を検証するエビデンスレベルは低く,単独施設での少数症例の報告や症例報告,あるいは専門家の経験に基づくものが大部分である。実際,その効果に否定的な報告も相半ばして存在することから,的確なコントロール試験を行うことが先決である[11]。骨形成増強効果を期待した適用として顔面頭頸部外科,脊椎外科領域への拡大が急速に普及しており[7],われわれの施設でも2003年7月以来すでに形成外科において顎裂部骨移植14症例に用いているが,その効果を確認するまでに至っていない(緒方寿夫ら,未発表データ)。

一方，皮膚などの軟部組織の創傷治癒の促進を目的とした適応に関しても広く応用され，その効果を検証したエビデンスレベルも決して低くない[4)12)13)]。前述したように，リコンビナントの増殖因子を含有した製剤が慢性・難治性の皮膚潰瘍に用いられているが，複数の増殖因子を含んだ血小板糊との臨床効果の比較はなされていない。また，最近わが国で臨床応用が開始された，自己の血液単核球分画を使用した虚血肢の血管新生療法にも，移植分画に混入した血小板に含まれる増殖因子が関与している可能性が示唆されている[14)]。

おわりに：血小板糊はフィブリン糊を凌駕する効果が期待されている[15)]。創傷の治癒促進や組織（骨）の再生増強を目的とした血小板糊の臨床応用が，特にわが国では歯科・口腔外科領域で一般に普及している。しかし，基礎的検討が十分でないままに血小板糊の臨床応用が一人歩きしている。いやしくも，人体となるPRP最終産物の製造工程管理や品質管理は標準化されるべきである。また，血小板糊の作製法自体も施設によりまちまちで標準化されていない。それがなされないかぎり，血小板糊の臨床効果を検証することは不可能である。また，手術中の止血を目的とした自己血小板の使用は，その効果の点から現在まで認むべき臨床的意義が得られていない。

参考文献

1) Ereth MH, Oliver WC Jr, Veynen FM, et al. Autologous pllatelet-rich plasma dose not reduce transfusion of hemologous blood products in patients undergoing repeat valvular sugery. Anesthesiology 1993；79：540-7.
2) 青見茂之, 小柳 仁. 自己血分画製剤の臨床. 1. 自己血小板輸血. 高折益彦編著. 自己血輸血マニュアル. 改訂第2版. 東京：克誠堂出版；1996. p. 171-4.
3) 石田 明, 半田 誠. 輸血の現状と課題. 血小板糊. 医学のあゆみ 2002；（別冊）：244-8.
4) Senet P, Bon FX, Benbunan M, et al. Randomized trial and local biological effect ot autologous platelets used as adjuvant therapy for chronic venous leg ulcers. J Vasc Surg 2003；38：1342-8.
5) Tozum TF, Demiralp B. Platelet-rich plasma：a promising innovation in dentistry. J Can Dent Assoc 2003；69：664-76.
6) Marx RE. Platelet-rich plasma：evidence to support its use. J Oral Maxillofac Surg 2004；62：489-96.
7) Marlovits S, Mousavi M, Gabler C, et al. A new simplified technique tor produc-

ing platelet-rich plasma : a short technical note. Eur Spine J 2004 ; suppl 1 : S102-6.
8) Kevy SV, Jacobson MS. Comparison of methods for point of care preparation of autologous platelet gel. J Extra Corpor Technol 2004 ; 36 : 28-35.
9) Yazawa M, Ogata H, Nakajima T, et al. Basic studies on the clinical applications of platelet-rich plasma. Cell Transplant 2003 ; 12 : 509-18.
10) Babbush CA, Kevy SV, Jacobson MS. An *in vitro* and *in vivo* evaluation of autologous platelet concentrate in oral reconstruction. Implant Dent 2003 ; 12 : 24-34.
11) Freymiller EG, Aghaloo TL. Platelet-rich plasma : ready or not? J Oral Maxillofac Surg 2004 ; 62 : 484-8.
12) Mazzucco L, Medici D, Serra M, et al. The use of autologous platelet gel to treat difficult-to-heal wounds : a pilot study. Transfusion 2004 ; 44 : 1013-8.
13) Paques M, Chastang C, Mathis A, et al. Effect of autologous platelet concentrate in surgery for idiopathic macular hole : results of a multicenter, double-masked, randomized trial. Platelets in Macular Hole Surgery Group. Ophthalmology 1999 ; 106 : 932-8.
14) Iba O, Matsubara H, Nozawa Y, et al. Angiogenesis by implantation of peripheral blood mononuclear cells and platelets into ischemic limbs. Circulation 2002 ; 106 : 2019-25.
15) Anitua E, Andia I, Ardanza B, et al. Autologous platelets as a source of proteins for healing and tissue regeneration. Thromb Haemost 2004 ; 91 : 4-15.

半田　誠, 上村　知恵

自己血漿

はじめに：近年，同種血輸血による感染症防止などの目的で，自己血輸血が導入されてきた。心臓血管外科，整形外科領域で自己血輸血の導入が先行し，その後，消化器外科領域にも導入された[1]。消化器外科領域では，輸血を必要とする手術症例の多くが消化器癌患者であるため，系統的リンパ節郭清による術後リンパ液の漏出による低タンパク血漿の出現が認められることがあった。この補正に対して自己血漿輸血での対処を考え，大量自己新鮮凍結血漿貯血を行い，その安全性について報告[2,3]した。当時は採血・貯血方法など試行錯誤を繰り返し，安全性，簡便性についての問題を解決した。

一方，全血輸血に比し，成分輸血のほうが免疫反応に与える影響が少なく，安全であり[4]，頻繁に貯血可能な利点がある。新鮮凍結血漿（fresh frozen plasma：FFP）の供給に関しては，米国において1994年に比較し1997年の年間供給量が26.6%増加したとの報告[5]がある。このように安全性のより高いFFP製剤の供給方法として，自己FFP貯血はもっとも有用な手段だと考える。

本稿では著者の経験を交えて，自己血漿輸血について述べる。

■ 特 徴 ■

1. 大量貯血

理論的には，血漿を採取された生体の血漿タンパク濃度は72時間で補正される[6]ことから，最短で週2回の採血が可能であり，さらに採取した自己血漿は凍結保存することにより大量の貯血量確保が容易に行える。すなわち，血漿採取により，生体の血漿膠質浸透圧の低下が生じると，肝におけるアルブミン合成が促進され，採取前の血漿アルブミン濃度に回復する。そのため週2回程度の血漿採取が可能である。

2. 簡便性

マンニトール-アデニン-リン酸（mannitol-adenine-phosphate：MAP）採血用バック，遠心機，フリーザーを完備している院内採血が可能な施設であれば，特殊な機材や技術を必要としない。赤十字社血液センターに依頼することも可能である。

3. 必要量の確保と医療費軽減効果

血漿製剤の不足，同時に医療費の高騰が問題化しているが，自己血漿貯血法では採取した自己血漿のみで患者本人の需要量をまかなえ，採血・保管も低経費で済む。

4. 自己フィブリン糊作製

癒着剥離面，充実臓器切除断端などの止血目的で自己フィブリン糊が必要なときは，その材料として自己 FFP が使える。

■ 適　　応 ■

① 待機的手術患者で，周術期に血漿製剤の投与が必要とされる患者。
② 日本輸血学会自己血輸血採血基準に適合するもの。
③ 重度の肝障害，出血傾向を有するものは除外する。軽度の肝障害患者については，経過観察を慎重に行い，異常が生じた場合は速やかに中止し，対処する。

■ 貯 血 方 法 ■

1. 消　毒

採血者は手術用ポビドンヨード液などの消毒用洗浄液で手洗いを行い，手

指・前腕を清潔にする。供血者採血側の上肢の下に紙シーツを敷き，採血部位・周囲を広く消毒用ポビドンヨード液で2回消毒し，数分後ハイポアルコールでヨード色を脱色する。採血部位がヨード色を呈していると，穿刺静脈の同定が困難になることがある。

2. 採血回路の設定

MAP採血用4連バックの側管連結部に三方活栓を接続し，次いで乳酸リンゲル（ラクテック®注）500 mlボトルに接続した輸血用Y字回路末端を三方活栓に接続する。

3. 採血 （図1）

もっとも太い表在静脈を穿刺し，2単位の全血採血を行う。採血が終了後，採血用4連バックを回路より閉鎖後に切り離す。三方活栓をラクテック®注に開放し，ラクテック®注の静脈内投与を開始し，戻し輸血まで回路を維持する。

4. 血漿の分離と保管

採血した血液は速やかに遠心（3,500 rpm，10分間，4℃）し，上清の血漿部分を連結されている血漿用バッグに誘導する。採血バッグ内の血球成分は戻し輸血を行う。しかし，血球成分も保存する際はMAP液を注入し，自己濃厚赤血球MAP液（RC-MAP）とし4℃で保管する。自己血漿は－40℃以下の超低温冷凍庫で速やかに凍結し，自己FFPを作製し，保存する。バッグの破損と混同を防止する目的で，自己FFP用の棚をフリーザー内に設けて置くことが望ましい。

5. 戻し輸血

遠心分離した自己RC-MAPを供血者に戻し輸血する。血球成分が目標量に達している場合は，もっとも古い貯血バッグから戻し輸血を行う。

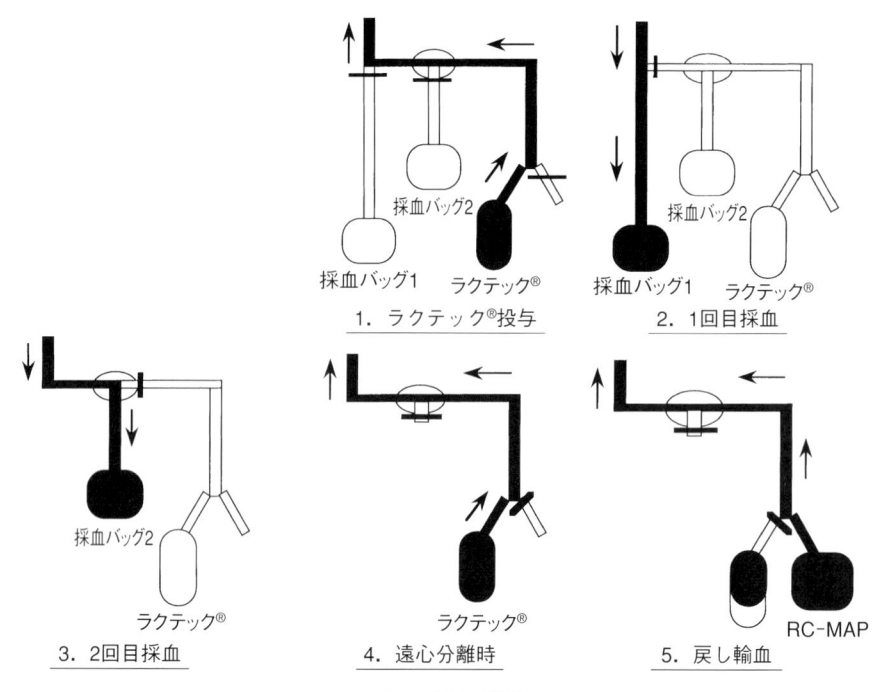

図1 採血手順
(田中達郎.自己血漿輸血.高折益彦編著.自己血輸血マニュアル.改訂第2版.東京：克誠堂出版；1996. p. 177 より引用)

6. 貯血の際の注意点

A. 貯血量はバッグ容量の8割程度までとすること

MAP採血用4連バッグの血漿用バッグの容量は300 ml であるが，300 ml の血漿を注入し凍結すると，凍結時バッグが膨張し破損する危険性が生じるので，240 ml までとしたほうがよい。しかし，実際には1回の採血でこれ以上の自己血漿が採取されるので，MAP液が入っていたバッグを利用し，血漿用バッグと二分して凍結保存する。作製時にバッグ内の空気を他の空いているバッグ内に誘導し，血漿保存用バッグ内の空気をできるだけ除去しておくことも，バッグ破損防止のための重要な操作である。

B. バッグの折れ曲がりに注意すること

バッグが折れ曲がった状態や，変形した状態で凍結してしまうと，バッグ破損の危険性が増すので，凍結する前にバッグの形を整えて，フリーザー内では

平らに収納する。

　操作ミスによるバッグ破損が生じると返血不能となり，患者に不利益をもたらすこととなるので，慎重な操作が必要である。患者は自己血輸血にその安全性をもっとも求めていることを忘れないようにしたい。

■ 自己血漿貯血の有用性 ■

1. 大量貯血の安全性

　著者は全血貯血による自己血輸血を当初導入したが，消化器癌手術で血漿製剤の投与が必要になった症例を経験し，大量自己血漿貯血を開始した。血漿は特別な前処置なしに凍結させることで，簡便に長期保存が可能であり，凝固因子補充の効果も期待できる。現在，著者らの貯血方法を図2に示す。第1回目の採血では，全血2単位を採血し，遠心分離後RC-MAPとFFPを作製し，保存する。第2回目以降の採血では，全血4単位を採血し，MAP2単位を戻し輸血する。図2に示したように術前期間が21日あれば，MAP6単位とFFP10単位が最大貯血可能となる。

　本法を胃切除，食道亜全摘，肝切除の患者に施行してきたが，術前に採取し

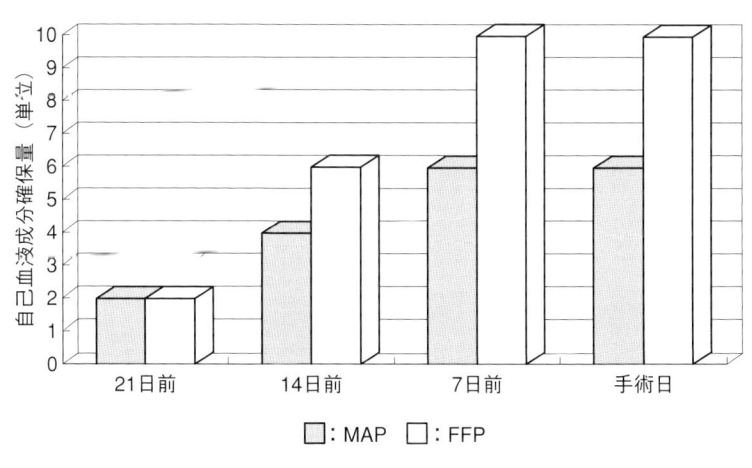

図2　採血スケジュール

た自己FFPは1,080〜4,430 g, 平均2,247 gであり, 重篤な合併症をいっさい認めていない。消化器外科手術で問題となる血中タンパクの低下に対しては, 自己FFP投与により, 血中総タンパク値で5.6±1.3 g/dl以上, アルブミン値で3.6±0.6 g/dlが維持され, 縫合不全などの合併症が回避された。術中の循環動態も良好に維持された[3]。

1回の採血量の安全性に関しては, Komatsuら[7]は1回の採血で赤血球成分2単位とFFP 400 mlを貯血することの安全性を報告しており, 同時に血漿貯血の有用性を主張している。この貯血量は本稿で紹介した2回目以降の貯血量と同等である。Mikiら[8]は婦人科悪性疾患99症例を対象に, さらに大量貯血を行い, その安全性と有用性を報告している。1回の貯血方法は全血500 mlを採血し, 遠心分離後濃厚赤血球（CR）のみを戻し輸血する。さらに全血500 mlを採血, 貯血することで, 1回の貯血でFFP 5単位, CRC 2.5単位を貯血する。この貯血を最大1週間で3回まで行い, 重篤な合併症を認めなかったとしている。術前貯血を行わなかった対照86症例と比較し, 貯血群（99症例）が有意に同種血輸血が回避され, 術後血中アルブミン値が高値であった。

2. 外来採血

近年, 入院期間の短縮化, クリニカルパスの施行などにより, 術前入院期間が短縮されている。本院においても胃癌患者では, 手術日の2, 3日前の入院となっている。一方, FFPを10単位以上貯血するためには, 安全面から10〜14日の貯血期間が最低必要であるため, 外来での採血が必要となる。以前より, 著者は外来採血を施行しているが, 本稿で紹介した自己血漿採血法は安全に施行できた。入院で行う場合と同様に行ってよい。もちろん, 採血場所には緊急事態に対処できる医薬品, 機材が備えられていることが必要であり, 採血前の問診・診察, 採血中・後の患者観察を怠らないように注意したい。

参考文献

1) 田中達郎, 今野弘之, 中村 達. 消化器外科における自己血輸血の意義. 外科治療 2002 ; 86 : 97-8.
2) 田中達郎, 今野弘之, 馬場正三ほか. 新しい工夫—自己新鮮凍結血漿の大量保存. 日輸血会誌 1993 ; 39 : 1069-72.

3) 田中達郎, 今野弘之, 西野暢彦ほか. 消化器外科手術における自己新鮮凍結血漿. 自己血輸血 1994 ; 6 : 254-7.
4) Friensch T, Fessler H, Kirschfink M, et al. Immune response to autologous transfusion in healthy volunteers : WB versus packed RBCs and FFP. Transfusion 2001 ; 41 : 470-6.
5) Sullivan MT, McCullough J, Schreiber GB, et al. Blood collection and transfusion in the United States in 1997. Transfusion 2002 ; 42 : 1253-60.
6) Adamson J, Hillman RS. Blood volume and plasma protein replacement following acute blood loss in normal men. JAMA 1968 ; 205 : 609-12.
7) Komatsu F, Yoshida S. Large volume apheresis of autologous plasma and preparation of autologous fibrin glue from the plasma. Ther Apher 2001 ; 5 : 12-6.
8) Miki A, Fujii T, Yoshikawa H, et al. A novel method of preoperative autologous blood donation with a large volume of plasma for surgery in gynecologic malignancies. Transfus Apheresis Sci 2004 ; 31 : 21-8.

田中　達郎

自己フィブリン糊
(自己クリオプレシピテート)

 はじめに:自己血輸血の目的は同種血輸血の回避であり,同種血輸血に伴う副作用の防止である。貯血式自己血輸血により同種血輸血回避を達成するためには,最大手術時血液準備量(maximum surgical blood order schedule:MSBOS)を基に必要十分量の自己血を採血・保存し,確保することに加えて,手術時の出血量を削減し,輸血必要量=必要自己血貯血量を少なくすることも重要と考えられる。すなわち,採血による貧血の進行などに注意しながら,安全・確実に必要十分量の自己血を貯血することとともに,凍結自己血漿の解凍時に析出してくる自己cryoprecipitate(クリオプレシピテート)を濃縮精製して,Ca^{2+}トロンビンとともに術野に使用する"自己フィブリン糊"により出血量削減を図ることも有用と考えられる。

 同種フィブリン糊製剤は,外科系各領域の手術において,止血,接着,被覆効果を目的に広く使用されている。しかし,同種血輸血あるいはそのほかの血漿分画製剤の使用に伴う危険性と類似した感染症,あるいは免疫学的な問題が懸念される。特に,輸血を要する手術に際して,自己血輸血により同種血輸血に伴う副作用を回避しながら市販のフィブリン糊,すなわち同種フィブリン糊を使用することは矛盾した方針ともいえる。

 自己血漿から得られる自己クリオプレシピテートをCa^{2+}トロンビンとともに術野の止血,縫合補助の目的で用いると,市販同種フィブリン糊と同様,出血量の削減,創傷治癒に有効であることが判明している。

 本稿では,自己フィブリン糊の実際の使用法を中心に概説する。

■ フィブリン糊の臨床応用 ■

接着剤の歴史は1940年ごろに遡り，神経吻合や皮膚移植の接着に試みられてきた[1]。当時は血漿そのものを使用したり，精製が不十分のフィブリノゲンを使用したため，目的は必ずしも達せられなかったという[2]。天然の接着剤としてはゼラチンとフィブリンがあるが，ホルムアルデヒドとレゾルシノールを混合したゼラチンは，組織障害が著しいために臨床使用に適さない。これに対し，フィブリノゲンはカルシウムの存在下にトロンビンにより架橋を形成し，ゲル化させるものである。同種フィブリン糊の最初の臨床応用報告は，フィブリノゲンとトロンビン液を混合して皮膚移植に使用した1944年のCronkiteの報告である[3,4]。生体内に存在するフィブリノゲンを使用するため，最終的に完全に吸収されることが期待できるフィブリン糊は，ほとんど毒性がなく，きわめて生体適合性の良い生体接着剤といえる。また，接着効果以外にも局所の止血効果，被覆効果を有しているとされ，市販の同種フィブリン糊が多くの外科的処置に使用されている。しかし，市販の同種フィブリン糊はヒトプール血漿からフィブリノゲン，トロンビンを抽出，使用しているために，ウイルス感染症などの伝播あるいは同種免疫，アレルギー反応の危険性が完全にゼロとはいい難い。また，アプロチニンやトロンビンをウシから抽出すれば，プリオンの伝播，クロイツフェルト・ヤコブ病（Creutzfeldt-Jacob disease：vCJD）の伝播・感染も危惧される。

■ 自己フィブリン糊の臨床応用 ■

自己フィブリン糊の最初の報告は，自己クリオプレシピテートを分離，使用したGestringによる1983年の報告である[4,5]。筆者も1987年以降，日本赤十字社血液センターのクリオプレシピテートの分離手順に準じた方法により，自己クリオプレシピテートを分離精製して，整形外科，循環器外科，脳神経外科，消化器外科領域での臨床応用を進めてきた[6,7]。貯血式自己血輸血による同種血輸血の回避を目指し，十分量の貯血，採血に伴う貧血の回避，有効保存期間の延長などの課題とともに，自己フィブリン糊を使用して，出血量の削減，創傷治癒の促進を期待したためである。

■ 自己クリオプレシピテートの作製手順 ■

　3連の400ml自己血採血用バッグで採血したのち，3,000rpmで7分間遠心し，濃厚赤血球（ヘマトクリット約70％）と血漿に分離する。空のバッグとともに血漿入りのバッグを−20℃以下で1晩以上凍結保存して，作製前日の夕方，4℃の血液保冷庫に移して，緩徐に解凍する。そして使用当日に解凍血漿を2,500rpmで15分間遠心したのち，上清部分を空のバッグに移して，バッグ底部に沈殿している白色の自己クリオプレシピテートを10～20mlの自己血漿に浮遊する。通常，分離スタンドを用いて上清部分を空のバッグに移すため，市販のフィブリン糊に比べて濃縮の程度は低いが，フィブリン糊として使用するのに十分量のクリオプレシピテートが上記の手順により得られる。そして，凍結融解を繰り返すことにより収率を高めることができるとされる。

　なお，手術日当日ではなく，上記のように自己クリオプレシピテートを事前に調製した場合は，実際に使用されるまで凍結保存し，使用時に解凍する。

■ 自己クリオプレシピテートの有効性と 安全性に関するわれわれの経験 ■

　上記作製手順により，400mlの全血から平均236.5ml（n＝20）の血漿を分離し，14.9±3.8ml（n＝20）のクリオプレシピテートを得た。

　クリオプレシピテートと原血漿中の成分を比較すると，免疫グロブリン，補体成分には大差がなかったが，フィブリノゲンは約9倍に，フィブロネクチン濃度は約20倍に濃縮されていた（表1）。以上より，自己クリオプレシピテート中には，自己フィブリン糊として使用するために必要な凝固因子成分が十分濃縮されていると思われる。

　Byrneら[8]は，結腸吻合部にフィブリン糊を使用した症例において，吻合部のフィブリン糊の中に膿瘍が形成され，強い炎症反応が惹起されることから，フィブリン糊使用群が非使用群に比べて縫合不全が高いことを示している。そこで，細菌汚染の危険性がある手術野にも自己フィブリン糊を使用する場合を想定し，細菌増殖，膿瘍形成を促進する危険性の有無について*in vitro*の培養実験で検討した。

表1 400 ml自己血全血由来の新鮮凍結血漿（FFP）より作製した自己クリオプレシピテートと原血漿中の凝固因子成分などの比較

	原血漿	クリオプレシピテート
IgG (mg/dl)	945.0 ± 375.7	1044.3 ± 436.7
IgA (mg/dl)	190.5 ± 97.6	205.8 ± 116.5
IgM (mg/dl)	135.6 ± 68.4	142.5 ± 53.3
C3 (mg/dl)	63.2 ± 7.0	65.7 ± 9.0
C4 (mg/dl)	26.0 ± 7.6	24.6 ± 8.3
CH50 (U/ml)	25.9 ± 4.9	22.5 ± 5.0
フィブロネクチン (μg/dl)	143.5 ± 85.4	2796.6 ± 1529.9
フィブリノゲン (mg/dl)	313.6 ± 112.7	2591.2 ± 1275.6

　すなわち，trypticase soy broth培地（TSB, BBL社）に黄色ブドウ球菌あるいは大腸菌を接種，培養する実験を実施した。単独の自己クリオプレシピテートまたは自己クリオプレシピテートにCa^{2+}トロンビンを加えた自己フィブリン糊をTSB培地にあらかじめ添加し，黄色ブドウ球菌，大腸菌の増殖の程度について検討した。対照として，無添加のTSB培地のほか，TSB培地に同種フィブリン糊（ベリプラストPのA液単独，B液単独，およびA, B両液）を添加したもの，さらにTSB培地に56℃30分で非働化した自己クリオプレシピテートを添加したものを用いた。上記の各条件の培地に細菌数1.0×10^6/mlの黄色ブドウ球菌あるいは大腸菌を接種し，35℃8時間培養後に細菌数を測定した。

　上記の細菌増殖実験の結果，表2に要約されるように，自己クリオプレシピテート，自己フィブリン糊が細菌増殖を促す可能性は否定された。さらに，自己クリオプレシピテート中の加熱処理によって失活する補体成分が細菌増殖を抑制する可能性が示唆された。

■ 自己フィブリン糊の実際の使用法 ■

　市販の同種フィブリン糊と同様，自己クリオプレシピテートとともに市販のCa^{2+}トロンビン溶液を等量ずつ術野に投与する。Ca^{2+}トロンビンの存在下においてクリオプレシピテートは瞬時に固まるため，両者を事前に混合しないこ

表2 自己フィブリン糊，自己クリオプレシピテートの細菌増殖に及ぼす影響

1. 自己クリオプレシピテートに大腸菌を接種した場合，35℃ 8時間培養後の細菌数は 10^3/ml 以下と増殖抑制効果を認めた。他方，同種フィブリン糊のベリプラスト A 液には抑制効果を認めなかった。
2. 自己フィブリン糊に大腸菌を接種した場合，35℃ 8時間培養後の細菌数は 10^3/ml 以下と増殖抑制効果を認めた。他方，同種フィブリン糊ベリプラスト P では 1.4×10^{10}/ml と抑制効果は見られなかった。
3. 非働化した自己クリオプレシピテートを培地に添加すると，大腸菌の増殖抑制効果は見られなくなった。非働化した自己クリオプレシピテートに，さらにモルモット補体を添加すると，未処理の自己クリオプレシピテートと同様，10^3/ml 以下の増殖抑制が見られた。
4. 黄色ブドウ球菌の接種に関しては，自己フィブリン糊も 1.0×10^8/ml と抑制効果は見られなかったが，対照とほぼ同等の増殖であった。

とが大切である。必要部位に目的どおりのフィブリン糊が生成されるように，均一に塗布される工夫として注射筒の先にジョウロ状の噴霧器を付けたり，注射針により直接的に局所に投与する方法などがある。いずれの器具を用いる場合も，2本の注射筒により両者を同時に局所に投与することが多い。そのほか，自己クリオプレシピテートを塗布したのちに Ca^{2+} トロンビン溶液を重ねて投与する方法も部位によっては有用とも思われる。

　自己クリオプレシピテートおよび添加する非自己トロンビンなどを誤って静脈内に投与しないよう，注射筒を色分けするなど，非静注用であることを明示することも肝要である。

■ 考　　察 ■

　作製手順の項で示したように，きわめて原始的な方法により，400 ml 全血から約 15 ml のクリオプレシピテートが作製可能であり，原血漿と比較するとフィブリノゲン濃度は約9倍，フィブロネクチン濃度は約20倍に濃縮されている。これは自己フィブリン糊として使用する術野の出血量削減，組織の修復促進効果を期待できる十分な量，濃度であり，実際に術野に使用した術者の経験からも市販フィブリン糊と同等の効果が得られるといわれる。

そして，細菌増殖を助長する危険性について検討した結果，非働化処理により喪失するクリオプレシピテート中の成分に細菌増殖抑制の機能があることが判明した。したがって，消化器外科など，細菌の存在が通常予想され，その増殖が危惧される術野についても，自己クリオプレシピテートの使用が感染を助長する危険がないことが確認された。

　大動脈瘤などの循環器手術，人工股関節などの整形外科手術のほか，食道癌などの担癌手術症例に対しても，上記の400 ml全血より得られる2単位の自己クリオプレシピテートの使用がきわめて有用である[9]。

　2003年（平成15年）7月に血液新法（安全な血液製剤の安定供給の確保等に関する法律）が施行され，医療関係者の責務として適正輸血・自己血輸血の実践が明記された。少子高齢化の進行による血液供給量の相対的不足が懸念される今日，血液の完全国内自給達成のためにも，自己血輸血の普及，適応拡大は重要であり，わが国の輸血医療の緊急課題と考えられる[10,11]。

　適正輸血・自己血輸血の推進のために，輸血部が中心となって貯血式自己血輸血を含む輸血関連業務を一元的に担当し，より安全かつ適正な輸血の実現に向けた努力を実践していく必要がある。筆者が以前在籍した虎の門病院輸血部では，外科系各科と十分協議しながら，①自己血輸血の適応症例の決定，②最大手術時血液準備量（MSBOS）に基づく自己血総貯血量の決定および採血スケジュールの設定，③自己フィブリン糊の試用を進めたのち，従来の整形外科，循環器外科中心の自己血輸血から，食道癌などの悪性疾患症例も含む輸血を要する待機手術症例全体に自己血輸血が拡大し，自己フィブリン糊の使用件数が増加していった。自己血輸血の普及の効果として，外科系医師が同種血輸血の適応をより慎重にする傾向を認めており，輸血部，外科系各科，麻酔科の連携による自己血輸血の推進が輸血の質の向上に重要と考えている。その際，本稿に述べた自己フィブリン糊（自己クリオプレシピテート）が自己血輸血推進の有効な武器のひとつになりうると思われる。

　本稿で述べた自己フィブリン糊では，非自己のCa^{2+}トロンビン溶液を必要とする。米国Thermogenesis社による半自動"完全自己フィブリン糊"システムでは，自己クリオプレシピテートとともに自己Ca^{2+}トロンビン濃厚液が作製できる。臨床試験が実施されており，近い将来認可され，広く一般に使用されることが期待される。

　結　論：自己クリオプレシピテートは，3連の採血バッグで採血した自己血

を，濃厚赤血球と血漿に遠心分離し，後者を予備のバッグとともに凍結保存後,4℃に解凍した際,出現する白色の綿状のクリオプレシピテートをさらに遠心分離して濃縮したものである。得られた自己クリオプレシピテートは,血漿よりフィブリノゲンが約9倍以上濃くなっており，Ca^{2+}トロンビン溶液とともに術野に用いると瞬時に凝固する。止血に加えて組織修復を促し，有用である。

現行の自己フィブリン糊は非自己のCa^{2+}トロンビン溶液を必要とするが，米国 Thermogenesis 社による半自動システムではCa^{2+}トロンビン濃厚液も自己血から得られる。今後の臨床応用が期待されている。

参考文献

1) Young JZ, Oxid MA, Medawar PB. Fibrin suture of peripheral nerves：measurement of the rate of regeneration. Lancet 1940；236：126-8.
2) 木ノ下義宏, 宇田川晴司, 髙橋孝喜. フィブリン糊. 別冊医学のあゆみ（輸血の現状と課題）：2002；249-52.
3) Cronkite EP, Lozner EL, Deaver JM. Use of thrombin and fibronectin in skin grafting. JAMA 1944；124：976-8.
4) 塩野則次, 小山信彌. 自己フィブリン糊の臨床応用と今後の展望. 医学のあゆみ 2004；209：411-3.
5) Gestring GF, Lerner R. Autologous fibrinogen for tissue-adhesion, hemostasis and embolization. Vasc Surg 1983；17：294.
6) 脇本信博, 中村利孝, 中村 茂ほか. 自己 Cryoprecipitate を使用した手術時出血量削減の試み. 日本輸血学会雑誌（第38回日本輸血学会総会抄録）1990；36：291.
7) 幕内晴朗, 成瀬好洋, 小林俊也ほか. 適正自己血貯血量と自己フィブリン糊の将来性. 自己血輸血 1995；7：176-80.
8) Byrne DJ, Hardy RAB, Wood R, et al. Adverse influence of fibrin sealant on the healing of high-risk sutured colonic anastomoses. J R Coll Surg Edinb 1992；37：394-8.
9) 木ノ下義宏, 鶴丸昌彦, 宇田川晴司ほか. 食道癌切除例に対する自己血輸血の有用性. 日本消化器外科学会雑誌 1996；29：2227-32.
10) 渡辺嘉久, 髙橋孝喜, 掛川裕通ほか. 日本の将来推計人口をもとにした今後30年間の輸血用血液の需給予測. 日本輸血学会雑誌 1998；44：328-35.
11) 髙橋孝喜. 血液の完全国内自給に向かって. ―献血世代の減少を克服する血液の適正使用. じゅん刊 世界と日本 2000；916：1-67.

髙橋　孝喜

VII

小児の自己血輸血

はじめに：1980年代，同種免疫の回避や感染症防御の目的で，自己血輸血が推進されていた。われわれ[1)2)]は小児用採血バッグを開発し，幼若小児に対しても貯血式自己血輸血が適応できることを示してきた。また，1998年には6歳未満の自己血貯血は4 ml/kgを成人の1単位（200 ml）相当として請求できるように，保険点数が変更され，さらに対応が可能となった（表1）。しかし，感染症のリスクが激減し，同種血の安全性がきわめて向上して自己血輸血の意義が問われている今日，小児に対する自己血輸血の適応や実施条件を再考する時期に来たと思われる。

■ 小児に対する自己血輸血の適応 ■

同種血輸血のリスクは減少したとはいえ，致死的となる副作用も起こりうることは周知の事実である。さらに余命の長い小児の輸血療法においては，後天性免疫不全症やC型肝炎などの輸血後感染症の排除のみならず，同種免疫反応が成人後の輸血療法，臓器移植，妊娠に及ぼす危険を回避するための対策が必要である。自己血輸血は，これらの問題を回避する唯一の手段であるので，適応症例は少なくはないと考えられている。しかし，乳幼児の場合，自己血採血が循環動態に及ぼす影響や，代償機能の欠如，手技的問題など，小児特有の問題が多く存在し，一般的な療法とはなりえていない[3)]。

1994年に"自己血輸血；採血・保管管理マニュアル"が厚生省より提示され，輸血副作用を回避する手段として自己血輸血が推奨された。それ以前の貯血式自己血輸血の適応（日本輸血学会案）では，Hb 11 g/dl，Ht 33%以上，全身状態良好で，体重40 kg以上，年齢10～70歳，最高血圧90～170 mmHgとされていたものを，このマニュアルでは，年齢は基本的には制限を設けないが6歳未満の小児と70歳以上の高齢者には慎重に対処する。また体重も基本的には制限を設けないが，40 kg以下の場合は慎重に対応するとなり，年齢制限お

表1 6歳未満の幼若小児に対する自己血貯血

- 6歳未満の自己血輸血に対して，手技料が改訂（平成10年4月）
  4 ml/kg＝成人の200 ml（1単位）
- 幼若小児に対する自己血輸血の普及が期待できる

および体重制限を定めない一方，6歳未満，70歳以上，40 kg以下には慎重に対応することを求めた。

われわれは，小児用採血バッグを考案し，小児に対してはHb 11 g/dl，Ht 33％以上，全身状態良好，主治医よりの要望があり，家族が同意するとともに，本人の協力が得られることを条件に，年齢や体重は制限せずに自己血採血を試みてきた。また，貯血量は10 ml/kg（1回）を最大量として，必要量を採血するのにもっとも回数の少ない方法を選択した。また，貯血間隔は原則として1週間に1回，最終採血は手術の72時間以上前とした（表2）。

このようにして，一般小児外科領域においても自己血輸血を試み，乳幼児に対しても自己血輸血は可能であることを報告[1)~3)6)8)]してきた。小児でも自己血輸血のみで対応が可能な場合は多く，積極的に試みる価値があるとの報告が多いものの，過度に貯血することによる貧血の増強，採血時の血圧低下や血管迷走神経反射（vasovagal reflex：VVR）がかえって患者のリスクになっている[4)~6)]一方，過度の採取が貯血血液の破棄に繋がるなど採取計画が重要であるとの指摘もされている[7)~9)]。

米国〔American Association of Blood Banks：AABB（米国血液銀行協会）〕の小児輸血ガイドラインでは，同種血の安全性が増すにつれて，自己血の優位性は低下してきた。月齢3カ月から貯血の報告があり，多くの報告がなされているものの，各報告の症例数は少数例であり，広く許容されているわけではない。小児に対する自己血輸血は自己血採血が安全に実施できるかにかかってい

表2 小児に対する術前貯血式自己血輸血

対象：Hb 11 g/dl，Ht 33％以上
全身状態良好
主治医よりの要望
家族の同意
本人の協力が得られる？
貯血量：10 ml/kg（1回）を最大量として，必要量を採血するのにもっとも回数の少ない方法を選択
貯血間隔：原則として1週間に1回
最終採血は手術の72時間以上前
麻酔・鎮静：原則的には行わない

（慈恵医大附属病院・基準）

る。したがって，現時点での適応は，複数の抗体保有により，適合血が入手困難な場合に限るとしている[10]（表3）。

英国の小児自己血輸血のガイドライン（Gidelines of British Committee for Standards in Haematology）では，小児の自己血採血技術は熟成していないので，慎重な対応が必要であると記載されている。適応は体重が25 kg以上で，鉄剤を投与し，Hb 11 g/dl以上，重症な心肺疾患がない，実施方法は1回の最大採取は循環血液量の12%以内，保存液の割合は採取血液量に相関させるとされている。さらに，同種血と自己血の安全性は大きく変わらない（質が異なる）ことを理解したうえで実施すると注意を促している[11]（表4）。

表3 Guidelines for assessing appropriateness of pediatric transfusion（AABB）

- 同種血の安全性が増すにつれて，自己血の優位性は下がっている。
- 3カ月齢から貯血の報告があり，多くの報告がなされているが，少数例の報告である。
- 小児の輸血は自己採血が安全に実施できるかにかかっている。
- 適応は，複数の抗体保有により，適合血が入手困難な場合に限る。

（Roseff SD, Luban NL, Manno CS. Guidelines for assessing appropriateness of pediatric transfusion. Transfusion 2002；42：1398-413 より引用）

表4 Transfusion guidelines for neonates and older children

- 英国の場合，小児の自己血輸血は1993年のガイドライン（Guidelines of British Committee for Standards in Haematology）にそれらの技術は熟成していないので，慎重な対応が必要との記載がある。
- 25 kg以上，鉄剤投与，Hb 11 g/dl以上，重症な心肺疾患がない，1回の最大採取は循環血液量の12%以内，保存液の割合は採取血液量に相関させる，など
- 同種血と自己血の安全性は大きく変わらない（質が異なる）ことを理解したうえで実施する。

（Boulton F. Transfusion guidelines for neonates and older children. Br J Hematol 2004；124：433-53 より引用）

■ 小児用採血バッグと採血手順 ■

　小児用採血バッグは2005年2月に一部様式を変更したが，その特徴は変わらず，①採血針を血管の状態に合わせ選択できる，②採血量に応じた，適量の抗凝固薬を供給できる，③採血した血液が速やかに抗凝固薬と混ざり合う，④採血速度が緩やかでも回路内で凝固しにくい，⑤無菌状態に維持しうる密封手段を有するなどであり，幼若小児に対する少量の術前貯血にも対応できることを報告してきた[2]ので，それらを参考にしてほしい（図1）。

　小児用採血バッグを使用することで，比較的安全に貯血することが可能となったが，採血手順としては成人と大きく異なることはない。しかし，種々の経験から，補液ルートの確保と，採取開始と同時に採取量に匹敵する生理食塩

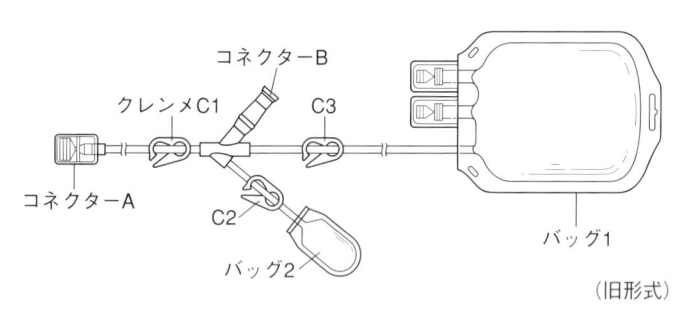

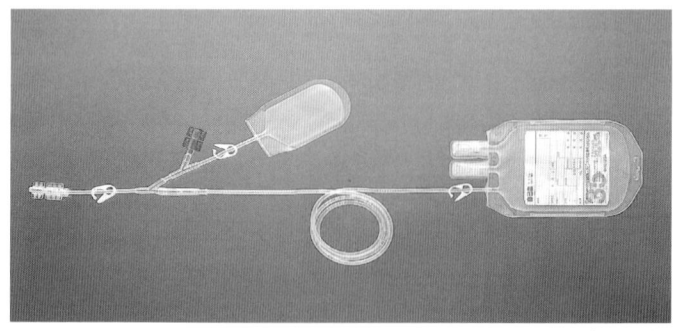

図1　小児用採血バッグの変更（平成17年2月）
　1. 保存液がACDからCPDA-1，2. コネクター形状変更，
　3. チューブ，コネクターの素材変更，4. 小バッグの位置変更

液の補液を行うことで，採血時の低血圧性副作用を予防することが肝要と思われ，6歳未満は必ず補液ルートを確保している[2)3)]。

■ 小児に対する自己血貯血の変遷 ■

　前記のような方法で，1989年に整形外科領域の患者を対象に自己血輸血を開始して以来，小児外科領域，心臓外科領域の患者が対象になってきた（図2）。

　2003年末までに250名以上の小児に対して自己血貯血を行ってきたが，対象疾患，体重や貯血量などは診療科によって大きな変化がみられる。15年間を5年ごとに3群に分けて，その変化を対象診療科別に比較した[8)]。

　さらに，1998年より2003年までの6年間にわが国で報告された小児自己血輸血関連の原著論文は，検索できた範囲では33件あり，ほとんどは貯血式自己血輸血であり，心臓外科領域が半数であった（表5）。

　われわれの施設での経験と，これらの論文を参考に，各診療分野での動向を検討した。

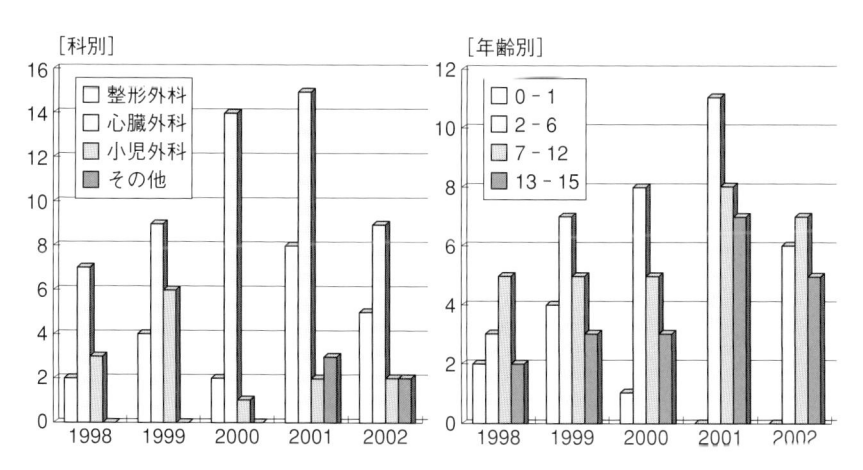

図2　小児に対する貯血式自己血輸血の変遷：慈恵医大附属病院 1998〜2002年

表5 わが国の小児輸血に関する報告(1998～2003年)

	一般小児外科	心臓外科	整形外科	そのほか	計
貯血式	3	8	4	7	22
貯血+回収		3	1	1	5
貯血+希釈		1			1
希釈		5			5
計	3	17	5	8	33

症例報告,総説は除く

1. 心臓外科領域

　貯血式自己血輸血の適応は112症例であったが,年齢体重に比して,貯血量が多くなる場合が多かった。貯血を行った自己血は100%使用され,同種血併用は20%に実施され,80%の同種血輸血が回避できた。しかし,大量貯血には長期保存液の使用,凍結保存,蛙飛び法など種々の工夫が必要である。対象疾患は当初,非チアノーゼ性疾患で,全身状態が良好な患者に限られていたものが,徐々に対象を拡大した結果,対象とする症例数が増加し,やや低年齢に移行している(表6)。

　心臓外科領域の貯血式自己血輸血では,総貯血量25～30 ml/kgが過不足なく人工心肺を回すうえでひとつの目安になる[12)14)15)20)]と考えられているが,回路充填量の削減により術前貯血量のさらなる削減,低体重児への応用が可能になりつつある[16)19)]。

　さらに,希釈式自己血採血(hemodilutional autotransfusion:HAT)を行い,体重20 kg以上の全症例で同種輸血を回避できた。乳幼児開心術において動脈圧ラインからの術中貯血で十分な貯血量の確保が可能で[17)],貯血に伴う重篤な合併症も認められず,また高率に無輸血手術が達成可能であり,有用であるとの報告[13)16)]がある。

　貯血式自己血輸血の適応が減少,希釈・回収を併用することで,採血のリスク軽減が望める一方,細菌の混入が比較的高い確率であり,抗生物質投与など適切な処置も必要である[18)20)21)]。

　心臓外科領域では,人工心肺回路への充填量が少なくなり,さらに,回路内血液を回収し,同種血の使用を抑制する努力が続けられている。

表6 心臓外科領域での貯血式自己血輸血

	I群(1989~93)	II群(1994~98)	III群(1999~2003)
症例（男/女）	10	47	55
	(7/3)	(26/21)	(30/25)
年齢（歳）	9.8±4.2	8.8±3.6	7.5±3.7
	(4~15)	(4~15)	(3~15)
体重（kg）	30.5±16.2	28.8±13.6	24.1±11.2
	(14~61)	(15~56)	(11.5~45)
総貯血量（ml）	678±293	653±261	454.7±206.5
	(200~1200)	(260~1200)	(100~1200)
貯血率（%）	115±46	94±13	87.8±30.3
	(75~200)	(33~113)	(30~166.7)
採取回数（回）	3.3±1.6	3.2±1.1	2.8±6.1
	(2~6)	(1~8)	(1~2)
同種血併用症例数（%）	3	10	13
	(30%)	(21.3%)	(24.1%)

(慈恵医大附属病院)

　対象年齢と体重低下，貯血量の低下が顕著であるが，同時に開心術が早期に実施されるようになり，対象者は増加傾向にある．
　自己血貯血の有無にかかわらず，同種血輸血併用は非チアノーゼ性疾患で5%，チアノーゼ性疾患で10%程度であるとの報告[22]もあり，適応と準備量のさらなる検討が必要である．

2. 整形外科領域

　小児88名の術前貯血を解析すると，貯血量は体重増加に伴い多くなり，1回の採血量も10 ml/kgの採取が可能であり，多くが計画どおり採血を行っている．採取に伴い軽度の副作用が数症例に認められたが，いずれも血圧低下など軽微なものであり特に処置を要さず，経過観察で症状の改善をみた．初期に同種血輸血併用が6名（20%）に行われたが，術前貯血が十分な計画のもとに施行されるようになり，同種血併用がなくなったことなど，方法が安定して効率的に運用できるようになっている．この領域では術前貯血を行うことにより，95%の手術では同種血の回避が可能と思われる（表7）．

表7 整形外科領域での貯血式自己血輸血

	I群(1989～93)	II群(1994～98)	III群(1999～2003)
症例（男／女）	28 (5/23)	35 (10/25)	25 (4/21)
年齢（歳）	12.5±3.2 (2～15)	11.0±3.3 (4～15)	12.2±3.0 (3～15)
体重（kg）	41.9±11.8 (10～56)	35.2±14.6 (13～65)	39.0±11.8 (11～60)
総貯血量（ml）	711±297 (100～1200)	828±352 (130～1200)	957.6±396.5 (100～1700)
貯血率（%）	86±23 (25～119)	94±12 (67～112)	90.3±21.0 (37.5～112.0)
採取回数（回）	2.7±1.0 (1～4)	3.0±0.8 (1～4)	3.2±1.0 (1～5)
同種血併用症例数（%）	6 (21.4%)	0 (0%)	1 (5.8%)

（慈恵医大附属病院）

無輸血症例が増大され，特に年少症例では貯血式自己血輸血は意義深いと思われ，リウマチ性関節炎（RA）など貧血症例に対してはエリスロポエチン（erythropoietin：EPO），鉄剤，ステロイド剤の併用により自己血輸血の適応が拡大する[23]。

術前貯血式と術中回収式自己血輸血で95%に同種血輸血回避が可能であるが，術中・術後出血量の予想が困難なため，貯血過剰となり廃棄自己血が発生することが多い[28]ために，総貯血量は術式別の至適貯血量（SOPCAB）を確立することが必要である。EPOの使用に関しては，その有用性が危険性を上回ると判断した症例では積極的に使用したい[27]などの意見があるが，保険適応はない。

手術延期の原因の56%は気管支喘息であり[29]，小児患者の健康管理が困難なことをうかがわせる。そのため，凍結保存自己血輸血は余裕を持った十分量の貯血が可能で，側彎症手術における有用性は非常に高いとの報告[26]もある。

また，回路をつないだままの術前希釈式自己血輸血，術中回収式自己血輸血，低血圧麻酔，段階的手術などを駆使し，エホバの証人信者への対応が工夫

表8 小児外科領域での貯血式自己血輸血

	I群(1989〜93)	II群(1994〜98)	III群(1999〜2003)
症例（男／女）	25	46	12
	(11/4)	(28/18)	(4/8)
年齢（歳）	2.32±3.4	3.1±3.0	2.6±2.9
	(4 m〜13)	(3 m〜14)	(5 m〜9)
体重（kg）	13.2±9.2	14.8±7.3	13.3±7.2
	(6〜47)	(7〜36)	(7〜28)
総貯血量（ml）	149±132	126±90	124.2±83.9
	(15〜600)	(40〜600)	(40〜300)
貯血率（%）	93±23	90±17	95.3±43.2
	(19〜127)	(30〜107)	(30〜176)
採取回数（回）	1.8±0.6	1.2±0.3	1.25+0.6
	(1〜3)	(1〜2)	(0〜2)
同種血併用症例数（%）	1	1	0
	(4%)	(2.2%)	(0%)

（慈恵医大附属病院）

されている[24)25)]。

3. 一般小児外科

　われわれの施設での対象患者の多くは2歳以下で，体重も10 kg前後の者が多かった。83名に対し術前自己血貯血を試みたが，技術的な問題もあり，採血途中での凝固のために予定貯血量に到達しない場合，1回の貯血に2, 3度の穿刺が必要になる場合も多く，貯血率は他の領域に比して悪かった。しかし，同種血輸血を必要としたのは2症例のみで，97%の同種血回避率が得られた。しかし，最近では止血管理が充実してきて，対象疾患が著減した（表8）。

　以前，小児用採血バッグは有用であり，貯血式自己血輸血（predeposited autologous blood transfusion：PABT）には特別の設備装置が要求されないので，小児にも適応を拡大すべきと積極的に貯血式自己血輸血の導入を訴えていた小児外科グループ[32)]においても，今日対象症例が限られてきた。漏斗胸症例，総胆管嚢腫症例で16 ml/kg[30)31)] 1回の貯血で，同種血輸血を回避し，合併症を認めず，乳幼児を含めて安全に実施することができると採血回数の負担

を軽減する試みもあるが[33]，症例を厳選し，急速脱血を避けて慎重に至適量の採血を行うことが重要である。

4. その他の疾患

　最近，歯科領域で自己血輸血が試みられ，上下顎骨同時骨切り術，頤形成術などを対象に貯血式自己血輸血が行われている。さらに，顎骨再建術で，自己多血小板血漿（PRP）を生成し，自己フィブリン糊と同様に，出血量を減らし感染や副作用を回避し，術中・術後合併症は特に認めなかったとする報告[34)〜36)]が増えている。

　そのほかの自己血輸血対象者のほとんどが骨髄移植のドナーであったが，骨髄ドナーには，倫理的にも副作用を100％回避できない同種血輸血を行うべきではない。しかし，幼若小児においては自己血貯血が必ずしも容易ではなく，患児に十分な幹細胞を輸血なしに確保するのが困難な場合もあった。小児用採血システムを使用することによって，乳児においても，より確実に，より安全に術前貯血が可能であるとともに，幼若ドナーからでも十分量の幹細胞採取ができるようになった。

　造血幹細胞移植における小児ドナーの人権と安全を考慮して，小児における自己および同種造血幹細胞採取に関する技術指針[37)]が日本小児血液学会によって策定された。

■ 幼若小児に対する適応 ■

　6歳未満の乳幼児に対しても積極的に自己血輸血を進めてきた結果，4歳以上であれば理解・協力が得られ，自己血採血は可能であることが明瞭となった。体重は制限しなくても，採取計画の工夫で幼若小児に対しても十分対応できた。1998年4月の健保改訂で，6歳未満の自己血貯血の手技料が4 ml/kg＝成人の200 ml（1単位）に相当する請求ができるようになったことにより，手間の割には評価の低かった小児に対する自己血輸血が適性に評価された。これで幼若小児に対する自己血輸血の普及が期待できる。

　6歳未満をさらに0〜1歳の乳児と2〜6歳未満の幼児に分けて比較すると，体重，総貯血量の差ほど，貯血率，同種血併用率に差が認められなかった。

表9 術前貯血式自己血輸血の問題点

1. 貧血対策：EPO
2. 有効期限（保存期間）：保存液，凍結，戻し輸血
3. 設備：採血室，機器，保冷庫
4. 費用対効果

表10 幼若小児に対する自己血貯血の問題点

Ⅰ．適応患者の問題
　●患児の協力が得られるか
　●患児の健康管理
　●血管確保が可能か
　●本当に貯血が必要か
Ⅱ．医療側の条件
　●小児に対応できる採血室（環境）の設置
　●少量採血（小児用バッグなど）への対応が可能か
　●救急処置（スタッフ，機器などの整備）が可能か

　しかし，採取に伴う問題点は乳児と幼児とでは大きく異なる。2歳未満では，半数以上が動脈採血を必要とするが，動脈穿刺の場合，固定に多少の工夫が必要となる。また，1/3は1回の貯血に数回の穿刺を要し，採血中にルート内凝固を認め，採取を中断することも多く認められる。それに伴い貯血率が低下する結果となっている[2]。

　以上より，6歳未満の自己血貯血でも，年齢・体重制限は必要ないものの，患者の協力が得られることと，血管の確保が可能か否かが適応の最大の要因である（表9，表10）。

　一方，医療施設側の問題としては，幼若小児の自己血貯血に対応できる体制が整っているか否かである。小児の気持ちを和らげる採血室のレイアウト，採血する医師の技術，救急処置の対応なしには，安定した対応は困難と思われる。

■ 小児自己血輸血の今後の課題 ■

　われわれの試みは，幼若小児であっても，術前貯血が比較的安全に施行できることを示してきた。特に2歳未満の乳幼児でも適応は可能であることを強調してきたが，有用性，経済性の検討は十分できてはいない。

　今後，6歳未満の自己血輸血を推進するためには，さらに解決しなければならない問題が残されている。

　EPOの使用は，心臓血管外科領域あるいは整形外科領域における自己血採血後の貧血改善や同種血輸血の回避に有効であることが報告されてきた。小児においてこそ，有用な手段と期待されるが，現時点では小児へのEPO適応はかなり困難な状況である。理由は，自己血輸血におけるEPOの適応は800 ml以上の輸血が必要な症例とされており，幼若小児においてこの量の貯血は不可能なうえに，この量を必要とする手術もきわめて少ないためである。自己血貯血にEPOの有用性を検討したデータは，小児ではほとんど認められない。唯一行われた心臓外科領域の治験では，対象が6歳以上，体重15 kg以上あったため，同種血輸血回避率には全く差を認めず，有効であるとの結果を得られなかった。

　EPOを使用することで自己血貯血の適応を拡大できるとともに，患者の負担も軽減することが期待できるが，コストと比較して有用性にはいまだ問題が残る。使用するEPOの量は少なく，成人に比べれば安価であり，合併症が出現した場合の治療費を考慮すると小児は余命も長く，成人よりコスト的には有用ではないかと思われる。EPOの適応を現行の800 mlより，小児に対しては成人の800 mlに相当する16 ml/kgに拡大されることが強く望まれる。貯血量が不足して同種血輸血が併用される場合がいまだ多く，同種血のMSBOS同様に，疾患・術式別自己血貯血量（SOPCAB）を設定することが必要である（表11）。

　おわりに：将来的に，妊娠などに伴って胎児への影響があることなども考慮すると，余命の長い小児にこそ，同種血輸血の副作用を回避するための十分な配慮が必要である。対費用効果，リスクを十分理解したうえで，自己血採血を決定していく時代となったが，現時点での諸事情を考慮すると，小児に対する自己血輸血の適応疾患は，胸部外科領域（先天性心疾患，漏斗胸），整形外

表11 幼若小児に対する自己血貯血の今後の課題

- 適応の標準化
- 至適自己血貯血量の設定
- EPOの適応（コストと効果）の検討
- より簡便な貯血システムの開発
- 経済的保障

科領域（脊椎彎曲症），小児外科領域（胆道拡張症，尿路疾患），骨髄移植ドナーなどに限られている．

自己血輸血という手段があるにもかかわらず，構造的理由，人員不足および経済的理由から，小児に対する自己血輸血が推進されないとしたら，大きな問題である．より安全を求めて，自己血採血が過度のリスクにならないような，技術や体制の構築が今後の課題である．

参考文献

1) 星　順隆．小児における自己血輸血の導入．医学のあゆみ　1994；171：194-5.
2) 星　順隆．小児における自己血輸血．高折益彦編著．自己血輸血マニュアル．改訂第2版．東京：克誠堂出版；1996. p. 189-202.
3) 星　順隆．［整形外科輸液・輸血マニュアル］小児に対する自己血輸血．Orthopaedics 1999；12：89-93.
4) 新名主宏一，伊藤香世子，岡崎智治．［鉄欠乏性貧血］鉄欠乏性貧血と輸血　自己血貯血　小児科診療　1999；62：1476-83.
5) 小浜浩介，前畠良智，新名主宏一ほか．小児術前貯血式自己血輸血の特徴と問題点について．自己血輸血　1998；11：93-5.
6) 加藤陽子，星　順隆．乳児における術前貯血式自己血輸血の試み．自己血輸血　1994；7：109-11.
7) Axelrod FB, Pepkowitz SH, Goldfinger D. Establishment of a schedule of optimal preoperative collection of autologous blood. Transfusion 1989；29：677-80.
8) 長谷川望，大坪寛子，長田広司ほか．最近5年間の小児術前式自己血輸血の検討．自己血輸血　2005；18：54-60.
9) 橋都浩平，祐野彰治，仲西博子ほか．小児外科手術における輸血量の検討．小児外科　1995；27：1071-4.
10) Roseff SD, Luban NL, Manno CS. Guidelines for assessing appropriateness of pediatric transfusion. Transfusion 2002；42：1398-413.

11) Boulton F. Transfusion guidelines for neonates and older children. Br J Hematol 2004；124：433-53.
12) 増田　宏，豊平　均，下川新二ほか．小児開心術における術前自己血貯血量の検討．自己血輸血　1998；11：281-6.
13) 小野裕逸，鈴木宗平．小児開心術における麻酔導入後希釈式自己血採血の利点と限界．自己血輸血　1998；11：89-92.
14) 上野正裕，増田　宏，山岡章浩ほか．小児開心術における術前貯血式自己血輸血法の検討．自己血輸血　1998；11：85-8.
15) 長谷川伸之，加藤盛人，小西宏明ほか．小児開心術における術前自己血貯血10歳未満症例での工夫．自己血輸血　1998；11：81-4.
16) 小田克彦，佐藤　尚，斎藤武志ほか．小児開心術に対する自己血輸血導入後9年間の検討．自己血輸血　1999；12：105-9.
17) 栗栖和宏，米永國宏，宮本和幸ほか．胸部外科の指針　乳幼児における無輸血開心術　動脈圧ラインからの術中貯血の有用性．胸部外科　1999；52：438-41.
18) 髙橋幸宏，菊池利夫．新生児・乳児開心術における同種血の使用節減．自己血輸血　2000；13：79-82.
19) 山内正信，羽根田紀幸，花田智樹ほか．術前自己血貯血下に小児開心術を行った症例の検討．日本小児循環器学会雑誌　2001；17：572-6.
20) 長谷川伸之，加藤盛人，小西宏明ほか．小児無輸血開心術における術中の細菌混入と抗生剤の効果．自己血輸血　2001；14：77-80.
21) Murayama H, Maeda M, Miyahara K, et al. The current role of preoperative and intraoperative autologous blood donation in pediatric open-heart surgery. The Japanese Journal of Thoracic And Cardiovascular Surgery　2003；3：91-7.
22) 工藤弘志，藤田啓起，花田友成ほか．先天性心疾患に対する同種血非使用開心術　術前自己血貯血の意義．自己血輸血　2003；16：28-32.
23) 南　昌平，土田豊実，徳永　誠ほか．自己血輸血　1999；12：201-6.
24) 細江英夫，清水克時，坂口康道ほか．輸血拒否患者（エホバの証人）に対する脊椎手術の経験．臨床整形外科　2000；35：965-71.
25) 平木照之，濱田伸哉，加納龍彦ほか．エホバの証人に対する閉鎖循環回路を用いた術中の希釈式自己血輸血．麻酔　2000；49：535-9.
26) 柳田晴久，角田信昭．側彎症手術における自己血輸血　とくに凍結保存自己血輸血の有用性について．脊柱変形　2001；16：101-5.
27) 井上　敏，黒木隆則，佐竹孝之ほか．小児整形外科における自己血輸血．整形・災害外科　2001；44：993-7.
28) 木村琢也，宇野耕吉．小児脊柱変形手術における自己血輸血　10歳以下を対象にして．自己血輸血　2002；15：167-70.
29) 西須　孝，亀ヶ谷真琴，銅冶英雄ほか．小児整形外科における貯血式自己血輸血．自己血輸血　2003；16：23-7.

30) 小浜浩介，丸山芳一，下野治子ほか．10歳未満の小児例における術前貯血式自己血輸血の適応について．自己血輸血 1999；12：80-2.
31) Taguchi T, Suita S, Nakao M, et al. The efficacy of predeposited autologous blood transfusion in general pediatric surgery. Surgery Today 2000；30：773-7.
32) 山崎洋次．外科領域における輸血 一般小児外科領域における自己血輸血．日本輸血学会雑誌 2000；46：380-3.
33) 監物久夫，城 一也，毛利 健ほか．小児外科領域における自己血輸血法の現状と問題点．低温医学 2001；27：127-9.
34) 井上恵介，岡田邦子，讃岐美佳子ほか．外科的矯正術における自己血輸血．自己血輸血 2002；15：143-7.
35) 成田かすみ，飯野光喜，熊谷美香子ほか．自己PRPゲルの作製法と歯科口腔外科領域における臨床応用に関する検討．自己血輸血 2003；16：139-45.
36) 志田裕子，真野樹子，時岡一幸ほか．我々が行っている顎裂部骨移植術 自己血からの多血小板血漿を併用して．小児口腔外科 2003；13：1-7.
37) 今泉益栄．造血幹細胞移植における小児ドナーの人権と安全 小児における自己及び同種造血幹細胞採取に関する技術指針．日本小児血液学会雑誌 2003；17：174-7.

星　　順隆

VIII

高齢者における自己血輸血

はじめに：高齢者は，心・血管系の合併症が多く，造血能，全身予備力が低いと考えられ，単に高齢というだけで，自己血輸血を考慮することなく同種血輸血が安易に用いられる傾向がある。しかし人口の高齢化に伴い，成人の手術対象の多くが60歳以上であり，70歳代，80歳代の手術も普通に行われるようになってきている。自己血貯血症例で70歳以上の占める割合は，消化器手術で37.5％（27/72）[1]，人工心肺使用手術では17.1％（51/298）[2]，人工関節置換術では23.5％（160/681）[3]であるという。著者の担当科（泌尿器科）においては，自己血貯血を行った692症例中288症例（42％）が70歳以上であり，高齢であるということは自己血輸血療法においては決して特殊なものではなく，日常的なものととらえるべきである。本章では，自己血輸血療法の中でも，もっとも広く行われている術前自己血貯血法を行うにあたっての，高齢者の特徴と安全な採血法，採血量などについて概説する。

なお老人保険上の定義から，原則として70歳以上を高齢者としたが，文献によっては65歳以上あるいは75歳以上としているものもあるので，その場合はそのままのデータを参考にした。

■ 高齢者における自己血輸血の意義 ■

輸血との関連が疑われる副作用は，核酸増幅検査（nucleic acid amplification testing：NAT）の導入や血液照射を開始して以来，激減した[4]。その結果，もはや自己血輸血は不要である，あるいはその役割は終わりつつあるという議論[5]もある。また，手術出血量そのものが少なくなってきたため，同種血，自己血ともに輸血そのものを必要とする症例が少なくなってきている[6]。そこで余命の短い高齢者では，同種血輸血の副作用の重大性は若年者よりもよりいっそう低く，自己血輸血に必ずしもこだわる必要はないという意見[7]もある。しかし，献血可能世代の減少と，輸血を受けることの多い老年世代の急増で，献血同種血そのものの将来の需給バランスは危機的な状況にある[8]。したがって自己血輸血の目的は，従来の輸血副作用を避けるため同種血を回避するということに加え，献血同種血の使用量削減，すなわち血液消費者（主に高齢者）自らが血液の供給源となるという従来とは変質した目的が自己血輸血について今後強調されてくると思われる。いずれは，"自己血輸血が可能な患者"に献血血液を配分するのは適切な選択ではないという主張[9]も広がってくる

と思われる。したがって，輸血療法をもっとも多く受ける立場の高齢者においてこそ，自己血輸血を積極的に行う意義は高い。

■ 術前貯血式自己血輸血における高齢者の特性 ■

　現在では，日本におけるガイドライン，マニュアルなどでは，術前貯血においては高齢者では慎重にというコメントはあるが，特別に年齢制限をしているものはない[10)11)]。この点については，ヨーロッパ，北米でも同様である[12)〜14)]。実際の臨床現場においても，自己血輸血量療法を積極的に行っている施設へのアンケート調査では，76％の施設が年齢に特別な制限はせずに自己血貯血を行っている[15)]。

　ここでは，術前貯血式自己血輸血療法を高齢者に行ううえで知っておくべき点を整理し，安全な自己血採血について述べる。

1. 高齢者の自己血貯血前の血液状態

　当科で自己血採血を行った症例について，循環血液量[16)]を比較してみると，非高齢者に比較し高齢者のほうが有意に少ない（図1）。採血前Hb値については，女性においては有意の差はないが，男性では高齢者のほうが有意に低値である（図2）。さらに高齢者では，採血前における骨髄造血能を示唆する網状赤血球数は非高齢者と差はないが，血清エリスロポエチン（erythropoietin：EPO）濃度は高齢者のほうが有意に高値である[17)]。これらは高齢者の慢性貧血の状態をうかがわせるとともに，内因性EPOは慢性貧血に対しそれなりに反応しているが，網状赤血球が内因性EPO濃度に応じた上昇を示していないことから，高齢者においては骨髄の反応性が低い，または造血予備能が低下しているとも考えられる。

2. 高齢者における自己血貯血の採血後の変化

　自己血採血（脱血）後の網状赤血球の推移は，脱血後しばらくは年齢による差はない[3)]が，脱血を続けていくと3週目を過ぎるころから有意に高齢者の

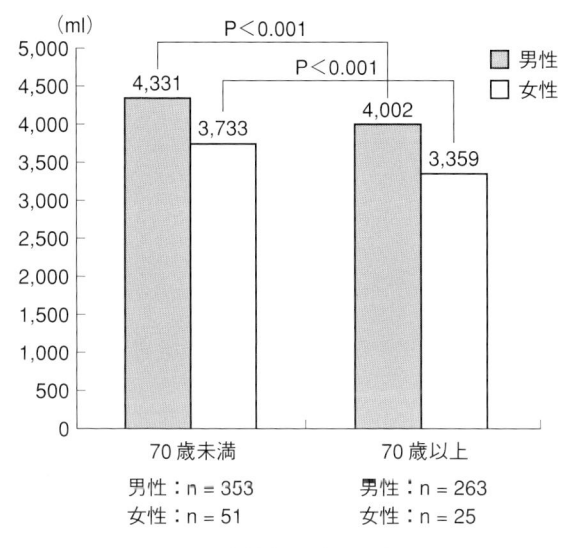

図1 高齢者の循環血液量

70歳未満
男性：n = 353
女性：n = 51

70歳以上
男性：n = 263
女性：n = 25

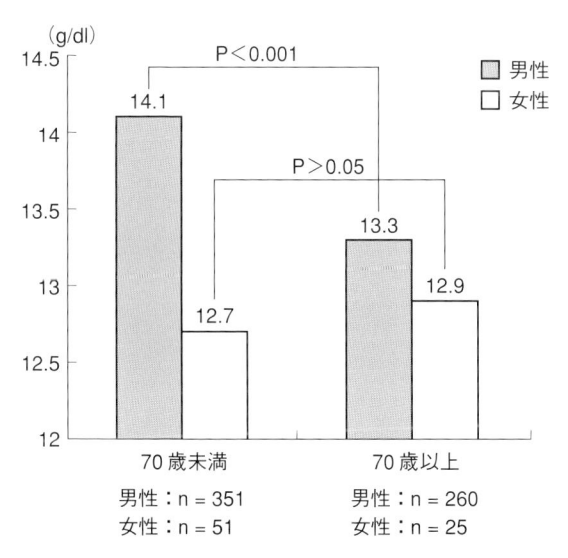

図2 自己血採血直前のHb値

70歳未満
男性：n = 351
女性：n = 51

70歳以上
男性：n = 260
女性：n = 25

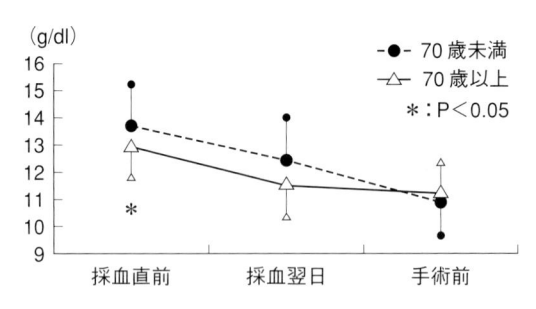

図3-a　400 ml採血

● 70歳未満：貯血前（n＝114，平均体重62.1 kg）
　　　　　　貯血翌日（n＝114）
　　　　　　術直前（n＝42，EPO使用4症例）
　　　　　　採血から手術まで平均5.1日
△ 70歳以上：貯血前（n＝106，平均体重55.3 kg）
　　　　　　貯血翌日（n＝106）
　　　　　　術直前（n＝35，EPO使用0症例）
　　　　　　採血から手術まで平均5.0日

ほうが低下している[18]。一方，脱血による内因性EPOの反応は，脱血1週目から有意に若年者よりも良好であるという[7]。これらの報告から，高齢者では脱血前の慢性的貧血に対し，すでに内因性EPOはある程度反応している状態にあり，さらに脱血によって内因性EPOは良く反応するが，骨髄における赤血球造血反応の予備能があまり残っていないため，早期の段階で息切れしてしまうと考えられる。ただし高齢者における脱血による内因性EPOの増加反応は鈍いとの報告[19]もあり，この点については必ずしも一致した見解を得られていない。しかし，いずれにせよ全般的（長期的）に見れば，造血予備能は高齢者で低下しているということができよう。

　次に脱血後のHb値の動きを，1回採血400 mlの脱血翌日，脱血後平均5日目の手術直前で測定した結果を図3-aに示した。採血前のHb値は高齢者のほうが有意に低値であり，採血翌日は，採血前のHb値の差をそのまま引きずっているが，脱血後平均5日目の手術直前では，年齢によるHb値に差は見られなかった。高山ら[3]も，脱血後3週までのHb値は，70歳未満と70歳以上の群では脱血前のHb値の差を保ったまま推移するとしている。すなわち自己血採血後，比較的早い期間は，貯血によるHb値の推移は高齢者も若年者に劣るも

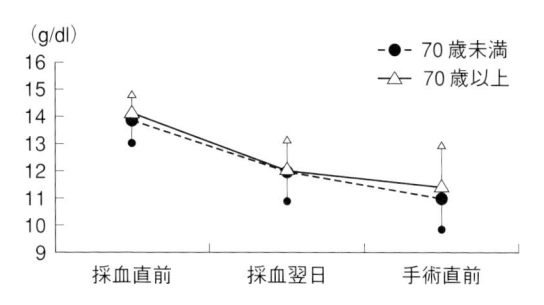

図 3-b　600 ml 採血
● 70 歳未満：貯血前（n＝43，平均体重 66.5 kg）
　　　　　　貯血翌日（n＝43）
　　　　　　術直前（n＝18，EPO 使用 0 症例）
　　　　　　採血から手術まで平均 5.4 日
△ 70 歳以上：貯血前（n＝20，平均体重 58.9 kg）
　　　　　　貯血翌日（n＝20）
　　　　　　術直前（n＝5，EPO 使用 0 症例）
　　　　　　採血から手術まで平均 4.6 日

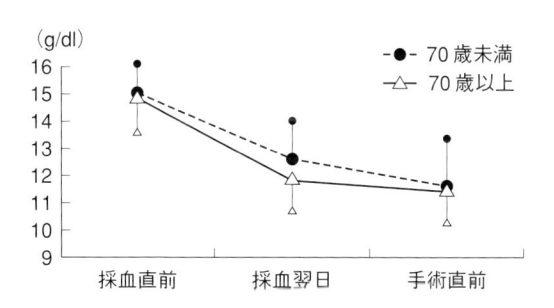

図 3-c　800 ml 採血
● 70 歳未満：貯血前（n＝36，平均体重 62.4 kg）
　　　　　　貯血翌日（n＝36）
　　　　　　術直前（n＝12，EPO 使用 2 症例）
　　　　　　採血から手術まで平均 6.7 日
△ 70 歳以上：貯血前（n＝11，平均体重 61.1 kg）
　　　　　　貯血翌日（n＝11）
　　　　　　術直前（n＝4，EPO 使用 1 症例）
　　　　　　採血から手術まで平均 5.5 日

図 3　自己血採血後の Hb の変化（400 ml，600 ml，800 ml 採血）

のではないようである．しかし，脱血を1週ごとに，5回（週）以上連続して続けて行う場合のHb値の推移は，脱血開始後age-dependentに低下し，特に70歳以上で著明に低下するとされている[7]．

3. 高齢者における外因性EPO（r-huEPO）の位置づけ

このように高齢者では，骨髄における造血能，または内因性EPOに対する反応は脱血後早期は悪くはないが，造血予備能は長期的に見ると低いと考えられる．しかし外因性EPO（recombinant human erythropoietin：r-huEPO）に対する骨髄の反応性は，高齢者でも良好なことが知られており[18)20)]，むしろ高齢者にこそr-huEPOの有用性がある[21]．したがって，採血前貧血状態にある高齢者では，r-huEPOを適切に利用することにより，安全に自己血を採取可能である．

ただし，術前Hb値が正常の場合には，r-huEPOを投与しても，術後のHbの回復には影響がないとされ[22]，さらにr-huEPOの投与で術前の貧血は是正されるが，術後の内因性EPOの産生が遅れ，ひいては術後の貧血の回復が遅れる可能性が示唆されている[21]．また，自己血採血時r-huEPOの複数回投与後の幼若網状赤血球の割合がプラトーに達してしまう現象も認められている[23]．このような報告からすると，術前貧血の傾向のある高齢者ではr-huEPOは確かに有効であるが，自己血貯血量を増やさんがため，むやみにr-huEPOを使用するのは慎むべきである．

4. 高齢者と合併症

高齢者では，予定貯血量を採血できないことも少なくない．その理由として，採血前Hb値が低い（貧血状態にある）ことが挙げられるが，心・血管系の合併症も大きな原因のひとつとなっている[24]．ただ，Gandiniら[25]によると，高齢者では9.2%で心・血管系の合併症が認められたが，自己血採血時，心臓における副作用（心房細動）を0.2%に認めたのみであるという．

5. 自己血採血に伴う副作用

自己血採血に伴う副作用は，血管迷走神経反応（vaso-vagal reactions：

表 1 新潟市民病院泌尿器科における術前自己血採血の管理
（1 回採血 400 ml，600 ml，800 ml 共通）

- 自己血採血は入院後に行う。
- 採血は（面識のある）主治医が施行し，終了までそばを離れない。
- 採血終了後，ただちに静脈を確保し補液を開始する。
   代用血漿液＝デキストセラン D40® 500 ml
   電解質液＝ラクテック® 500 ml
   電解質液補液は，手術前日まで（平均 5 日）鉄剤点滴のつなぎとして続ける。
- 病室には車椅子で移動し，落ち着くまで自分のベッドで休む。
- 採血当日より鉄剤を開始し，手術前日まで続ける（平均 5 日）。
   フェジン® 40 mg/5% 糖液 100 ml （div）× 2/ 日
   経口鉄剤（フェロミア錠® 200 mg/ 日）

VVR）がもっとも注意すべきものである。VVR 発生は，高齢者に多いという報告もある[26]が，多くの報告では，高齢者での頻度は高くなく[27]，かえって若年者[28]，初回採血[28]〜[30]，女性[29][30]，低体重[28]などが VVR の危険因子である。したがって採血時副作用の点から見て，加齢そのものは自己血貯血の除外因子とはならない。

　著者の施設では，表 1 に示す管理方法で採血を行っている[31]。この方法での 400 ml 採血では，表 2 に示すように，血圧低下を伴う VVR-I 度が 70 歳未満の 285 症例中 1 症例（0.4%）に見られ，70 歳以上の 233 症例では見られなかった（400 ml 採血全症例では 1/518＝0.2%）。血圧低下を伴わない脳貧血症状や，採血後しばらくしてからの不快感などを訴える不均衡症候群が 70 歳以上に各 1 症例（0.4%）に見られた。したがって，400 ml 採血においては VVR を含めたすべての副作用を合わせると，70 歳未満では 0.4%（1/285 症例），70 歳以上では 0.9%（2/233 症例），全症例で 0.6%（3/538 症例）であり，年齢による有意の差はなく，献血採血時の副作用発生頻度[32]に同等であった。すなわち自己血 400 ml 採血では，献血採血に比べて採血時副作用が多いとはいえず，また特に高齢者に副作用が多いとはいえない。しかし高齢者では，体格が小柄になり，循環血液量が少なく，Hb 濃度が低値であることを考慮すれば，同じ採血量であっても，高齢者のほうが全血液量に対する脱血血液量の割合は多いことになり，若年者に比べ注意を払うのは当然である。

表2 自己血採血に伴う合併症の種類と頻度

	400 ml 採血	600 ml 採血	800 ml 採血	全症例（含む端数採血）
VVR-I度				
70歳未満	1/285 (0.4%)	0/49	2/42 (4.7%)	3/404 (0.7%)
70歳以上	0/233 (a)	0/26	1/11 (9.1%) (a)	2/288 (0.7%)
脳貧血症状				
70歳未満	0/285 (b)	3/49 (6.1%) (b)	0/42	3/404 (0.7%)
70歳以上	1/233 (0.4%) (c)	3/26 (11.5%) (c)	1/11 (9.1%)	5/288 (1.7%)
不均衡症候群				
70歳未満	0/285	0/49	0/42	0/404
70歳以上	1/233 (0.4%)	0/26	0/11	1/288 (0.3%)
その他				
狭心痛	0/518	0/75	0/53	0/692
不整脈	0	0	0	0
穿刺部神経損傷	0	0	0	0

(a) (b) (c)：有意差あり（$P<0.05$）

表3 高齢者における自己血貯血施行上の心構え

- 採血は，熟練者あるいは（熟練した）主治医が行い，患者に話しかけながら，気分を和らげる（33，34）。
- 採血（脱血）速度を急がない（35）。
- 採血終了時より，採血量に見合った（またはそれ以上）の補液（膠質液が望ましい）を行う（isovolemic fluid replacement）（27，36）。
- 採血環境を整える（37）。

(No.)：文献番号

6. 高齢者における自己血貯血採血時の注意点と採血方法

高齢者における，採血副作用を防止するために，表3のような工夫がある。特記する点は，以下のとおりである。1.輸血部医師が採血を行う場合は，採血前日以前に採血者が患者と面談をする[33]，あるいは主治医が付き添う[34] ことが望ましい。2.採血後にはisovolemic fluid replacementに心掛けた補液を行

うことで，高齢者あるいは心血管系疾患患者においてもVVR発生を防止する[27)36)]。採血後の補液としては，晶質液よりも膠質液が望ましい[30)]。

高齢者における自己血貯血の1回採血量について

1. 最初に

1994年の厚生省薬務局による自己血輸血のガイドラインでは，採血前のHb値が11 g/dl以上であること，1回採血量400 ml以下としている[10)]。ヨーロッパ，北米においても，1回採血量は450〜500 mlの1単位にするようにされている[12)13)]。もちろん著者は，基本的にはガイドラインを尊重しているが，著者の担当科（泌尿器科）では，①入院後貯血採血を行うことにしていること，②自己血貯血の対象が癌患者で，自己血貯血のために手術日程を延期したくないこと，③泌尿器科手術では，貯血目標が600〜800 mlで十分なことが多いこと，④保険行政の関係で，入院期間を可能なかぎり短縮するよう迫られている，などの理由で，1回に600 mlまたは800 mlの採血を試みた[31)]。その場合の適応条件は，心肺機能に重大な障害のないことを前提に，年齢には関係なく600 ml採血の場合は，採血前Hb値14 g/dl程度，800 ml採血では，採血前Hb値15 g/dl程度を目安とした。採血条件に体重は特に考慮しなかったが，各採血量における非高齢者，高齢者の平均体重は，それぞれ400 ml採血で62.1 kg，55.3 kg，600 ml採血で66.5 kg，58.9 kg，800 ml採血で62.4 kg，61.1 kgであった。

2. 循環血液量（TBV）に対する比率と採血後のHbの低下

高齢者における循環血液量（total blood volume：TBV）に対する比率は，400 mlで10.4％，600 mlで15.2％，800 ml採血で19.2％であり（表4），非高齢者に比べ高齢者のほうがTBVが少ないだけその比率は高くなる。

表4 1回採血量の循環血液量（TBV）に対する比率
（高齢者と非高齢者）

	400 ml 採血	600 ml 採血	800 ml 採血
70歳未満	9.5% (n=285) 男性 9.3%(n=248) 女性 11.0%(n=37)	14.4% (n=49) 男性 14.3%(n=44) 女性 15.4%(n=5)	18.5% (n=42) 男性 18.4%(n=40) 女性 22.1%(n=2)
70歳以上	10.4% (n=233) 男性 10.2%(n=212) 女性 12.4%(n=21)	15.2% (n=26) 男性 14.9%(n=22) 女性 16.6%(n=4)	19.2% (n=11) 男性 19.2%(n=11) 女性 (n=0)

3. 採血後のHb値の変化 (図3-a, b, c)

脱血後のHb値の動きを，1回採血400 ml, 600 ml, 800 ml の脱血翌日，脱血後平均5日目の手術直前で測定した結果を，図3-a, b, c に示した。脱血後のHb値の推移は，採血前のHb値にばらつきのある400 ml採血についてはすでに述べた。脱血時ほぼHb値がそろっている1回600 ml, 800 ml採血では，いずれの時点でも年齢によるHb値の差はなかった。すなわち，1回採血量として600 ml, 800 ml を脱血しても，高齢者においても非高齢者と同様のHbの推移を示していた。

4. 貯血から手術までの期間の短縮

貯血から手術までの期間は分割採血に比べ，600 ml 1回採血では8.2日から5.2日と，800 ml 1回採血では8.9日から6.7日と，ともに有意に短縮された[38]。

5. 採血による副作用 (表2)

600 ml採血では，血圧低下を伴うVVRはなかった。脳貧血症状は70歳未満で6.1%（3/49症例），70歳以上で11.5%（3/26症例）で年齢による有意差はなかったが，400 ml採血に比較しともに有意に高頻度であつた〔表2-(b)(c)〕。

800 ml採血では,脳貧血症状は70歳未満では見られず,70歳以上で9.1%（1/11症例）と600 ml採血時より頻度は少なかった。しかし血圧低下を伴うVVRは,70歳未満で4.7%（2/42症例）,70歳以上で9.1%（1/11症例）の高頻度で見られた。これも年齢による有意の差はなかったが,高齢者では400 ml採血時に比較し有意に高頻度であった〔表2-(a),非高齢者では有意差なし〕。いずれの採血量の場合も,VVR-Ⅱ度以上の症例はなかった。このように600 ml,800 mlの1回採血では,400 ml採血に比べ高頻度に副作用が見られ,大戸ら[39]の全国アンケートによる副作用報告に比べても高頻度であることは否めない。

6. 結　論

　600 ml,800 ml 1回採血は,高齢者と非高齢者では採血後のHb値の推移に大きな差は見られず,貯血期間の短縮には有用ではあるが,副作用の点からまだ問題がある。非高齢者の600 ml 1回採血は,採血時Hb 14.0 g/dl以上という条件で自己血輸血に熟練した施設であれば可能であると考えているが,現在の時点で,特に高齢者においては600 mlの1回採血を一般に広く推奨することは時期尚早と思われる。また800 ml 1回採血は,採血時Hb 15.0 g/dl以上という条件で行っても,VVRを含めた副作用は特に高齢者で多く,今のところ一般に勧められるものとはいい難い。

■ 高齢者における自己血輸血のまとめ ■

　自己血輸血療法は,同種血輸血副作用を回避する以外に,術者の輸血に対する意識を変え,手術出血そのものを減少させるという大きな役割を果たしてきた。そして皮肉なことに手術出血が少なくなり,同種血の安全性も高まった今日,逆に自己血輸血療法の意義を問われる時代になった。それだからこそ疾患をもつ患者や高齢者から採血する自己血輸血療法は,同種血輸血療法よりも,さらにいっそう採血副作用や細菌汚染に注意し,ましてや輸血（返血）間違いなど絶対にないよう安全性に気を配る必要がある。

　輸血頻度は少なくなったとはいえ手術治療においては,輸血療法そのものは依然として重要な治療法のひとつである。しかし,その際に同種血輸血の安全

性を強調しても，自己血輸血を選ぶ患者が多いといわれる[40)41)]。このことは，同種血輸血に対する人々の漠然とした恐怖感を表しているものと思われ，あながち否定することのできない真実でもある。すなわち，同種血輸血に伴う副作用総数（特に非溶血性副作用）は必ずしも減少しておらず[4)]，従来，見過ごされてきた血液製剤中の抗顆粒球抗体や抗HLA抗体による"輸血関連急性肺障害（transfusion-related acute lung injury：TRALI）"も，実はその頻度は決して少なくないことが分かった[42)43)]。安全性という点では，今日においても同種血に比べ自己血は絶対的に優位を保っていると断言できる。したがって，手術治療の対象の少なからぬ症例が高齢者であることを考えると，高齢であるがゆえに同種血の輸血副作用の重みを低く見積もってよいという主張には疑問を持たざるをえない。

　手術治療を受けることの多い高齢者においては，自己血輸血を利用すべき機会は決して少なくはない。輸血が必要と思われる場合は，高齢者といえども自らの血液を利用できるか否かを患者自身も，また医療者もまず考え，それができない場合に初めて献血同種血を利用するような心構えが必要である。

参考文献

1) 正宗良和．消化器一般外科領域での自己血輸血．自己血輸血　2003；16：36-40．
2) 笠井博人，許　俊鋭，大内　浩ほか．高齢者開心術症例に対する自己血貯血と同種血無輸血手術の成否に関与する因子の検討．自己血輸血　1999；12：96-9．
3) 高山　優，松田英樹，坂井和夫ほか．高齢者人工関節症例と若年者側弯症例での貯血式自己血輸血の臨床応用．自己血輸血　1994；7：71-5．
4) 田所憲治．同種血輸血副作用の現状．自己血輸血　1999；14：20-6．
5) Brecher ME, Goodnough LT. The rise and fall of preoperative autologous blood donation. Transfusion　2002；42：1618-22.
6) Goldman M, Savars R, Long A, et al. Declining value of preoperative autologous donation. Transfusion　2002；42：819-23.
7) 新名主宏一．高齢者における自己血輸血．高折益彦編著．自己血輸血マニュアル．改訂第2版．東京：克誠堂出版；1996. p. 203-14．
8) 渡辺嘉久，高橋孝喜，掛川裕通ほか．日本の将来推計人口をもとにした今後30年間の輸血用血液の需給予測．日輸血会誌　1998；44：328-35．
9) 前田平生．自己血輸血と今後の課題．日本輸血会誌　2001；47：438-40．
10) 厚生省薬務局．自己血輸血ガイドライン．高折益彦編著．自己血輸血マニュアル．改訂第2版．東京：克誠堂出版；1996. p. 256-97．
11) 福岡自己血輸血研究会編．貯血式自己血輸血．自己血輸血ハンドブック．福岡：

(非売品）；1993. p. 11-31.
12) American Association of Blood Banks. Chapter 20：Autologous transfusion. In：Walker RH, editor. AABB Technical manual. Arlington, Va：AABB；1990. p. 433-48.
13) Council of Europe. Guideline for autologous blood transfusion. Vox Sang 1989；57：278-80.
14) British Committee for Standards in Haematology Blood Transfusion Task Force. Guidelines for autologous transfusion. I. Pre-operative autologus donation. Transfusion Medicine 1993；3：307-16.
15) 大戸　斉，富士武史，脇本信博ほか．自己血輸血に関するアンケート調査：自己血採血・貯血・輸血の安全性に関する調査　第2報　自己血輸血の安全対策について．自己血輸血 1999；12：181-9.
16) 小川　龍，藤田達士，福田義一．日本人の循環血液量正常値の研究．呼と循 1970；18：833-8.
17) 小野裕逸，百川　健，成田淳一ほか．高齢者開心術における自己血輸血．日胸外会誌 1995；43：181-5.
18) 新名主宏一，時岡　剛，肥後恵子ほか．貯血困難例におけるエリスロポエチンの併用—高齢者における造血能とエリスロポエチンの投与効果—．自己血輸血 1994；6：219-25.
19) Tasaki T, Ohto H, Noguchi M, et al. Iron and erythropoietin measurement in autologous blood donors with anemia：implications for management. Transfusion 1994；34：337-43.
20) 田崎哲典，大戸　斉，元木良一．高齢者の自己血輸血—r-HuEPO の有用性と貯血の意義—．自己血輸血 1995；8：119-21.
21) Tasaki T, Ohto H, Hashimoto C, et al. Recombinant human erythropoietin for autologous blood donation：effects on perioperative red-blood-cell and serum erythropoietin production. Lancet 1992；339：773-5.
22) Avall A, Hyllner M, Bengtson JP, et al. Recombinant human erythropoietin in preoperative autologous blood donation did not influence the haemoglobin recovery after surgery. Acta Anesthesiol Scand 2003；47：687-92.
23) 東谷孝徳，川野洋之，江頭弘一ほか．自己血採血患者の血液学的検討．自己血輸血 2004；17：89-94.
24) 正宗良和，國井康男，菊池　秀ほか．消化器外科での自己血輸血—自己血貯血の隘路ならびに高齢者貯血の可能性．自己血輸血 1994；7：97-101.
25) Gandini G, Franchini M, de Gironcoli M, et al. Preoperative autologous blood donation by elderly patients undergoing orthopaedic surgery. Vox Sang 2001；80：95-100.
26) Popovsky MA, Whitaker B, Arnold NL. Severe outcomes of allogenic and autologous blood donation：frequency and characterization. Transfusion 1995；

35：734-7.
27) 森山昌彦, 平野亜希子, 浅香祐幸ほか. 自己血貯血時の血管迷走神経反射（VVR）の発症が補液で抑制されるか?—高齢者と非高齢者に分けての基礎疾患別検討—. 自己血輸血 2004；17：71-4.
28) Trouern-Trend JJ, Cable RG, Badon SJ, et al. A case-controlled multicenter study of vasovagal reactions in blood donors：influence of sex, age, donation status, weight, blood pressure, and pulse. Transfusion 1999；39：316-20.
29) 藤田　浩, 中山　紳, 上久律子ほか. 当院における自己血採血時の血管迷走神経反射症例の臨床的特徴. 自己血輸血 2002；15：46-50.
30) 瀬戸美夏, 真鍋庸三, 久保田智彦ほか. 心拍・血圧変動スペクトル解析を用いた自己血採血および輸液後の自律神経機能の評価. 日本輸血会誌 2002；48：455-64.
31) 大沢哲雄. 400 ml を超えた1回採血による術前自己血貯血法. 自己血輸血 1998；11：140-4.
32) 原野直子, 山田加代, 武田睦子ほか. 全血採血における副作用調査. 血液事業 1997；20：67（WS2-1）.
33) 佐藤祐二, 西部俊哉, 小林寿美子ほか. 自己血採血における VVR 発症例の検討と対策. 日本輸血会誌 2002；48：329-34.
34) 高山　優, 仁田史人, 松田英樹. 貧血患者に対する自己血輸血の経験—Hb 値 11 g/dl 以下の患者での応用—. 自己血輸血 1997；9：167-70.
35) 佐川公矯. 自己血輸血の基本事項—インフォームド・コンセント, 安全確認—. Prog Med 2000；20：293-8.
36) Kasper S-M, Weimbs G, Sabatowski R, et al. A randomized crossover trial of IV fluid replacement versus no fluid replacement in autologous blood donors with cardiovascular disease. Transfusion 2002；42：226-31.
37) 渡辺チカ子, 熊谷美香子, 能登谷武ほか. 当院における自己血採血の現状と採血時副作用の検討. 自己血輸血 2002；15：51-6.
38) 大沢哲雄. 600 ml, 800 ml の自己血一回採血による術前貯血スケジュールの短縮. 自己血輸血 2001；14：137-42.
39) 大戸　斉, 富士武史, 脇本信博ほか. 自己血輸血に関するアンケート調査：自己血採血・貯血・輸血の安全性に関する調査　第1報　自己血採血量と使用量および自己血の採血・保存・返血に伴う副作用・トラブルについて. 自己血輸血 1998；11：175-80.
40) Lee SJ, Liljas B, Churchill WH, et al. Perceptions and preferences of autologous blood donors. Transfusion 1998；38：757-63.
41) Molzan C, Proulx N, Bormanis N, et al. Perceptions and motivations of Canadian autologous blood donors. Transfusion Med 2001；11：177-82.
42) 藤井康彦, 浅井隆善, 下平滋隆ほか. 全国国立大学付属病院輸血部会議副作用登録委員会報告—輸血関連急性肺障害（TRALI）について. 臨床血液 2004；

45：186（OS-1-6）.
43) Silliman CC, Boshkov LK, Mehdizadehkashi Z, et al. Transfusion-related acute lung injury：epidemiology and prospective analysis of etiologic factors. Blood 2003；101：454-62.

大澤　哲雄

IX

宗教上の輸血拒否と自己血輸血

■ 宗教上の理由で輸血を拒否する "エホバの証人" とは ■

　宗教上の理由で輸血を拒否する代表的な宗派が"エホバの証人"である。"エホバ"とは，聖書にでてくる全宇宙を創造した唯一神ヤーベの英語読みである。"証人"とは同じ聖書の中でエホバが読者に対して述べた"あなた方は私の証人である"(イザヤ書43章10節)という言葉に由来するものであり，エホバの名前と目的について証しをする人々である[1]。すなわち"エホバの証人"とは，エホバを崇拝する人々を指し，イエスキリストも"エホバの証人"の一人であると考える宗派の信者たちのことである。

　"エホバの証人"の歴史は，1870年代の初め，米国ペンシルバニア州ピッツバーグに一つの聖書研究のグループが発足し，1884年にRussellらにより法人組織となり，後にエホバの王国を告げ知らせる"ものみの塔聖書冊子協会"と命名された[2]。彼らは，聖書を神が人類に与えた生活実用書と見ており，その教えに忠実に従い，実践することに努めている。聖書によれば，人間は創造者エホバによって造られ，命と生きていくのに必要なすべてのものを与えられており，そのことから彼らは，命の尊さについて強い認識を抱いており，病院を訪れる場合は，創造者から与えられた命を尊び大切にするために病院を訪れる。

■ エホバの証人の輸血に対する考え方 ■

　聖書の中でエホバは"血をさけていなさい"(使徒15章29節)，"ただし，その魂つまりその血を伴う肉を食べてはならない"(創世記9章3節4節)，"血を水のように地面に注ぎだすべきである"(申命記12章24節)といった聖書の章句から，魂が存在する血液はたとえ自分の血液でも一度身体から離れた場合には神に返すものとして，戻すこと(輸血)を拒否するのである。しかし，彼らの宗教上の理解によれば，全血や血液の主要成分である赤血球，白血球，血小板，血漿の輸血を受け入れないが，血漿から分画した非主要成分であるアルブミン，グロブリン，凝固因子などは胎盤を通過するなど自然の営みの中で行われているとして，絶対に使用できないというわけではなく，証人各自が良心的

```
                        ┌─────────┐
                        │ 全　血　│
                        └────┬────┘
          ┌──────────┬──────┴──────┬──────────┐
      ┌───┴───┐  ┌───┴───┐   ┌─────┴─┐   ┌────┴──────┐
      │赤血球 │  │白血球 │   │血小板 │   │血漿 55%   │
      └───┬───┘  └───┬───┘   └───────┘   └────┬──────┘
   ┌──────┴──┐  ┌────┴────────┐         受け入れない
   │ヘモグロビン│ │種々の白血球 │
   └─────────┘  └─────────────┘
```

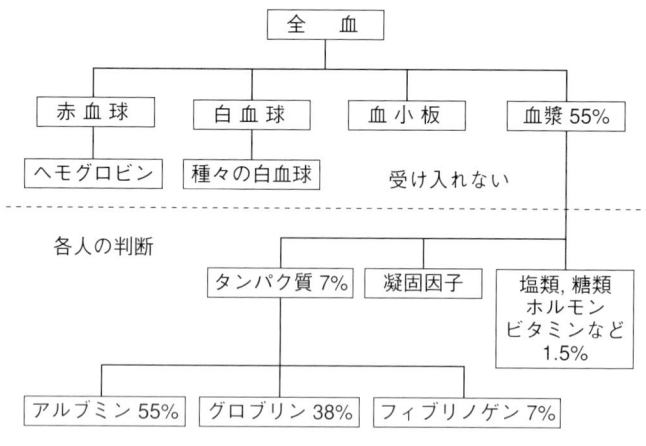

各人の判断

| タンパク質 7% | 凝固因子 | 塩類, 糖類 ホルモン ビタミンなど 1.5% |

| アルブミン 55% | グロブリン 38% | フィブリノゲン 7% |

図1　成分輸血に対する宗教的見方

に決定することと考えている (図1)。血液の成分を含まない止血剤や増血剤，また輸液剤である晶質液や膠質液については，代替療法として喜んで受け入れる[3]。

■ エホバの証人に対する自己血輸血 ■

　彼らは，いったん身体から離れた血液は，たとえ自分の血であっても破棄しなければならないと考えているから，貯血式自己血輸血はもちろんのこと，血液の貯蔵を伴うならば，術前希釈式自己血輸血や術中・術後の回収式自己血輸血も受け入れない。しかし，多くのエホバの証人は，無血充填の人工心肺装置や人工透析は受け入れる。すなわち，循環系と一体となり，しかも持続的に循環しているのであれば，術前希釈式自己血輸血や術中および術後の回収式自己血輸血を受け入れる。このように彼らの輸血拒否の理由は，宗教上の信条であるため，医学的な常識では理解し難い面がある。

　エホバの証人の多くが受け入れている自己血輸血の方法には，次の2つの具体的な条件が求められる。

　① 採血がなされたあと，再注入がただちに，もしくは on-line で継続的に行われること。

② 血液の流れの中断があるとしても，装置の限界ゆえの"わずか"なものであること。

1. 回収式自己血輸血

　回収式自己血輸血には，術中回収式と術後回収式がある。また，洗浄式と非洗浄式があるが，非洗浄式は血液の貯蔵を伴うため受け入れられない。また，洗浄式の回収装置は回収された血液がある程度溜まった時点で洗浄処理が開始されるが，出血量が少ない段階ではかなりの時間血液が蓄えられることになる。したがって，通常の方法で用いる術中回収法は，主に予期せぬ大量出血という緊急事態時のみに用いることを希望するエホバの証人もいる。通常の方法で用いる術後回収式自己血輸血は，通常は少量の持続的な出血を回収するので，かなりの時間血液を蓄えることになるため一般に受け入れられにくいが，上記①②が満たされれば，受け入れるエホバの証人もいる。

2. 希釈式自己血輸血

　手術直前に多量の採血を行い体外の血液バッグに保存し，循環血液量の減少は代用血漿剤で補い，手術中は希釈された血液を術野から出血させ，術後に術直前に採血した血液を返還する方法である。採血バックと血管回路がつながっていれば受け入れるエホバの証人もいるが，"循環していない血液は受け入れがたい"と考えるものもいる。自己血輸血の血液は循環しなくてはならないという概念は聖書にはなく，現在における解釈であると思われる。これを実行するためには，Khine ら[4]（図2）や高折[5]の特殊回路（図3），坂本ら[6]の接続型貯血式輸血セット（図4），西坂ら[7]の持続循環型術中希釈式自己血輸血（図5），平木ら[8]の閉鎖循環回路を用いた術中の希釈式自己血輸血（図6）などが実際に試みられている。

3. 過量性希釈式自己血輸血

　乳酸リンゲルとデキストランの急速輸液を10～15分で行い，これを3回繰り返して血液を希釈する方法である。すなわち，出血が発生する前に生体の血液量をこれらの輸液剤で増量かつ希釈しておき，出血が生じても循環動態の維

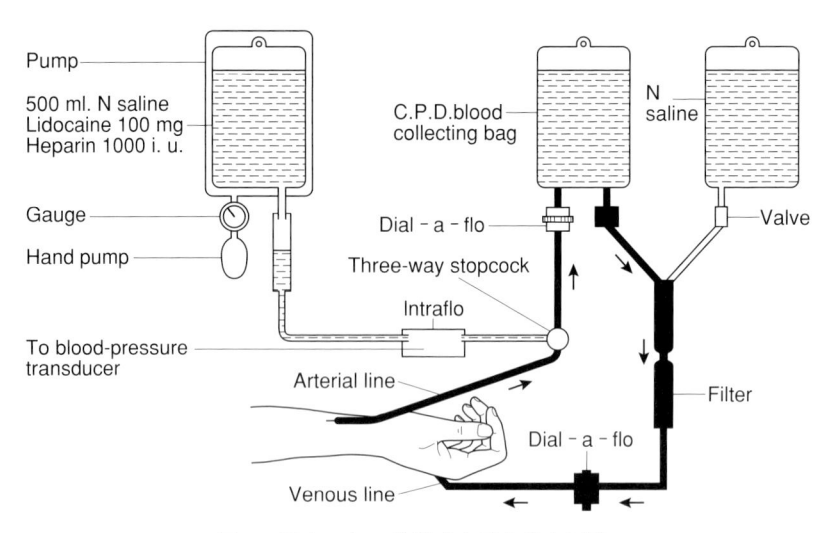

図2 Khineらの希釈式自己血輸血回路
(Khine HH, Naidu R, Cowell H, et al. A method of blood conservation in Jehovah's Witnesses : Incirculation diversion and refusion. Anesth Analg 1978 ; 57 : 279-80 より引用)

持を図るとともに，出血に伴う血球成分の消失を少なくする方法である。輸血を行うことがないので，エホバの証人の信条に全く反しないが，急速な輸液負荷により肺水腫を来す危険性があるので，循環系などに問題のないことが条件など，適応となる症例は限定される。さらに，全身麻酔下の陽圧呼吸による熟練した全身管理が必要であり，施行可能な施設は限定される[9]。

■ 輸血を拒否するエホバの証人の患者に対する対応 ■

輸血拒否を表明していたエホバの証人の悪性腫瘍に対する肝臓手術術後に，無意識のうちに無断で輸血が施されたことに対し患者が医師側を提訴していた裁判で，2000年2月最高裁判所は"患者の意思決定をする権利"を"人格権"の一内容として患者を擁護した。このことは，患者のinformed choice は患者の権利として法的にも尊重されるべき事柄となった。すなわち，わが国でも患

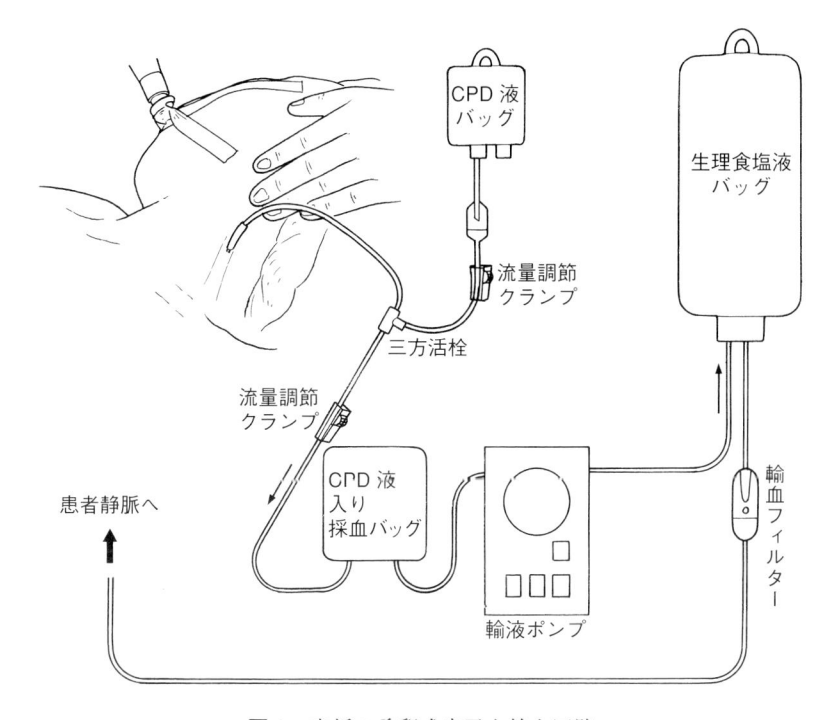

図3 高折の希釈式自己血輸血回路
(高折益彦. 自己血輸血の適応の拡大. 病態生理 1990；9：418-20 より引用)

者の裁量権として輸血を拒否することができるようになった[10]。
1. 輸血が必要とされる治療計画において，患者が輸血拒否を表明した場合の医療者側の選択
① 輸血に代わる代替療法の検討
② 応用可能な自己血輸血の検討
③ 手術法の検討：(a) 低侵襲手術の選択，(b) 段階的手術計画
④ 無輸血療法ができる他の医師との相談
⑤ 無輸血療法ができる他の施設への搬送
 この場合，各地にあるエホバの証人の医療機関連絡委員会に連絡し，協力を求めることができる。
2. 輸血拒否の意思の確認
 意識のある成人の場合は，患者本人の意思が優先されるが，意識のない状態

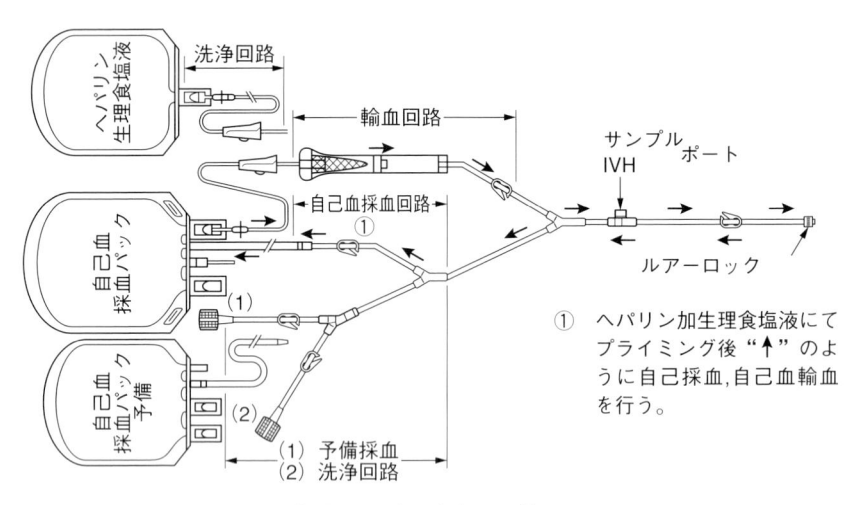

図4 坂本らの貯血式自己血輸血セット

① ヘパリン加生理食塩液にてプライミング後"↑"のように自己採血,自己血輸血を行う。

(1) 予備採血
(2) 洗浄回路

（坂本久浩，中田浩一，大川真治ほか．エホバの証人患者に対する持続型貯血式輸血セットの工夫．自己血輸血 1994；7：17-9 より引用）

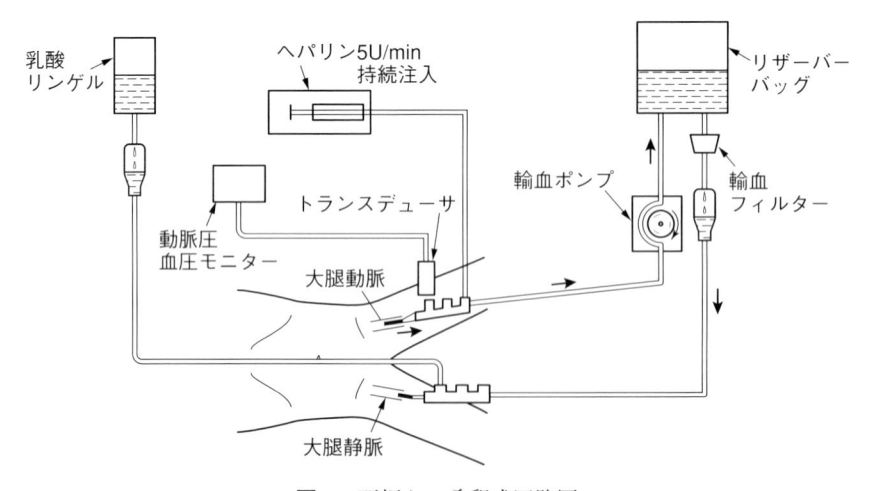

図5 西坂らの希釈式回路図

（西坂利行，遠藤雄司，藤田隆史ほか．持続循環型術中希釈式自己血輸血の新しい試み．自己血輸血 1995；8：72-6 より引用）

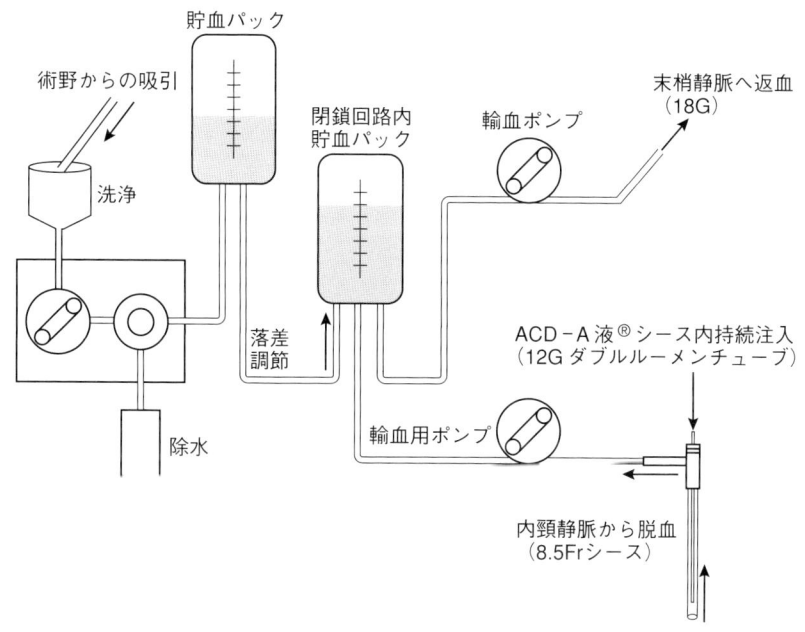

図6 平木らのセルセーバー®と連動した循環回路希釈式
(平木照之,濱田伸哉,加納龍彦ほか.エホバの証人に対する閉鎖循環回路を用いた術中の希釈式自己血輸血.麻酔 2000;49:535-9 より引用)

で搬入された患者や未成年者の場合,輸血拒否の意思の確認が必要である。

① 無意識の患者:エホバの証人たちは,事前の指示兼免責カードを保持しており,これで患者の意思を確認することができる。

② 未成年者:判断能力のある未成年と判断能力のない未成年に分けて考慮する必要があるが,わが国における判例は見当たらない。また,判断能力の有無を一定の年齢で一律に線引きすることは困難である。判断能力のない未成年者の場合は,多くの場合,親の権利に対し敬意を払うべきである[10]。

3. エホバの証人の患者たちが望む条件を聞き出すためには,かなりの時間と労力が必要である。一般にエホバの証人の治療を引き受ける病院には,無宗教やその他の宗派の患者も多く,エホバの証人の患者だけにこのように詳細な説明を行うことは,他の患者の診療に差別感を与えないように配慮することが必要である。さらには,高価な回収式自己血輸血装置があること,術中に回収装置を運転する人員が必要となるなど,医療機関にとってかなりの経済的負担

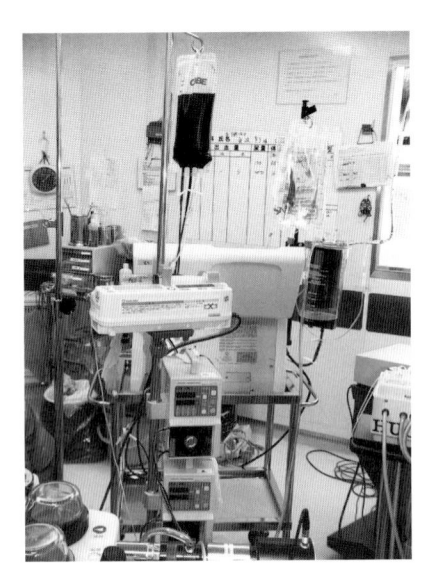

図7 回収式と連動した循環回路希
釈式自己血輸血の実施写真

となる。さらに回収式自己血輸血は回収するだけでは保険請求できず,輸血して初めて保険請求できる。したがって,回収式装置を使用したけれども輸血を拒否されると,高額な消耗品の保険請求ができず病院の損失は大きくなるなど,エホバの証人たちが望む無輸血輸血を実施するには,医師の精神的負担のみならず,他の患者に与える差別感,病院や医療スタッフに対する身体的・経済的負担が大きくなることは避けられない。さまざまな価値観を持つ人がいることを念頭において治療法を検討する必要があろう。

参考文献

1) 20世紀におけるエホバの証人. Watch Tower Bible and Tract Society of Pennsylvania ; 1989. p. 3-5.
2) エホバの証人—神の王国をふれ告げる人々. Watch Tower Bible and Tract Society of Pennsylvania ; 1993. p. 42-60.
3) 血はあなたの命を救うことができますか. Watch Tower Bible and Tract Society of Pennsylvania ; 1990. p. 3-7.
4) Khine HH, Naidu R, Cowell H, et al. A method of blood conservation in

Jehovah's Witnesses : Incirculation diversion and refusion. Anesth Analg 1978 ; 57 : 279-80.
5) 高折益彦. 自己血輸血の適応の拡大. 病態生理 1990 ; 9 : 418-20.
6) 坂本久浩, 中田浩一, 大川真治ほか. エホバの証人患者に対する持続型貯血式輸血セットの工夫. 自己血輸血 1994 ; 7 : 17-9.
7) 西坂利行, 遠藤雄司, 藤田隆史ほか. 持続循環型術中希釈式自己血輸血の新しい試み. 自己血輸血 1995 ; 8 : 72-6.
8) 平木照之, 濱田伸哉, 加納龍彦ほか. エホバの証人に対する閉鎖循環回路を用いた術中の希釈式自己血輸血. 麻酔 2000 ; 49 : 535-9.
9) Trouwborst A, Woerkens EC, Daele M, et al. Acute hypervolemic haemodilution to avoid blood transfusion during major surgery. Lancet 1990 ; 336 : 1295-7.
10) Ariga T, Hayasaki S. Medical, legal and ethical considerations concerning the choice of bloodless medicine by Jehovah's Witnesses. Legal Medicine 2003 ; 5 : S 72 5.

樋口富士男

X

自己血輸血施行の手続き

はじめに：輸血後肝炎の予防を主な目的として，1980年代から急速に広まった本邦の自己血輸血は，二十数年が経過した現在，貯血式自己血輸血に関してはおおむね全国的な広がりをみせている。しかし，これまで整形外科や心臓血管外科領域の熱心な医師たちの強力なリーダーシップで普及してきた部分も多く，ともすれば，特定の診療科とその関係者の間で阿吽の呼吸で実施され，安全性の確認や責任の所在が曖昧にされている側面がないわけではない。貯血式自己血輸血は特別の設備・機器を必要とせず，いつでも，どこでも実施できると思われているが，どこで誰が実施しても常に安全・適切であるというわけではないのである。しかしながら，貯血式自己血輸血は，厚生省の"血液製剤の使用指針"および"輸血療法の実施に関する指針"[1]でも，安全な輸血の切り札と位置づけられている。自己血輸血が真に安全で適切に実施されるためには，一定の基準に則った，社会的に容認される手続きを経たうえで施行される必要がある。ここでは，もっとも普及している貯血式自己血輸血を中心に，実施に際しての必要な取り決めや手続きについて述べる。

■ 貯血式自己血輸血 ■

1. 実施体制を作るための手続き

A. 貯血式自己血輸血の流れ

貯血式自己血輸血は，主に"貯血""保管管理""返血"の3つの過程（図1[2]）に大きく分けられる。貯血式自己血輸血の第一歩は，同意が得られた，適応のある患者から安全に自己血を採取することである。次に，この自己血を適切に保管しなければならない。最終的に手術に際してこの自己血を返血し，同種血輸血を回避して自己血輸血は目的を達成する。

適応の決定から始まって，手術時の返血まで，貯血式自己血輸血の完結に要する時間は長く，それにかかわる部署や医療職の種類は多岐にわたる。貯血式自己血輸血を安全・適切に実施することは，いくつもの過程が円滑に連なって初めて可能になるのであり，その間には多くの部門，部署（診療各科，麻酔科，手術部，輸血部門，看護部，血液センターなど），さまざまな医療従事者（主治医，執刀医，麻酔科医，輸血部医師，臨床検査技師，看護師，血液センター職員など）がかかわっている。また，かかわる全ての人達が共通の目的意

1）適応の決定から貯血まで

実施項目	関連部署	関連職種
適応の決定	診療科	診療科医師
インフォームドコンセント	輸血部門	輸血部医師
諸検査と貯血計画	検査部	臨床検査技師
貯血	看護部	看護師
	血液センター	血液センター職員

2）自己血の保管管理

実施項目	関連部署	関連職種
自己血の照合，ラベリング	輸血部門	輸血部医師
登録	検査部	臨床検査技師
分離，調製	血液センター	血液センター職員
保存		

3）返血，その後

実施項目	関連部署	関連職種
返血申込	輸血部門	輸血部医師
払出	診療科	臨床検査技師
返血	麻酔科	麻酔科医師
使用入力	手術部	診療科医師
使用状況分析	病棟	看護師
フィードバック		

図1 貯血式自己血輸血の流れ
　貯血式自己血輸血の各パートごとに，実施する項目，関係する部署と職種を列挙した。
　（鷹野壽代．貯血式自己血輸血体制の現状と推進．医学のあゆみ 2003；205：349-54 より改変引用）

識を持つ必要がある．そのため，貯血式自己血輸血を安全・適切に実施するためには，一貫した実施・管理体制が不可欠となる．換言すれば，貯血式自己血輸血を適切に円滑に実施するためには，関係する各科，各部署，さまざまな職種間の協力体制を構築する必要がある．

B．自己血貯血体制の構築に必要な事項

　自己血輸血は究極のチーム医療である．貯血式自己血輸血を始めるにあたっては，まず病院全体のコンセンサスが不可欠であり，そのためには以下の手順を踏む必要がある．

① 自己血輸血全般を統括する責任者（医師）を決める。
② 実施体制と手順を決める。
③ 輸血療法委員会で承認を得る。
④ 病院内へ決定事項を周知させる。

実際に病院内で貯血式自己血輸血を実施するにあたっては，必ず以下の事項を輸血療法委員会などの輸血療法に関する最高決定機関で協議・決定し，承認を得，病院全体の決定事項にしておく。また決定事項を明文化しておくことが求められる[3]。

【1】 実施体制

病院の規模，性格を踏まえて具体的な実施体制を構築する。貯血式自己血輸血のおのおのの過程に関係する部署（部門）で十分協議を重ね，自己血採取を実施する時間帯，場所，貯血に従事する人員（人数，職種），保管と払い出しの体制などを決める。

安全に自己血貯血を実施するための医療環境を確保することを第一とする。

【2】 役割分担と責任の明確化

誰が貯血の適否を判断するのか？ 誰が自己血を採血するのか？ どこで自己血を保管するのか？ 払い出しの手順をどうするのか？ などを明確にしておく。血液センターに協力を仰ぐ場合は，その具体的内容を明文化し，当該血液センターと病院の間で契約書を取り交わしておく。

【3】 手順書，マニュアル，必要書類の作成

申込方法，検査項目，貯血基準などの施行のための細則（規定）を定める。実際の自己血採血，輸液，鉄剤やエリスロポエチンの処方，副作用への対応などの手順を決める（マニュアルを作成する）。また必要書類（自己血輸血説明書，同意書，貯血計画書，採血申込書，払い出し請求書など，それぞれの病院で定めた運営規定に必要なもの）を作成する。

また実際の貯血に関しては，以下の事項も具体的に決めておく。

① 自己血採血場所：採血に適した一定の場所（安静が保てる，処置をするのに十分な広さがあり，救急処置ができる）を確保する。
② 貯血にかかわる人員：看護師，医師，輸血部門の検査技師などの最低必要な人員をどういう形態で拠出するかを明確に定める。
③ 必要物品：チューブシーラーや秤など，自己血採取に必要な物品，採血用のバッグなどの消耗品，救急蘇生用の機器，薬品を確保する。消耗品の補充や物品の保管管理を行う部署もあらかじめ決める。

ただ，採取された自己血の安全性を確保するために，自己血の保管・管理と自己血輸血患者の情報は輸血部門に一元化する[4]。したがって，病院の輸血医療全般の方針を協議・決定する機関としての輸血療法委員会（または同等の機能を有する委員会）と，病院の輸血業務を一括して実施する輸血部門（名称，形態は問わない）の設置は不可欠である。

2. 貯血式自己血輸血を実施するときの手続き

A．貯血開始までの手続き

貯血を開始するまでにはおおむね図2のような手順を経る必要がある。

自己血輸血は安全な輸血のための一つの方法であるが，合併症や副作用が全くないわけではない。とりわけ，献血基準から逸脱した患者から自己血を採取すること自体がリスクを伴う行為であり，患者の理解と協力が欠かせない。そのため，自己血輸血に関する説明と同意，さらには患者自身の選択は実施のための第一歩となる。

貯血開始までの手順と担当者（部署）は，それぞれの施設であらかじめ決めておく必要がある。

【1】 適応患者の選定

原則として，待機手術予定患者で，輸血を必要とするほどの出血が周術期に予想されることが最小限必要である。

【2】 説明と同意

適応があり，貯血が可能と思われる患者に対しては，自己血輸血についての

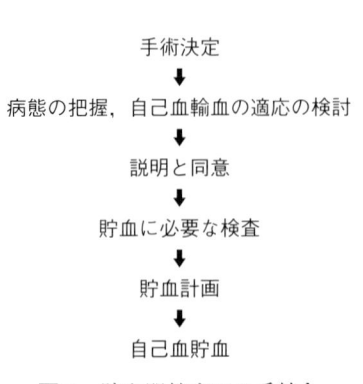

手術決定
↓
病態の把握，自己血輸血の適応の検討
↓
説明と同意
↓
貯血に必要な検査
↓
貯血計画
↓
自己血貯血

図2 貯血開始までの手続き

説明を行う。同種血輸血同様，文書による説明と同意（図3，図4参照）が原則である。患者への情報提供は怠ってはならない。説明と同意，患者自身の選択には十分時間をとることが重要である。輸血専任医師の有無にかかわらず，原則的に各科の主治医（担当医）が実施する。

説明の内容としては，以下の項目を網羅する[4)〜6)]。
- 手術に際して輸血の必要性
- 自己血輸血という選択があること
- 自己血輸血の種類とその具体的な手順
- 自己血輸血のメリットとデメリット
- 同種血使用の可能性
- 自己血の保存と破損時の対応など

特に，貯血時の副作用・合併症，万一の場合の同種血輸血の可能性，貯血開始時の感染症検査（特にHIV）の必要性，自己血の保存中の破損や細菌汚染の可能性などを十分説明する。さらに，自己血輸血を希望しない場合でも，輸血に関することを除いては，治療に不利が生じることはないことをきちんと説明し，決して無理強いしない。患者に自己血輸血を選択するかどうか（インフォームドチョイス：自己決定）を考える時間を提供することも重要である。

【3】 事前検査，貯血計画

病院の実状に応じて，担当者（部署）を決める。事前検査の項目もあらかじめ決めておく。少なくとも，血液型，抗体スクリーニング，感染症（ウイルスマーカー），血液検査一般（血小板数を含む）は必須である。オーダーリングシステムを導入している病院では検査のセット化を考慮する。貯血計画は検査結果を参考にして立てる（図5）。あらかじめ，代表的な疾患，手術における貯血計画の雛形を提示しておくと円滑に進む。手術を待っている間に貯血ができるように調整し，クリニカルパスなどに組み込むことも考慮する。

B．自己血の保管と払い出しの手続き

自己血は同種血と異なり，替わりになるものはないので，確実に保管管理し確実に手術に際して払い出されるべく，手続きを定める。輸血部門が担当することが原則である。輸血部門が自己血採取に関与できない場合は，採血された自己血の搬入に関しても手続きを定める。

自己血と同種血は同じシステム内で並行して管理することが望ましい。払い出しについても同種血と同様に専用の伝票（または，それと同等の方法，図6）で手続きを踏む。いずれにしろ，同種血と同じ俎上で保管・管理や事務的な処

自己血輸血のお勧め　聖マリア病院輸血部

はじめに
あなたがこの度受けられる事になった手術には，通常輸血が必要と考えられます。幸いなことに，あなたの健康状態から考えて，手術の前に自分の血液を貯めて手術に備える「自己血輸血」ができると考えられます。
この文書は，「自己血輸血」の安全性や有効性について充分理解していただき，できるだけ「自己血輸血」で手術を受けていただくように作成されたものです。

輸血による合併症について
手術には輸血を必要とする場合がありますが，他人の血液を輸血すると，種々の合併症が生じることがあります。たとえば，発熱・ジンマシン等の副作用や，肝炎やエイズウイルス等による感染が挙げられます。医学の進歩により，その多くは事前の検査で除かれるようになりましたが，未だ完全ではありません。

自己血輸血とは
「自己血輸血」とは，手術前に予め貯えておいた自分の血液を，手術の際の出血に対して使用する方法です。自分の血液を使いますので，前述したような合併症を回避できる最も安全な輸血方法であると言えます。

自己血の採血について
自己血輸血を行なうためには，前以て採血し，自分の血液を貯めていく必要があります（術前貯血）。採血方法は一般の献血と同じですが，採血は病院内の輸血部で行ないます。採血回数，及び採血量は，病気や手術方法によって異なりますので，詳しいことは担当の先生にお尋ね下さい。

自己血採血にともなう注意事項
採血時に，約3％の人で吐き気・冷汗などの一時的な脳貧血による気分不快感が現われることがありますが，通常は，頭を低くして30分ほど安静にしていれば良くなります。日頃から，鉄分の多いレバーやほうれんそうなどを

図3　自己血輸血のお勧め
　当院（聖マリア病院）で使用している説明文。福岡自己血輸血研究会で作成したものを改変して使っている。

積極的に食べるように心掛けて下さい。なお貯血中は多くの場合，貧血予防のために鉄剤を飲んでいただきます。この場合便が黒くなりますが心配はいりません。但し，胃がムカムカしたり，食欲がなくなったりした場合は担当の先生にお知らせ下さい。

貯血量が足りない場合
手術の際に，予想を上回る出血があった場合や，血液バッグが破損した場合などに他人の血液が必要になることがあります。その場合には，日赤の献血血液を必要最小限使用しますので御了承下さい。

貯血した自己血を使用しなかった場合
場合によっては，手術の際の出血が予想外に少なく，貯めた血液を使用せずにすむこともあります。この場合は，使用しなかった血液を研究用として使用させていただくこともありますので，御了承下さい。

自己血の保存について
自己血の保存は，貯血量や，貯血にかかる期間，保存方法などを考えて，聖マリア病院輸血部，又は福岡県赤十字血液センターで行ないます。自己血の保存に際しては，患者本人の確認，及び調製・保存段階における安全性の確保のために，献血血液に準じた諸検査をさせていただきます。検査結果の如何にかかわらず，このために，あなたに不利益をもたらすことがないよう配慮致しますので，御了承下さい。

手術後の検査について
手術終了後は，定期的に輸血による合併症についての検査を実施致しますので，担当の先生の指示を受けて下さい。

(診療録控)

自 己 血 輸 血 同 意 書

平成　年　月　日

医療法人
雪の聖母会　聖マリア病院　病院長　殿

　私はこの度、私の病状について担当医師から説明を受け、自己血輸血の利点と必要性及びそれに伴う合併症などについて十分理解し、了解しました。
　従って、自己血輸血の実施及び、それに関して医師が必要と認める処置を受けることに同意致します。

　また、自己血の保存等に関して

1. 聖マリア病院輸血部で自己血を保存すること。
2. 自己血採取に際しては、事前に血液検査を実施すること。
3. 稀に、自己血の保存・調製段階で不可抗力的に血液バッグが破損し、自己血が使用できないことがあること。
4. 一定の期間保存した自己血を使用する必要がなくなった場合、その血液を廃棄すること。
5. 万一手術中に異常出血があった場合は、救命のため一般の同種血輸血を受けること。

以上について了承します。

現住所　_____
署　名　_____㊞
生年月日　_____生
患者が未成年の場合
保護者署名　_____㊞

　　　　診療科 _____　主治医 _____

医療法人
雪の聖母会　聖マリア病院輸血部

図4　自己血輸血同意書

当院（聖マリア病院）で使用しているもの。3枚複写（患者用，診療録用，輸血部用）になっている。

自己血輸血計画表及貯血記録 (輸血部控)

ID№	診療科名	科	主治医名
名	手術予定日	年 月 日	連絡先 PHS
年月日 性別 年令 才	診断名		予定術式
所属名 依頼日			

○貯血計画（希望貯血量　　　ml）フィブリングルー使用希望(有・無)　身長：　　cm, 体重：　　kg

	回数	採　血　日　時	ヘモグロビン量	採　血　量	保存法	ロット番号	備　　考
貯血計画	1	月　日　時	g/dl	ml			
	2	月　日　時	g/dl	ml			
	3	月　日　時	g/dl	ml			
	4	月　日　時	g/dl	ml			
	5	月　日　時	g/dl	ml			

○貯血前検査（検査日：　　年　　月　　日）

血液型・血算		生　　化　　学				感　染　症	
ABO型	型	TP	g/dl	K	mEq/l	HBs抗原	＋ ± －
Rh(D)	＋・－	Alb	g/dl	Cl	mEq/l	HCV抗体	＋ ± －
不規則抗体		T-Bil	mg/dl	CRP	mg/dl	HTLV-1	＋ ± －
WBC	×10²/μl	GOT	U/l	γ-GPT	U/l	HIV抗体	＋ ± －
RBC	×10⁴/μl	GPT	U/l	T-Cho	mg/dl	ガラス板	＋ ± －
Hb	g/dl	LDH	U/l	Fe	μg/dl	RPR	＋ ± －
Ht	％	BUN	mg/dl	TIBC	μg/dl	TPHA	＋ ± －
Plt	×10⁴/μl	Cre	mg/dl	UIBC	μg/dl		
		Na	mEq/l				

連絡事項等

聖マリア病院輸血部
☎ 0942-35-3322（内線2102、5101）

図5　貯血計画書

当院（聖マリア病院）で使用しているもの。貯血前検査終了後，主治医（担当医）が輸血部に提出する。上部は患者情報，下部は検査結果を記入する。

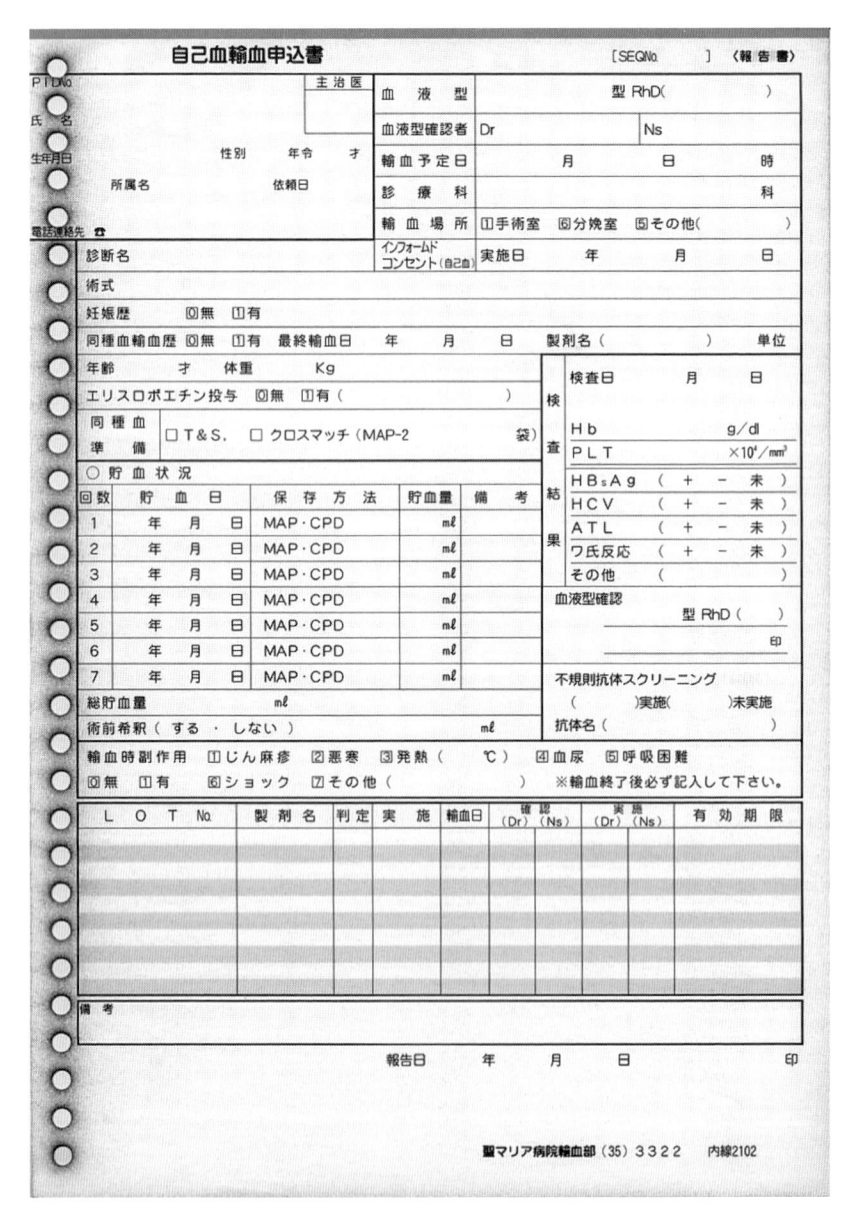

図6 自己血輸血申込書と手術時血液製剤申込書（同種血用：次頁）
　当院（聖マリア病院）で使用しているもの。自己血も病院内で固有のロットナンバーを発番し，同種血と同様の手続きで払い出しを行っている。

| 手術時血液製剤申込書（濃厚赤血球） | [SEQNo.　　] 〈報告書〉 |

PIDNo.		主治医		血液型		型 RhD(　　)
氏　名				血液型確認者	Dr	Ns
生年月日	性別　　年令　　才			輸血予定日	月　　日　　時	
所属名	依頼日			診療科		科
電話連絡先				輸血場所	①手術室　④心カテ室　⑤その他(　　)	
	診断名			インフォームドコンセント	実施日　年　月　日	

術式

不規則抗体　◎無　①有（　　　　　）　　最終検査日　　年　　月　　日

妊娠歴　◎無　①有

輸血歴　◎無　①有　最終輸血日　　年　　月　　日　製剤名（　　　　）　単位

自己血準備　◎無　①有　総貯血量　　　mℓ

★希望するクロスマッチの方法	検査結果	
至　急	□①緊急輸血が必要な場合（仮判定を含む）。	検査日　　月　　日	Hb　　　　g/dℓ
準　備	□②術中輸血が必要と考えられる場合。		Ht　　　　　%
T&S	□③術中輸血の可能性が少ない場合。		PLT　　×10⁴/mm³
（注）②③の検査提出時間は手術前日の午前11時迄です。検体はプレーン採血6mℓ（分離剤なし）が必要です。①②のみ血液申込数を記入して下さい。		PT（活性）　　　　%

/46	血液製剤名	申込数	使用数
/400	赤血球MAP 400mℓ由来		
48534	照射赤血球MAP 400mℓ由来		
54533	白血球除去フィルター		

血液型確認

型 RhD (　　　)

印

血液照射　□要　□不要

不規則抗体スクリーニング
（　　）実施（　　）未実施
抗体名（　　　　　　）

輸血時副作用（記入者：　　　）◎無　①有：①じん麻疹　②悪寒　③発熱（　℃）　④血尿
※輸血終了後必ず記入して下さい　　⑤呼吸困難　⑥ショック　⑦その他（　　　　）

LOT No.	照射	判定	実施	輸血日	確認者(Dr)(Ns)	実施者(Dr)(Ns)	有効期限

備考

報告日　　年　　月　　日　　　　印

聖マリア病院輸血部（35）3322　内線2102

図6　（続き）

理をすることが重要である。

C．自己血返血後の手続きと記録の保管

同種血と同様の手順で使用，ないし廃棄処理を実施する。その後，これを輸血歴として保存（同種血と同じ20年）する。

■ 希釈式と回収式自己血輸血における手続き ■

この2つは主に手術室で実施されるため，当該科と関係者だけですませてしまいがちで，患者への説明と同意や，実施記録などが不十分になる危険性がある。貯血式自己血輸血同様，実施規定を定め，輸血療法委員会などで承認を得ておくことが肝要である。また，希釈式や回収式自己血輸血のみを実施する場合も，事前に患者に説明し（誰が説明するか——例えば麻酔科医とか主治医とか——を明確にしておく）文書で同意を得ておくことが望ましい。実施記録も決まった部署（輸血部門が望ましい）できちんと保管する必要があり，そのための手続きも定めておく。

参考文献

1) 「血液製剤の使用指針」及び「輸血療法の実施に関する指針」．厚生労働省監修．1999.9.
2) 鷹野壽代．貯血式自己血輸血体制の現状と推進．医学のあゆみ 2003；205：349-54.
3) 鷹野壽代．一般総合病院における輸血部主導の自己血輸血体制の構築．高橋孝喜編．自己血輸血実施上のマネジメント．大阪：医薬ジャーナル社；2003. p.103-8.
4) 高橋孝喜．自己血輸血ガイドライン改定案について．自己血輸血 2001；14：1-19.
5) 坂本久浩．自己血輸血におけるインフォームド・コンセント．福岡自己血輸血研究会編．改訂版 自己血輸血ハンドブック．福岡：九州大学出版会；1995. p.16-9.
6) 田崎哲典．自己血輸血のインフォームド・コンセント，安全確認．高橋孝喜編．自己血輸血実施上のマネジメント．大阪：医薬ジャーナル社；2003. p.109-13.

鷹野　壽代

XI

自己血管理システム

はじめに：同種血は，採血から製剤として提供されるまで，そのほとんどが日本赤十字社血液センター（以下，血液センターと略す）により厳重な管理がなされている．それに対して，自己血輸血に使用される血液は，主に病院で採血，処理，保管されている．

　患者に使用される輸血用血液は厳重な管理が求められており，自己血輸血を実施する病院はすべて信頼に足りうる自己血管理システムを構築する必要がある．

　平成15年7月より薬事法と併せて採血および供血あっせん業取締法が改正され，"安全な血液製剤の安定供給の確保などに関する法律"（以下，血液法と略す）が施行された．今や医療関係者は適正で安全な輸血を実施することが法律で求められている．血液製剤や，人組織由来の医薬品などは，特定生物由来製品と呼ばれるようになり，説明，同意，副作用報告，管理の徹底が求められている．自己血輸血についてもこの法律の趣旨は生きており，病院は安全な自己血輸血を実施する義務がある．

　具体的には，平成11年当時の厚生省から通知された"輸血療法の実施に関する指針""血液製剤の使用指針"（厚生省通知，平成11年），"血液製剤保管管理マニュアル"（厚生省薬務局，平成5年9月16日），"自己血輸血：採血及び保管管理マニュアル"（厚生省薬務局，平成6年）に記載されている事項を遵守することが求められる．

　本章では，自己血保存の管理体制，事務処理に関するコンピュータ処理について述べるが，管理システムでもっとも重要なことは自己血の取り違えや自己血汚染の回避，自己血の品質の維持である．自己血の安全性を守るためのチェックリストを表1に示した．

■ 自己血輸血の管理体制 ■

　自己血管理システムでもっとも大事なことは，病院における自己血輸血の管理体制である．安全な自己血輸血を保証するためにも責任体制は重要であり，自己血輸血を一元的に扱う輸血部門の設置，その部門を統括する輸血責任医師（輸血部長），その部門の実質的業務の責任者となるべき輸血担当検査技師の配置，自己血に関する院内規定を検討し決定する輸血療法委員会などが必要である．

XI. 自己血管理システム

表1 自己血輸血の保管管理に関するチェックリスト

番号	チェック項目	○ ×
1	自己血輸血を実施するための管理体制がある。	( )
2	施設で承認された自己血輸血に関するマニュアルがある。	( )
3	自己血輸血に関する説明書，同意書がある。	( )
4	院内で自己血採血基準を作り守っている。	( )
5	希釈式・回収式自己血についても輸血療法委員会で把握されている。	( )
6	自己血採血に関する同意書がないかぎり採血していない。	( )
7	採血バッグには患者識別可能な自己血ラベルを貼っている。	( )
8	採血後，ラベルに患者自身の確認の署名をしてもらっている。	( )
9	ウイルス感染患者の自己血保管について病院管理者の承諾を得ている。	( )
10	ウイルス感染患者の血液にはバイオハザード扱いと明記している。	( )
11	採血終了後はチューブシーラーでチューブをシールしている。	( )
12	輸血療法委員会や診療科で採血責任者が決められている。	( )
13	採血は採血技術に熟練した医師もしくは看護師が行っている。	( )
14	採血した自己血は輸血部門で保管し病棟などで保管することはない。	( )
15	保管は患者ごとにまとめて保管している。	( )
16	自記温度計，警報装置を備えた自己血専用保冷庫を使用している。	( )
17	自記温度計とその記録は毎日点検し確認者のサインがある。	( )
18	使用しなかった自己血は輸血部門で廃棄しており転用していない。	( )
19	採血後から分離，保存までの手順を文書化している。	( )
20	出庫前に自己血の交差適合試験を実施するか，自己血のパイロット血についてABO式血液型，Rh式血液型を確認している。	( )
21	出庫時にバックの破損，溶血，色調変化などのチェックを実施している。	( )
22	自己血搬出時は，必要事項を複数者またはコンピュータで照合している。	( )
23	運搬は適正温度が保てる運搬容器で行っている。	( )
24	手術室で一時保管する場合は使用直前まで専用保冷庫に保管している。	( )
25	未使用の自己血は病棟などで保管せず手術後輸血部門に返却している。	( )
26	回収式・希釈式自己血は基本的に手術室内で使用している。	( )
27	自己血実施時には自己血ラベルと診療録を複数で声を出し照合している。	( )
28	自己血輸血開始後の観察は，同種血と同様に実施している。	( )
29	自己血輸血の実施記録および副作用記録を診療録に記録している。	( )
30	交差適合試験検体と自己血パイロット血は2週間以上保存している。	( )
31	自己血採血から入出庫，実施，廃棄などの記録を2年以上保管している。	( )

注：×がついた項目は改善すべきである。

ここでいう輸血部門は，必ずしも輸血部を意味せず，検査部，薬剤部であっても一元的に輸血用血液を扱う部署のことである。ただし，ある一定以上の規模を持つ施設では，輸血用血液の管理と検査を一元的に管理する輸血部あるいは輸血検査室などを設置すべきである。

　病院規模が小さい場合でも責任体制は明確にし，自己血輸血の安全性は確保しなければならず，安全性が確保できない場合はその施設では自己血輸血は実施すべきではない。

　自己血採血と自己血輸血に関してだけは安全にできるが，自己血の調整，保存に関して十分ではないというような場合は，地域の血液センターへの協力依頼を検討する必要がある。

　その施設で，自己血輸血を実施する場合，まず輸血療法委員会で実施体制，保管体制，ウイルス感染者（B型肝炎ウイルス：HBV，C型肝炎ウイルス：HCV，ヒト免疫不全ウイルス：HIVなど）での自己血輸血を実施するかなどを仔細に検討し，病院長が実施を決定するという手順を踏み，書類で残しておく。

　病院管理者があずかり知らないところで，一部の医師あるいは診療科が実施するような体制は責任の所在が不明確で危険であるため，輸血療法委員会で検討された形跡がない施設，自己血輸血に関する病院の規定あるいはマニュアルがない施設は，初心に戻り安全性の再確認をする必要がある。

■ 自己血保管 ■

1. 保管場所

　貯血式自己血では，自己血は輸血部門で一括して保存管理すべきであり，病棟あるいは外来などで保管すべきではない。血液センターに保管依頼する場合も輸血部門を通して依頼する。

2. 保冷庫と保管方法

　自己血は，ラックなどを使い患者ごとに1ラックにまとめて保管し，ラックにも自己血であることと患者名を大書し同種血と間違わないようにする。

自己血は自記温度計，警報装置を備えた自己血専用保冷庫で適正な温度で保存管理すべきであり，やむをえず同種血と同じ保冷庫に保管する場合は明確に区域を区別して保管する。同種血と取り間違えないためである。

　ウイルス感染患者の血液にはバイオハザードであることを明記し，感染血液専用保冷庫に他の自己血と分けて保管すべきである。専用保冷庫が持てない場合は，自己血保管の保冷庫の中で誰からも分かるように区域を別にする。

　なお保冷庫の保守管理であるが，自記温度計と冷蔵庫内に入れた温度計の両者の記録は毎日点検し確認者がサインする。

　冷蔵庫，冷凍庫の温度異常などの警報は，輸血部門だけでなく，中央管理システムにも鳴るようにすべきであり，かつそれが正常に作動するかどうかも月1回など定期的に確認し記録する。保冷庫の故障や停電，扉の閉め忘れなどで貴重な自己血が使用できなくなる事態は，最大限防止すべきである。

3. 自己血の種類と有効期限

A. 希釈式・回収式自己血

　手術室内において採血後短時間で使用すべきものであり，原則として室温保管である。特に希釈式自己血は，血小板が質量ともに維持されており，室温保管が原則である。

　回収式自己血は細菌汚染のリスクが高く，洗浄処理により溶血しやすい状態になっているため，できるだけ早く使用すべきであり，術後病棟などで使用することは，取り違え輸血も起こりやすいこともあり，推奨できない。

B. 貯血式自己血（液状保存）

　貯血式自己血には，液状で冷蔵保存する自己保存赤血球（以下，自己保存血），自己濃厚赤血球および凍結保存する自己凍結血漿（以下，自己血漿と略す）と解凍赤血球，自己クリオプレシピテート（以下，自己クリオと略す）がある。

　採血後の有効期限について表2に示したが，保存液により差がある。

　自己保存血は，2～6℃で保存し，CPD液で採血後21日間，CPDA-1液[1]（以下，CPDA液とする）では35日間，自己濃厚赤血球ではMAP液で42日間，CPDA液では35日間が有効期限である。

　ただし，血液センターではエルシニア細菌感染の問題を考慮し，MAP液でも採血後21日間を有効期限にしている。自己血の有効期限については，各施

表2 自己血製剤の保存条件と有効期限

製剤名称	保存方法	有効期限	供給までの時間
自己保存血	冷蔵庫（2～6℃）	CPD液　21日 CPDA液　35日	15分
自己濃厚赤血球	冷蔵庫（2～6℃）	CPDA液　35日 MAP液　42日	15分
解凍自己赤血球	液体窒素，冷凍庫 （-65℃以下）	採血後10年 解凍後12時間以内	2～3時間
自己凍結血漿 自己クリオプレシピテート	冷凍庫 （-20℃以下）	採血後1年	15分

虎の門病院においては，解凍自己赤血球の有効期限については，便宜上，採血後1年，解凍後8時間以内としている。

設の輸血療法委員会を通じて決定し院内で徹底する。

C．貯血式自己血（凍結保存）

自己血漿，自己クリオは，-20℃以下の保存条件で有効期限は採血後1年間である。解凍自己赤血球については-65℃以下の保存条件で10年間に及ぶ長期保存が可能であるが，冷凍庫の貯蔵スペースの問題のため虎の門病院では便宜上，有効期限を1年としている。

4．貯血式自己血の成分分離と保存

詳細は他章に譲るが，採血依頼から成分調整し，保存するまでのフローチャートを図1に示す。この処理，保存に関しては手順を文書化し，自己血の細菌汚染などに留意しなければならない。簡単に述べると，採血した自己血をチューブシーラーでシール後，バッグごと大容量冷却遠心器で遠心分離し，赤血球細胞成分に保存液MAP液を追加したものがMAP加自己濃厚赤血球であり，CPDA液入りのバッグに採血し遠心後，血漿成分だけ分離スタンドなどで押し出して作製したものがCPDA加自己濃厚赤血球である。血液分離スタンドで押し出して作製された血漿を，ただちに-20℃以下のディープフリーザーで凍結させたものが自己血漿である。自己クリオ作製は，作製した自己血

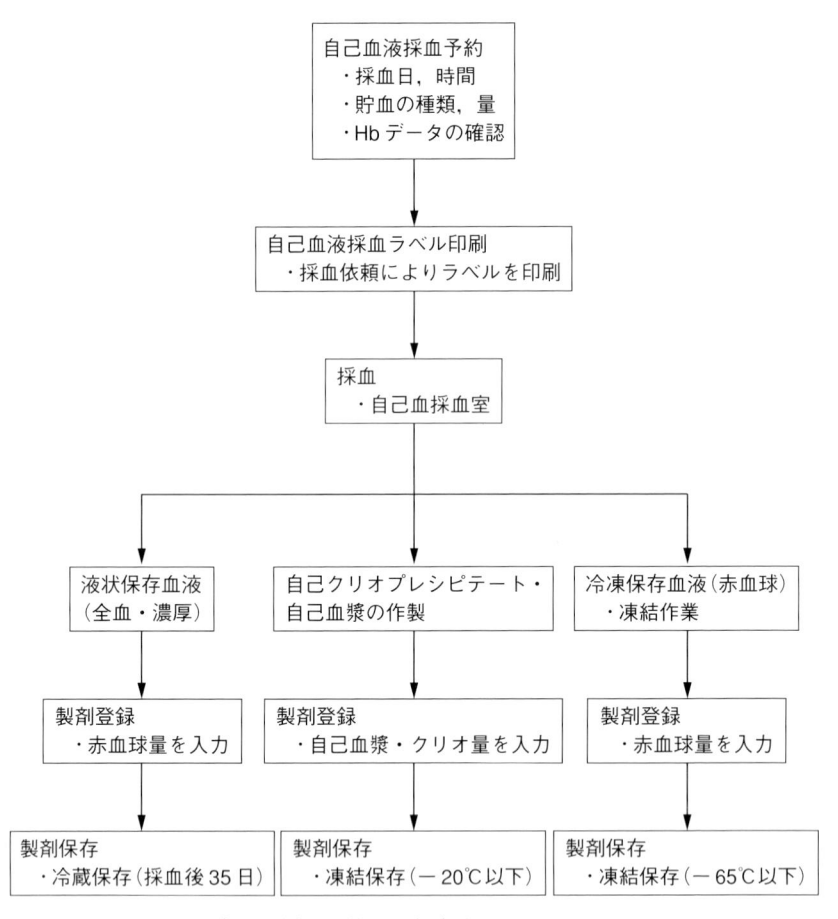

```
        ┌─────────────────┐
        │ 自己血液採血予約    │
        │ ・採血日，時間      │
        │ ・貯血の種類，量    │
        │ ・Hbデータの確認   │
        └────────┬────────┘
                 ↓
        ┌─────────────────┐
        │ 自己血液採血ラベル印刷│
        │ ・採血依頼によりラベルを印刷│
        └────────┬────────┘
                 ↓
        ┌─────────────┐
        │ 採血          │
        │ ・自己血採血室   │
        └──┬────┬────┬──┘
           ↓    ↓    ↓
```

液状保存血液 （全血・濃厚）	自己クリオプレシピテート・ 自己血漿の作製	冷凍保存血液（赤血球） ・凍結作業
製剤登録 ・赤血球量を入力	製剤登録 ・自己血漿・クリオ量を入力	製剤登録 ・赤血球量を入力
製剤保存 ・冷蔵保存（採血後35日）	製剤保存 ・凍結保存（－20℃以下）	製剤保存 ・凍結保存（－65℃以下）

図1　自己血採血予約から保存までのフローチャート

漿を冷蔵庫に移動しゆっくり解凍し，析出した自己クリオを少量の血漿とともに分離保存して作製する．自己クリオを抽出したあとの自己血漿は，凝固機能は期待できないが，アルブミンを十分量含有しているので再度凍結し，脱クリオ自己血漿として保存し使用する．

■ 自己血の入出庫作業と自己血ラベル ■

　採血された自己血は，誰のものかが確実に同定できるラベルが貼られていなければならない。ラベルに必要な項目は，患者氏名（患者自身が確認した署名も必要），ID番号，血液型，有効期限，自己血の種類，感染症の有無，採血診療科，採血者，採血量などである。手術室内で採血される希釈式・回収式自己血では，このラベル表記がおろそかになりがちであるため，特に注意を要する。
　また，輸血部門に保管管理される場合，入庫台帳もしくはコンピュータ管理で管理されなければならない。
　自己血のコンピュータ管理では，まず自己血採血指示票から患者氏名，ID番号，血液型（事前に自施設で血液型検査を実施しなければならない），自己血製剤名，採血日などの必要事項を端末から自己血管理システムに入力する。
　その後，自己血専用ラベルを打ち出し，採血前に自己血採血バッグに貼り採血する。また，患者ID番号，製剤名，製造番号などの情報を入れたバーコードもラベルに打ち出せるようにする。このバーコードを読み取ることにより，自己血の入出庫や実施入力が確実かつ簡易な作業となり，そのうえ自己血入出庫時の取り違え防止や使用日時，廃棄，副作用の有無などの管理にも使用できるため有用である。図2にそのシステムを示す。

■ 自己血の出庫および取り扱いの注意 ■

　自己血申し込みから出庫までのフローチャートを図3に示す。自己血は，同種血と同様に輸血申込書あるいはコンピュータオーダーで発注される。
　その際，申し込みと同時に交差適合試験用検体を提出してもらい，自己血のパイロット血（セグメント）と交差適合試験（主試験のみ）を実施し，自己血の取り違え防止策とする。その検体は術中・術後に自己血で間に合わず，同種血が必要になったときにも利用できる。
　交差適合試験をしない場合は，自己血のパイロット血についてABO式血液型，Rh式血液型を確認する。
　凍結保存した血液の取り扱いについて，バッグを落として破損させないこと

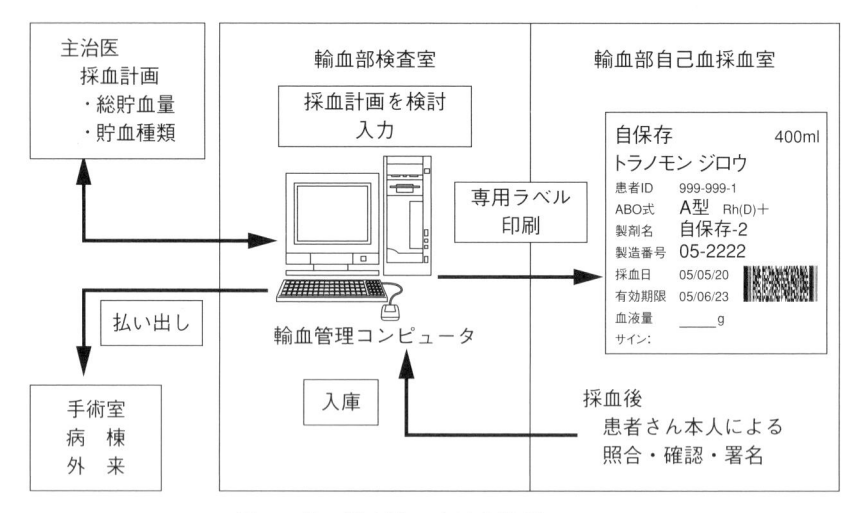

図2 虎の門病院の自己血管理システム

や，手に持つ時間や室温放置による血液温度上昇を起こさないことなどの注意事項を関係者全員に教育しておく。

　出庫時，バッグの破損，溶血，色調変化などのチェックも実施する。献血血と同様に自己血においてもエルシニア菌[2]をはじめ低温に強い細菌[3]による血液汚染が報告されているため，特に外観異常のチェックが重要である。

　搬出時は，同姓同名に注意し，申し込み伝票と複数者またはコンピュータで照合し，照合後，受け取り者，払い出し者双方が申し込み伝票に署名する。

　運搬は適正温度が保てる運搬容器で行う。

　手術室で一時保管する場合は，患者ごとに1ラックにまとめ，使用直前まで専用保冷庫に保管する。

■ 自己血輸血実施時の注意と廃棄について ■

　自己血においても同種血と同様に図4に示すような輸血適合票を作成したほうがよい。自己血輸血実施時には，自己血ラベルと輸血適合票および診療録を複数で声を出し照合し，リストバンドも確認する。

　照合項目は，患者氏名，血液型，自己血の種類と有効期限，生年月日，ID

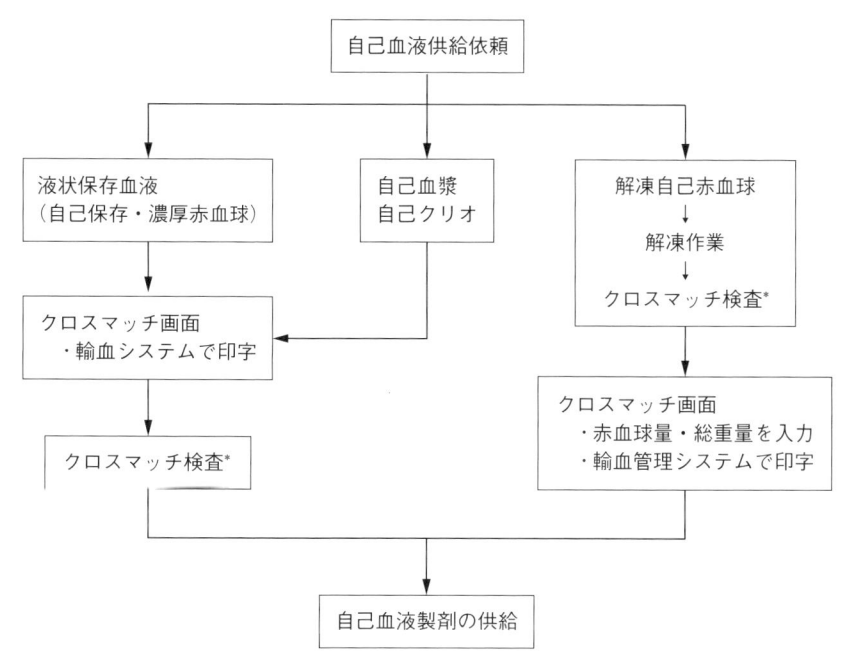

```
                    自己血液供給依頼
                          │
        ┌─────────────────┼─────────────────┐
        ▼                 ▼                 ▼
   液状保存血液         自己血漿         解凍自己赤血球
 (自己保存・濃厚赤血球)    自己クリオ            ↓
        │                 │              解凍作業
        ▼                 │                 ↓
   クロスマッチ画面         │            クロスマッチ検査*
   ・輸血システムで印字      │                 │
        │                 │                 ▼
        ▼                 │            クロスマッチ画面
   クロスマッチ検査*         │            ・赤血球量・総重量を入力
        │                 │            ・輸血管理システムで印字
        │                 │                 │
        └─────────────────┼─────────────────┘
                          ▼
                   自己血液製剤の供給
```

図3 自己血申し込みから出庫までのフローチャート

*：クロスマッチ検査について
・赤血球製剤は，主試験または製剤の血液型検査（オモテ検査）とRh式血液型を実施．
・自己血漿・自己クリオ製剤は，ペーパークロスマッチで供給．

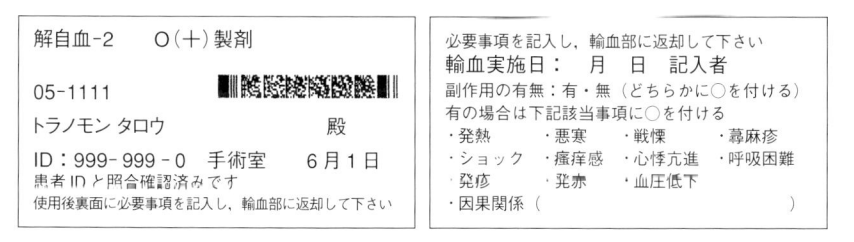

解自血-2　　O(+)製剤	必要事項を記入し，輸血部に返却して下さい
05-1111　　　[バーコード]	輸血実施日：　　月　日　記入者
トラノモン タロウ　　　　殿	副作用の有無：有・無（どちらかに○を付ける）
ID：999-999-0　手術室　6月1日	有の場合は下記該当事項に○を付ける
患者IDと照合確認済みです	・発熱　　・悪寒　　・戦慄　　・蕁麻疹
使用後裏面に必要事項を記入し，輸血部に返却して下さい	・ショック　・瘙痒感　・心悸亢進　・呼吸困難
	・発疹　　・発赤　　・血圧低下
	・因果関係（　　　　　　　　　　　）

図4 自己血における輸血用血液適合票（印刷例）

左が表面，右が裏面である．輸血副作用の頻度調査とともに，払い出し後の使用確認を目的にする．

XI. 自己血管理システム

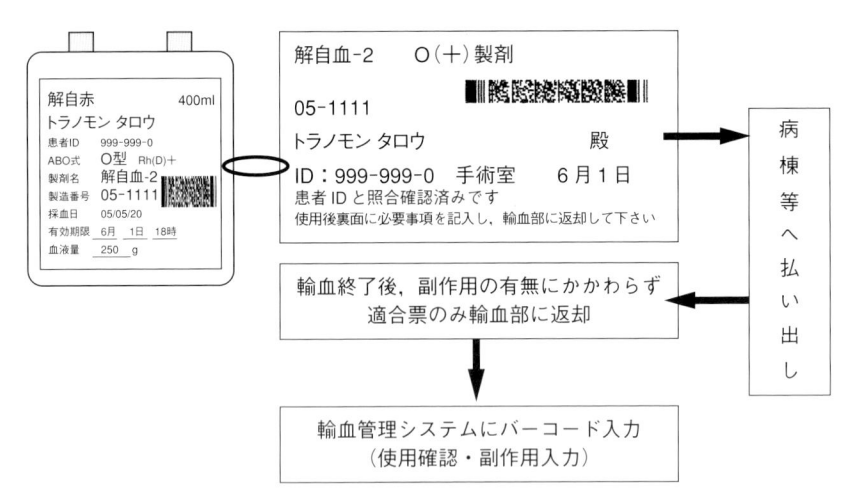

図5 自己血における輸血用血液適合票の運用方法

番号，診療科名などである。

　自己血輸血開始後の観察は，同種血と同様に実施し，実施記録および副作用について診療録に記録する。輸血部門においては，図5に示すように輸血適合票を回収するなどの工夫をして，実施および副作用の有無を把握し，台帳あるいはコンピュータに入力しておく。

　未使用の自己血は病棟などで一時的にも保管はせず，手術後ただちに輸血部門に返却し，術後出血で必要になった際に，再度自己血申し込みを行うこととする。

　使用しなかった自己血は，有効期限が過ぎ主治医に確認の連絡をしたのち，不要が確実となったら輸血部門で廃棄し，他の患者に転用しない。

　輸血後の副作用，合併症が生じた際の原因究明のために，患者の交差適合試験検体と自己血パイロット血は少なくとも2週間以上4℃で保存する。

　自己血採血から保管管理，入出庫，実施，廃棄などの記録は，長期間保管する（同種血輸血に関連する記録保管は20年とされている）。

まとめ：自己血管理システムとは，自己血の安全性を確保するためのシステムを指し，単に血液保管法にとどまらず，院内の自己血を管理する組織体制，自己血マニュアル，自己血業務マニュアルを完備することである。日々の

保冷庫の温度管理や製造工程の検証などの地道な努力が自己血の安全性を保証する。

参考文献

1) 稲葉頌一,大戸　斉,柴田洋一ほか.血液保存液KL-3 R3（CPDA-1）により術前貯血した自己血輸血における臨床的有用性の検討（第三相試験）.日輸血会誌 1994；40：1-13.
2) Richard C, Kolins J, Trindade CD. Autologous transfusion transmitted *Yersinia enterocolitica*. JAMA 1992；268：1541-2.
3) 東谷孝徳,川野洋之,佐川公矯ほか.細菌汚染自己血による輸血事故の1例.日輸血会誌 2003；49：678-82.

松崎　道男

XII

自己血輸血ガイドライン

1994年に自己血輸血に関するガイドラインが厚生省から公表されていている。しかし，その後これに続く発表はない。とはいえ，その後，自己血輸血に関連した医療技術の進歩，医療制度にかなりの改変，そして医療を取り巻く社会情勢の変化が認められる。そのため2001年に日本輸血学会の指導で改訂2版ともいうべきものが作成された。しかし厚生省から公表されるに至らなかった。とはいえ2003年から厚生労働省科学研究の一部として新しい自己血輸血に関するガイドライン作成のため研究班が構成され，その作業が進められている。したがって，既存のガイドラインについての解説と，将来に提示されるであろうガイドラインについて解説することが必要となった。そこで本章は2部に分け，そのそれぞれについての解説を加えることとした。　　　（編者）

将来のガイドラインへの考察

　はじめに：輸血を必要とする患者に対して，安全で適正な輸血を実施することは，輸血医療に携わる医療関係者の責務である。2003年7月30日より施行された"安全な血液製剤の安定供給の確保等に関する法律（昭和31年法律第160号）"（いわゆる血液新法）の第8条（医療関係者の責務）には，"医師その他の医療関係者は，基本理念にのっとり，血液製剤の適正な使用に努めるとともに，血液製剤の安全性に関する情報の収集及び提供に努めなければならない"と，その責務が法律に明確に規定された。

　そして，第9条（基本方針）では"厚生労働大臣は，血液製剤の安全性の向上及び安定供給の確保を図るための基本的な方針を定めるものとする"と定められ，それに呼応して，2003年5月19日付けで厚生労働省告示第207号（官報3608号）"血液製剤の安全性の向上及び安定供給の確保を図るための基本的な方針"が出された。この厚生労働省告示第207号には，詳細で具体的な実施計画，行動計画が記載されている。

　医療関係者として，安全で適正な輸血を推進するためには，現在，厚生労働省より公表されている輸血に関する種々のガイドラインを遵守することがもっとも重要である。具体的には，"血液製剤の使用指針，1999"[1]，"輸血療法の実施に関する指針，1999"[2]，"血小板製剤の使用基準，1994"[3]，および"自己血輸血：採血及び保管管理マニュアル，1994"[4]の内容を理解し，実行することである。現在，これらのガイドラインは，血液新法との整合性を図るために改訂作業が進んでいる。（注：前3者は2004年に改訂された。）

　自己血輸血においても，同種血輸血と同様に，"安全で適正な自己血輸血"を実行するのが医療関係者の責務であるが，実行するにあたって規範となるものは"自己血輸血：採血及び保管管理マニュアル，1994"[4]である。ただし，策定後10年を経過していることから改訂の必要が生じている。事実，2001年

に改訂2版ともいうべき"改訂自己血輸血ガイドライン（案）"[5] が公表された。しかし，諸事情により，この改訂案は厚生労働省の成案とはなっていない。現在，これらの2つのガイドラインを基本にして，厚生労働省の班研究のもとに新しい改訂3版作りが進んでいる。本稿では，これら1994年版と2001年版の要約を比較しながら解説し，改訂3版への提言をしたい。

■ 自己血輸血ガイドラインの要約と比較 ■

表（p.254～263）に，自己血輸血ガイドライン，第1版（1994年）[4] と改訂2版（2001年）[5] の要約と比較を記載した。できるだけ簡略化を試みたが，結果として膨大な資料となっている。これは改訂3版のための基礎資料作りとして参考にしたい。しかし，第1版と改訂2版を同列に並べてみると，問題点も今後の課題も分かりやすい。

以下，表の記述の順序に従って，改訂2版を中心に要点だけを解説する。

1. 趣 旨

改訂2版では，第1版を現状に即して改訂することが主たる目的であり，自己血輸血の現場での問題点について，具体的な記述を心がけている。

2. インフォームド・コンセント

自己血輸血を受ける患者および家族に，自己血輸血の意義，リスクなどについて，分かりやすい言葉で説明し，文書による同意を得る。

3. 自己血輸血の適応患者と検査

改訂2版では，循環血液量の簡易計算式を 70 ml × 体重 kg と明記してあり，簡単に15%の出血予測量が計算できるようになっている。また，適応患者に年齢制限はないが，6歳未満と50歳以上での注意点を具体的に記載している。さらに，ヘモグロビン値は 11.0 g/dl 以上が望ましいとしながらも，9.0 g/dl でもエリスロポエチンを投与すれば採血可能と，適応の幅を広げている。

適応から除外する細菌感染患者についても，具体的に記述しており分かりやすい。

4. 採血・保存計画

改訂2版での採血計画の記載はより具体的になっている。エリスロポエチンの使用方法についても触れており，採血患者の貧血改善への配慮が細やかである。また，保存液にCPD－A1液のオプションが加わった。さらに，自己フィブリン糊についても記載されている。

5. 採血時の注意

改訂2版では，血圧の記述が詳細になっている。また，有熱の基準が37℃以上，および37.2℃以上と明示されている。さらに，感染症マーカーが記載されている。

6. 採血方法

改訂2版では，採血バッグの点検方法が具体的に記載された。また，皮膚消毒法では，最初に70％イソプロパノールまたは消毒用エタノールで消毒し，続いて10％ポビドンヨード液で消毒し乾燥させることが基本となっている。第1版では4％ハイポエタノールでポビドンヨードを拭き取ることが望ましいとなっていたが，改訂2版ではやむをえない場合のみ4％ハイポエタノールで拭き取ると変更されている。

補液について，乳酸リンゲル液が追加された。また，採血終了後，後日の検査に備えてセグメント血を2本残せと具体的な記載がある。さらに，採血者として，採血技術に熟練した医師の責任・監督のもとに医師または看護師が行うことと採血技術の基準が明示された。

7. 保管管理

改訂2版では，自己血を赤血球成分と血漿成分に分離して保管する方法があることが初めて記載された。その際，チューブシーラーの使用も明記された。

感染症を有する患者の自己血の保管に関しては，第1版では感染血液専用保冷庫を必ず設置するとされていたが，改訂2版では感染血液専用保冷庫の設置が望ましいとトーンダウンしている。

使用しなかった自己血を，インフォームド・コンセント取得を条件として，研究目的などに使用できるとしたことは目新しい。

8. 自己血の受け払い

改訂2版と第1版の基本的な差異はない。

9. 自己血輸血の実施

輸血直前の複数による自己血と患者の照合を義務付けているが，基本的に改訂2版と第1版の差はない。

10. 自己血の記録保存

自己血の記録を10年間保管することが定められている。

11. 回収式自己血輸血および希釈式自己血輸血

第1版にはなかった項目である。定義，適応患者，実施法，利点，問題点などについて，具体的に分かりやすく記載されている。

表　自己血輸血ガイドラインの要約と比較

第1版（1994年）	改訂2版（2001年）
1. 目的 同種血輸血による感染症，GVHD，免疫抑制などのリスクを避ける目的で自己血輸血が実施される。血液製剤の適正使用にもつながる。一方，自己血の確保量の限界，循環動態への影響，貧血，細菌汚染の危険性，取り違え，などに注意が必要。病院内に輸血療法委員会を設置して，輸血業務全体の適正な運営を図ることが望ましい。	1. 趣旨 同種血輸血の副作用を回避するための自己血輸血は，輸血療法の第一選択である。第1版を現状に即して改訂する。採血時の注意点，標準的方式などを具体的に記述した。また，採血可能なヘモグロビン濃度，エリスロポエチンの投与方法，感染症患者への留意点，自己血輸血に伴うリスクへの対策，自己フィブリン糊の利用法，回収式および希釈式自己血輸血について，具体的に記述した。
2. インフォームド・コンセント 自己血輸血を行うときは，以下の内容を説明し，文書による同意を得る。医師も署名する。1) 手術で出血が予測され，輸血を必要とする。2) 輸血をしない場合のリスク。3) 輸血には自己血輸血と同種血輸血があり，自己血輸血には，貯血式，希釈式，回収式がある。4) 同種血輸血のリスク。5) 自己血輸血の意義と，しかし，リスクもあること。6) 貯血式は日時がかかる。7) 血液型，不規則抗体，HBV，HCV，HIV，HTLV-1などの検査をする。8) 自己血保管中の事故もありうる。9) 予想外の出血では同種血も輸血する。10) 使わなかった自己血は廃棄する。11) 赤十字血液センターで自己血を保管することもある。	2. インフォームド・コンセント 輸血を受ける患者または家族に，以下の1)～4)を分かりやすく説明し，文書による同意を得る。自己血輸血の適応患者は，さらに5)～10)の具体的説明も必要である。1)～4)は第1版と同じ。5) 自己血輸血の意義。6)～7) 第1版と同じ。8) 自己血輸血のリスクおよびリスクが発生した時の対処方法。バッグの破損，細菌汚染，同種血輸血の併用の可能性，採血の時の血管迷走神経反射など。9) 使わなかった自己血は廃棄する。10) 赤十字血液センターで自己血を保管することもある。
3. 適応患者と検査 1) 自己血輸血の適応患者 (1) 待機手術患者で，米国麻酔科学会の術前患者状態評価I度およびII度の者。 (2) 術中出血量が循環血液量の15%（約600 ml）以上と予測される場合。	3. 自己血輸血の適応患者と検査 1) 貯血式自己血輸血の適応患者 (1) 第1版と同じ。 (2) 術中出血量が循環血液量の15%（約600 ml）以上と予測される場合。循環血液量の簡易計算式は70 ml×体重kg。

第1版（1994年）	改訂2版（2001年）
(3) まれな血液型や免疫抗体を持つ場合。 (4) 患者の理解と協力が得られる場合。 (5) 年齢制限はないが，6歳未満と70歳以上は慎重に対処。 (6) 体重制限はないが，40 kg 以下は慎重に対処。 (7) 体温，血圧，脈拍数などが，採血に支障を及ぼさない場合。 2) 必要な検査 (1) 血算 　ヘモグロビン値は採血前 11.0 g/dl 以上，ヘマトクリット値は33.0%以上が望ましい。白血球および血小板の減少，増多の場合は原因を調査する。 (2) ABO 血液型，Rho（D）型，不規則抗体検査 (3) HBV, HCV, HIV, HTLV-1 検査 3) 細菌感染患者 　細菌感染患者は自己血輸血の適応とはならない。	(3)(4)は第1版と同じ。 (5) 年齢制限はない。6歳未満は，1回採血量を5〜10 ml/kg とする。50歳以上では狭心症発作などを事前に確認し，冠血管拡張剤を携帯させる。 (6) 体重制限はないが，40 kg 以下は循環血液量を計算し採血量を設定する。 (7) 第1版と同じ。 2) 必要な検査 (1) 血算 　ヘモグロビン値は採血前 11.0 g/dl 以上，ヘマトクリット値は33.0%以上が望ましい。ただし，慢性貧血患者では，患者の通常のヘモグロビンレベルの維持を目安とする。エリスロポエチンを投与しながら，9.0 g/dl 程度でも採血可能である。採血後のヘモグロビンが 8.0 g/dl 未満になることを避ける。 (2)(3)は第1版と同じ。 3) 細菌感染患者 　全身的な細菌感染患者は自己血輸血の適応とはならない。また，保菌者の疑いの以下の患者からは原則として採血しない。 (1) 治療を要する皮膚疾患，露出した感染創，熱傷のある患者 (2) 下痢のある患者 (3) 抜菌後72時間以内の患者 (4) IVH を施行中の患者 (5) 抗生剤服用中の患者 (6) 3週間以内の麻疹，風疹，流行性耳下腺炎の発病者 　ただし，炎症反応が少なく，菌血症を否定できる時は採血可能となることもある。

第1版（1994年）	改訂2版（2001年）
4．採血計画 　自己血輸血の適応患者および採血の決定は，輸血に経験の深い医師，輸血部門，赤十字血液センターなどと連絡を取って行う． 　1）申込書の作成（省略） 　2）採血手順（スケジュール）の設定 　採血日時，貯血予定量，鉄剤の投与などを記載したスケジュール表を作成する． 　（1）貯血量は最大手術血液準備量に基づき決定する． 　（2）採血間隔は1週間に1回が原則． 　（3）1回の採血量は循環血液量の10%以内または400 ml以内． 　（4）保存液の選択．CPD液21日以内．MAP液42日以内． 　（5）鉄剤の投与は，原則として採血1週間前より行う．経口投与量は，成人で100～200 mg/日，小児で3～6 mg/kg/日．経口投与が困難な場合のみ静脈内投与を行う． 　（6）エリスロポエチンは適正に使用する． 　3）保存法 　（1）液状保存を基本とする． 　（2）液状保存では必要量の貯血が困難な場合には凍結保存とする．	4．採血・保存計画 　自己血輸血の適応および採血計画の決定は，主治医が，日本輸血学会認定医，輸血部門，赤十字血液センターの日本輸血学会認定医などと連絡して行う． 　患者の循環血液量，ヘモグロビン値を基に，採血後のHb低下を予測し，採血スケジュールを決める．鉄剤投与のみでは貧血の改善が不十分と予測されるときは，エリスロポエチンの投与を検討する．800 ml以上の貯血の場合，体重70 kg以上ではHb13.0 g/dl以下，体重70 kg未満ではHb14.0 g/dl以下の患者でエリスロポエチンの投与が認められている． 　1）申込書の作成（省略） 　2）採血スケジュールの設定 　採血日時，貯血予定量，鉄剤の投与などを記載したスケジュール表を作成する． 　（1）貯血量は最大手術血液準備量，または手術血液準備量計算法に基づき決定する．（2）1回の採血量は循環血液量の10%以内または400 ml以内．採血バッグの風袋重量（g）に所定の自己血採血量（ml）×1.05を加えた重量（g）になるまで採血する．（3）採血間隔は1週間に1回が原則． 　（4）保存液の選択．CPD液21日以内．CPD-A1液35日以内．MAP液42日以内． 　（5）鉄剤の投与は，原則として採血1～2週間前より行う．経口投与量は，成人で100～200 mg/日，小児で3～6 mg/kg/日．経口投与が困難な場合あるいは効果が不十分の場合，静脈内投与を行う．

第1版（1994年）	改訂2版（2001年）
	(6) エリスロポエチンは適正に使用する。 (7) 自己フィブリンを利用する場合。 　自己血を血球と血漿に分離し，血漿を凍結後，4℃で融解し，さらに遠心濃縮して得られるクリオプレシピテートを，術中のフィブリンとして用いる。 　3）保存法 　4℃での液状保存と，−80℃以下での凍結保存がある。 (1) 液状保存法の利点と問題点（省略） (2) 凍結保存法の利点と問題点（省略）
5. 採血時の注意 1）問診 (1) 服用薬，既往歴 (2) 熱感，感冒用症状，下痢，頭痛 2）一般的診察 (1) 体温。有熱時には採血しない。 (2) 血圧。170/95 mmHg 以上の高血圧，90 mmHg 以下の低血圧では，採血は慎重に行う。 (3) 脈拍数。120/分以上，50/分以下では原則として採血しない。	5. 採血時の注意 1）問診 (1) (2) 第1版と同じ。 (3) 細菌感染患者〔3-3〕参照〕 2）一般的診察 (1) 血圧。200/95 mmHg 以上の高血圧，80 mmHg 以下の低血圧では，採血は慎重に行う。 (2) 脈拍数。120/分以上，50/分以下では原則として採血しない。 (3) 有熱時，CRP 陽性，血沈亢進，白血球増加などの時は採血しない。有熱の基準は，日本赤十字社37℃以上，AABB 37.2℃以上。
6. 採血方法 1）自己血採血ラベルの確認と自署 　採血バッグには自己血ラベルを貼付する。自己血ラベルには必要事項を記載するが，患者氏名を本人または保護者に自署してもらう。 　ウイルス感染患者の血液にはバイオハザードであることを明記する。	6. 採血方法 1）自己血採血ラベル 　採血バッグには自己血ラベルを貼付する。自己血ラベルには必要事項を記載する。感染患者の血液にはバイオハザードであることを明記する。取り違え防止のため2名で照合確認する。 2）採血バッグの点検

第1版（1994年）	改訂2版（2001年）
2）採血部位の決定 一般に肘静脈を穿刺する。 3）皮膚消毒 採血者はあらかじめ手洗いする。 次のいずれかの方法で消毒を行う。 （1）穿刺部位を中心に，70％イソプロパノールまたは消毒用エタノールで皮膚の汚れを拭き取る。10％ポビドンヨード液を浸した綿で穿刺部位から外側に向かって径10 cmの円を描くように消毒し，十分乾燥させる。穿刺時に4％ハイポエタノールを浸した綿でポビドンヨードを拭き取ることが望ましい。 （2）ヨード過敏症の人には，ポビドンヨードの代わりに0.5％グルコン酸クロルヘキシジンアルコールを用いる。 4）採血 重力による落差式採血のときは，採血バッグは静脈穿刺部より40〜50 cm低い位置の台秤に置く。静脈穿刺は皮膚と15〜30度の角度で針先の切り口を上向きに刺す。再穿刺のときは，反体側の腕から行う。採血中は採血流量を観察し，常にバッグを緩やかに振る。採血装置を用いる場合は，取扱説明書に従う。 5）採血中の患者管理 患者の様子を常に観察し，血管迷走神経反射の症状が出現したときには，ただちに採血を中止して対処する。 6）抜針および止血 5〜10分の圧迫で止血するが，ワルファリンカリウム服用患者では20〜30分圧迫。 7）採血チューブのシーリング 採血終了後はチューブシーラーでチューブをシールする。	（1）採血バッグの損傷，異物混入，外観を点検する。 （2）採血バッグを手で軽く握る，血液保存液の液漏れを点検する。 （3）血液保存液の外観を点検する。 （4）採血チューブを点検する。 3）採血部位の決定 通常は肘静脈を穿刺する。留置カテーテル，大腿静脈，動脈からの採血は避ける。 4）皮膚消毒 採血者はあらかじめ手洗いする。 次のいずれかの方法で消毒を行う。 （1）穿刺部位を中心に，70％イソプロパノールまたは消毒用エタノールで皮膚の汚れを拭き取る。10％ポビドンヨード液を浸した綿で穿刺部位から外側に向かって径10 cmの円を描くように消毒し，十分乾燥させる。ポビドンヨードは採血終了まで除去しない。やむをえない場合，4％ハイポエタノールを浸した滅菌綿棒または綿球で拭き取る。 （2）ヨード過敏症の人には，ポビドンヨードの代わりに0.5％グルコン酸クロルヘキシジンアルコールを用いる。 5）採血 第1版と基本的に同じ。これに，具体的な注意事項が追加されている。 6）採血中の患者管理 患者の様子を常に観察し，血管迷走神経反射の症状が出現したときには，ただちに採血を中止して対処する。血管迷走神経反射に対する詳細な説明が追加されている。 7）補液，抜針および止血 採血後，原則として採血相当量の乳酸

第1版（1994年）	改訂2版（2001年）
8）採血後の患者管理 　採血後10～15分以上，仰臥位で安静にする。また，採血相当量の生理食塩液などの輸液を行う。当日の激しい運動や入浴は避けるよう指導。 9）採血場所 　清潔な専用の部屋が望ましい。救急蘇生の準備をしておく。 10）採血責任者 　採血は採血技術に熟練した医師または看護師が行う。	リンゲル液，生理食塩液などの輸液をする。 　輸液終了後，抜針し，止血する。5～10分の圧迫で止血するが，ワルファリンカリウム服用患者では20～30分圧迫。 8）自己血ラベルの署名 　患者本人または代理人が自己血ラベルに署名する。 9）採血後の患者管理 　採血後10～15分以上，仰臥位で安静にする。当日の激しい運動や入浴は避けるよう指導。 10）採血チューブのシーリング 　採血終了後はチューブシーラーでチューブをシールする。このとき，10cmのセグメントを2本残す。 11）採血場所 　清潔な専用の部屋が望ましい。救急蘇生の準備をしておく。 12）採血者 　採血は採血技術に熟練した医師の責任・監督のもとに医師または看護師が行う。
7．保管管理 1）自己血の保管 （1）保管場所 　輸血部門で保管する。赤十字血液センターでの保管は輸血部門を経由する。 （2）保管方法 　自己血は患者ごとにまとめて保管する。 （3）保冷庫（冷蔵庫，冷凍庫）の条件 　自記温度計，警報装置を備えた血液専用保冷庫を使用する。同種血用とは別の保冷庫が望ましい。 2）ウイルス感染患者の自己血の保管	7．保管管理 1）自己血の分離 　自己血を赤血球成分と血漿成分に分離して保存する場合，チューブシーラーで無菌的に分離する。全血保存では分離操作は不要。 2）自己血の保管 （1）輸血部門の専用の血液保冷庫に保管する。赤十字血液センターでの保管は輸血部門を経由する。 （2）保管方法 　自己血は患者ごとにまとめて保管する。

第 1 版（1994 年）	改訂 2 版（2001 年）
（1）感染血液専用保冷庫を必ず設置する。 （2）ラベルにバイオハザードを明示する。 3）転用の禁止 　他の患者には転用しない。廃棄は感染性医療廃棄物として処理する。	（3）保冷庫（冷蔵庫，冷凍庫）の条件 　自記温度計，警報装置を備えた血液専用保冷庫を使用する。同種血用とは別の保冷庫が望ましい。 3）感染症を有する患者の自己血の保管 　（1）ラベルにバイオハザードを明示する。 　（2）感染血液専用保冷庫の設置が望ましい。 4）転用の禁止 　他の患者には転用しない。研究目的などの使用にはインフォームド・コンセントが必要。廃棄は感染性医療廃棄物として処理する。
8．自己血の受け払い 　1）自己血の発注 　（1）主治医が発注伝票で輸血部門に発注。 　（2）発注伝票に必要事項を記載する。 　（3）発注伝票に交差適合試験用の血液検体を添えて提出する。 　2）自己血との交差適合試験 　患者の検体と自己血のセグメント血で交差適合試験（主試験）を行う。自己血のセグメント血のABO型，Rh（D）型の確認のみでもよい。 　3）自己血の出庫時の注意 　（1）保冷庫から取り出した自己血は患者ごとにまとめて取り扱う。 　（2）外観を点検する。 　（3）ラベルの記載と発注伝票を2名で照合する。 　（4）照合後，払出者と受領者名を発注伝票に記載。	8．自己血の受け払い（請求と払い出し） 　1）自己血の発注（請求） 　（1）従来の血液発注（請求）伝票に自己血の項目を設けて使用してもよい。 　（2）発注伝票に必要事項を記載する。 　（3）発注伝票に交差適合試験用の血液検体を添えて提出する。 　2）自己血の交差適合試験 　患者の検体と自己血のセグメント血で交差適合試験（主試験）を行う。または両者のABO型の確認のみでもよい。 　3）自己血の出庫時の注意 　（1）〜（5）第1版と同じ。 　4）搬入された自己血の取り扱い 　（1）（2）第1版と同じ。 　5）未使用自己血の取り扱い 　（1）（2）第1版と同じ。

第1版（1994年）	改訂2版（2001年）
（5）適正温度が保てる運搬容器を用いる。 4）搬入された自己血の取り扱い （1）手術室における取り扱い 血液専用保冷庫に保管する。患者ごとにまとめる。未使用の自己血は手術後ただちに輸血部門に返却する。 （2）病棟における取り扱い そのつど輸血部門に発注する。 5）返品等の取り扱い （1）手術室からの返品 未使用の自己血は速やかに輸血部門に返却する。 （2）病棟からの返品 未使用の自己血は廃棄処理伝票とともに輸血部門に返却する。	
9．自己血輸血の実施 1）自己血輸血の再確認 （1）手術室の輸血時には，患者記録と自己血ラベルの内容を2名で照合し，記録する。 （2）病棟での輸血時には，2名で照合する。 2）自己血輸血開始後の患者観察 同種血輸血の患者と同様に観察する。 3）不要な輸血 自己血でも不要な輸血はしない。 4）検体の保存 自己血のパイロット血は1〜2週間以上，4℃で保存する。 5）患者の経過観察 経過観察することが望ましい。	9．自己血輸血の実施 1）自己血の使用直前の照合・再確認 使用直前に，自己血ラベルと患者とを2名で照合し，記録する。 2）自己血輸血開始後の患者観察 同種血輸血の患者と同様に観察する。 3）検体の保存 自己血のセグメント血は1〜2週間以上，4℃で保存する。
10．記録 自己血輸血の記録を診療録に記載する。自己血に関する記録を2年以上輸血部門で保管する。	10．自己血輸血の記録保存 自己血輸血の記録を診療録に記載する。自己血に関する記録を10年間輸血部門で保管する。

第1版（1994年）	改訂2版（2001年）
11．赤十字血液センターへの依頼 　自己血輸血の協力については，医療機関と赤十字血液センターで協議して決める。	11．赤十字血液センターへの依頼 　自己血輸血の協力については，医療機関と赤十字血液センターで契約し決定する。
	12．回収式自己血輸血および希釈式自己血輸血 　1）回収式自己血輸血 　（1）定義 　手術中あるいは手術後に，手術野からの出血を回収し，本人に返血する自己血輸血法。 　（2）適応患者 　①術中回収式自己血輸血：手術中に急激に出血する患者。 　②術後回収式自己血輸血：術後の出血が問題になる患者。 　③禁忌：局所に感染のある患者。癌患者の手術や，胆汁，羊水混入のある手術患者。 　（3）実施法 　①洗浄式（抗凝固薬を使用する） 　（具体的な方法は省略） 　②非洗浄式（抗凝固薬は必要としない） 　（具体的な方法は省略） 　（4）実施上の留意点 　（詳細な記載があるが，省略） 　（5）利点 　①大量出血にもある程度対応可能。 　②術前貯血ができなかった患者も対象になる。 　（6）問題点 　①回収できるのは赤血球のみ。 　②細菌混入の危険性。 　③凝固・線溶系の亢進。 　④遊離Hbの上昇。

第1版（1994年）	改訂2版（2001年）
	⑤骨髄操作後の脂肪球混入による肺塞栓の危険性。 （7）対策（省略） 2）希釈式自己血輸血 （1）定義 　全身麻酔導入後，400～1200 ml の血液を採血した後，代用血漿を輸液し，循環血液量を保ち，患者の血液を希釈状態にする方法。 （2）適応患者 ①採血時の Ht 値（省略） ②心機能や止血機能（省略） （3）実施法 ①麻酔法（省略） ②採血前の処置（省略） ③採血（省略） ④代用血漿の補充（省略） ⑤血液の保管（省略） ⑥血液の返血（省略） （4）利点 ①患者の循環血液は希釈されているので，手術中の実質的出血量を軽減できる。 ②血小板を含んだ新鮮な自己血を輸血することになり，術後の出血を軽減できる。 ③緊急手術に対応できる。 （5）問題点 ①採血血液量に制限がある。 ②代用血漿の使用量と使用法に限界がある。 ③全身麻酔導入後，手術前に採血・希釈の時間を要するため，手術時間が長くなる。

■ 改訂3版へ向けての提言 ■

1. 自己血輸血ガイドラインの難解さ

　久留米大学病院においては，1997年より輸血部門が中心となって自己血輸血体制を機能させてきた。筆者はその中心的役割を担ってきたが，自己血輸血体制を確立するにあたって，"自己血輸血：採血及び保管管理マニュアル，1994"を読んだが，理解できなかった。当然のことながら，役に立たなかった。もっとも役に立ったのは，当時，先進的に自己血輸血を推進していた鹿児島大学病院輸血部（新名主宏一医師）で，丸一日，現場研修を受けたことである。具体的に，また視覚的に，自己血輸血の流れを時系列で理解することができた。この経験を基盤にして，久留米大学病院で自己血輸血体制の確立と，その後の運営を行っている。自己血輸血の経験を積んできた今は，自己血輸血ガイドラインの第1版も改訂2版もよく理解することができる。しかし，前述の筆者自身の経験から考えて，自己血輸血をこれから始めようとする医療関係者には，現行のガイドラインは分かりにくく，かつ実用的ではないと思われる。

2. 安全で適正な自己血輸血を実現するために

　"安全で適正な自己血輸血"を実施するためには，自己血輸血を実施しようとする医療関係者にとって，誰にでも，簡単で，分かりやすく，利用しやすい"自己血輸血ガイドライン"，あるいは"自己血輸血実施マニュアル"を作らなければならない。分かりにくい"ガイドライン"は初心者には役に立たない。その結果として，安全で適正な自己血輸血は実施しにくい。

3. 自己血輸血のクリニカルパス

　このような背景から考えると，"安全で適正な自己血輸血"の実体化のためには，"時系列化""視覚化""クリニカルパス"がキーワードであろう。もっとも実効性の高い方策として，自己血輸血の重要な段階ごとに，クリニカルパスを作ることを提言したい。

　久留米大学病院では，臨床検査部内の輸血部門が中心となって自己血輸血を

推進している。久留米大学病院外来部門のアメニティーセンターの中に自己血輸血外来を開設しているが，ここで自己血の貯血計画の立案と，患者さんからの採血を行っている。担当している職種は，医師1名，臨床検査技師1名，そして看護師4～5名である。ここでは，自己血輸血の医療者用のクリニカルパス（図）[6]と，患者用のクリニカルパスの2種類を作り運用している。担当している医療者全員がA3版1枚のクリニカルパスを基盤にして業務を行っているが，情報の共有化，技術の均一化が図れて，患者にとって"安全な自己血輸血"が実現していると考えている。

4. 自己血輸血ガイドライン改訂3版のクリニカルパス

　自己血輸血ガイドライン改訂3版は2部構成とすることを提案したい。第1部は，基本的に現行の第1版および改訂2版のような体裁をとる。第2部は，自己血輸血の各段階で，時系列に沿った標準的なクリニカルパスを作り，見本として提示する。各病院は，これをプロトタイプとして必要に応じてカスタマイズすればよい。クリニカルパスのプロトタイプは，日本輸血学会のホームページに載せておけば，必要なとき，ダウンロードして活用することができるであろう。

自己血採血クリニカルパス（医療者用）
久留米大学病院　アメニティーセンター

□ ： Dr実施　　　○ ： Ns実施

月　　日	1回目　　　　　ベッドNo　　　　年　　月　　日	2回目　　　　年　　月
アウトカム	VVRI度以上を起こさず予定量の採血ができる 採血後の注意点及び内服の必要性について理解できる	VVRI度以上を起 採血後の注意点
検　　査	□ Hb（　　　　　）	□ Hb（
採血量	□ 400ml □ 200／200ml □ 200ml	400ml 200／200ml 200ml
指　　示	□ ラクテック 500ml（採血後）　　（　　　　） □ ラクテック 500ml（採血と並行）（　　　　） □ ラクテック（200／300ml）　　（　　　　） □ 5%G 16ml＋フェジン2A　　　　（　　　　） □ エスポー24000単位 □ 鉄剤処方	□ ラクテック □ ラクテック □ ラクテック □ 5%G 16ml □ エスポー □ 鉄剤処方
安　　全	○ 名前と血液型の確認 ○ 採血後の血液と患者の照合 ○ 止血確認	○ 名前と血液型 ○ 採血後の血液 ○ 止血確認
観察記録	前日の睡眠状況　　　（良　　不良） 朝食　　　　　　　　（摂取　　未摂取） 体調（下痢など）　　（良　　不良） 鉄剤内服　　　　　　（している　していない）	前日の睡眠状況 朝食 体調（下痢など） 鉄剤内服
	採血部位　　　○右　　　　　○左	採血部位　　　○右
	採血開始　　　　　　　点滴終了 　：　　　　　　　　　： T BP　　／　　　　　　　　　／ P 生あくび 冷汗 悪心	採血開始 　： T BP　　／ P 生あくび 冷汗 悪心
採血状況	○ 問題なく終了 ○ ミルキングを加えた ○ フラッシュを行なった ○ 採血部位を変更した	○ 問題なく終了 ○ ミルキングを加 ○ フラッシュを行 ○ 採血部位を変
採 血 量	ml	ml
採血時間	分	分
説明・指導	○ 生活指導	○ 生活指導
バリアンス	有（　　　　　　　）　　　無	有（
サイン	Dr　　　　　　　　　Ns	Dr

血液型　型　Rh（　　）
感染症　Wa（　　）HBV（　　）HCV（　　）
　　　　その他（　　　　　）
病名　　＿＿＿＿＿＿＿＿＿＿＿＿＿＿
OP予定日　＿＿＿＿＿＿＿＿＿＿＿
採血予定量　　　　　ml
既往歴　心疾患　　　　身長
　　　　高血圧　　　　体重

□同意書
□鉄剤処方

適応基準
　自己血採血の説明を受け、同意が得られている
　ASA physical status　Ⅰ度及びⅡ度の者
　NYHA　Ⅰ度及びⅡ度の者
　Hb　11.0g以上を原則とする
　体重40kg以上
除外基準
　ASA physical status　Ⅲ度以上
　NYHA　Ⅲ度以上
　有熱時
　明確な根拠を基に主治医が除外と判断した場合

○オリエンテーションビデオ（　　　　）
○患者用パス説明　　（　　　　）

ADL　　自立
　　　　介助　杖
　　　　　　　車椅子
　　　　　　　難聴（左　右）
　　　　　　　視力障害

特記事項　　　　　　　（　　　　）

図　久留米大学病院自己血輸血採血のクリニカルパス（医療者用）
（作成者：久留米大学病院看護部、臨床検査部；釘島美穂, 栗原和子, 池田かおり, 岡村禎子,

採血スケジュール	1回目	年	月	日	3回目	年	月	日
	2回目	年	月	日	4回目	年	月	日

		3回目　　　　　ベッドNo　　年　月　日	4回目　　　　　ベッドNo　　年　月　日
	こさず予定量の採血ができる 及び内服の必要性について理解できる	VVRI度以上を起こさず予定量の採血ができる 採血後の注意点及び内服の必要性について理解できる	VVRI度以上を起こさず予定量の採血ができる 採血後の注意点及び内服の必要性について理解できる
		☐ Hb (　　　　)	☐ Hb (　　　　)
		☐ 400ml	☐ 400ml
		☐ 200／200ml	☐ 200／200ml
		☐ 200ml	
	500ml (採血後)　　(　　)	☐ ラクテック 500ml (採血後)　(　　)	☐ ラクテック 500ml (採血後)　(　　)
	500ml (採血と並行)　(　　)	☐ ラクテック 500ml (採血と並行)　(　　)	☐ ラクテック 500ml (採血と並行)　(　　)
	(200／300ml)　　(　　)	☐ ラクテック (200／300ml)　(　　)	☐ ラクテック (200／300ml)　(　　)
	＋フェジン2A　　(　　)	☐ 5%G 16ml＋フェジン2A　(　　)	☐ 5%G 16ml＋フェジン2A　(　　)
	24000単位	☐ エスポー24000単位	☐ エスポー24000単位
		☐ 鉄剤処方	☐ 鉄剤処方
	の確認	○ 名前と血液型の確認	○ 名前と血液型の確認
	と患者の照合	○ 採血後の血液と患者の照合	○ 採血後の血液と患者の照合
		○ 止血確認	○ 止血確認
	(良　　不良)	前日の睡眠状況　(良　　不良)	前日の睡眠状況　(良　　不良)
	(摂取　　未摂取)	朝食　　(摂取　　未摂取)	朝食　　(摂取　　未摂取)
	(良　　不良)	体調 (下痢など)　(良　　不良)	体調 (下痢など)　(良　　不良)
	(している　していない)	鉄剤内服　(している　していない)	鉄剤内服　(している　していない)
	○左	採血部位　○右	○左	採血部位　○右	○左
	点滴終了	採血開始	点滴終了	採血開始	点滴終了
	:	:	:	:	:
		T		T	
	/	BP　／	/	BP　／	/
		P		P	
		生あくび		生あくび	
		冷汗		冷汗	
		悪心		悪心	
	えた	○ 問題なく終了	○ 問題なく終了
	なった	○ ミルキングを加えた	○ ミルキングを加えた
	更した	○ フラッシュを行なった	○ フラッシュを行なった
		○ 採血部位を変更した	○ 採血部位を変更した
		ml	ml
		分	分
		○ 生活指導	○ 生活指導
	) 　無	有 (　　　　) 　無	有 (　　　　) 　無
	Ns	Dr　　　　　　　Ns	Dr　　　　　　　Ns

古賀亮了，和田裕子，堺夕美子，松下時子，村田きよみ，平川道子，渡邉美千子，佐川公嬌）

参考文献

1) 厚生労働省医薬安全局血液対策課．血液製剤の使用指針．血液製剤調査機構編．血液製剤の使用に当たって．第2版．東京：薬事時報社；1999. p. 2-22.
2) 厚生労働省医薬安全局血液対策課．輸血療法の実施に関する指針．血液製剤調査機構編．血液製剤の使用に当たって．第2版．東京：薬事時報社；1999. p. 33-46.
3) 厚生省：血小板製剤の使用基準（厚生省薬務局長，薬発第638号，1994）．血液製剤調査機構編．血液製剤の使用に当たって．第2版．東京：薬事時報社；1999. p. 23-32.
4) 自己血輸血：採血及び保管管理マニュアル作成小委員会．自己血輸血：採血及び保管管理マニュアル（1994）．血液製剤調査機構編．血液製剤の使用に当たって．第2版．東京：薬事時報社；1999. p. 52-61.
5) 日本輸血学会自己血輸血ガイドライン改訂小委員会．改訂自己血輸血ガイドライン（案）．自己血輸血 2001；14：4-19.
6) 栗原和子，堺夕美子，平川道子ほか．自己血採血患者への支援システム　クリニカルパスとオリエンテーションビデオを使用して．自己血輸血 2004；17：48-54.

佐川　公矯

自己血輸血ガイドライン

"自己血輸血：採血及び保管管理マニュアル"(p. 276-91) は，旧厚生省の委託事業として，血液製剤調査機構が1994年にまとめたマニュアルであるが，自己血輸血について厚生労働省から示されている唯一の公式文書である。しかし，この文書についても最近の輸血医療の変遷，また社会状況の変化とともに，再考を要する点も生じている。そのため，ここではこのマニュアルに添って，最新の情報や外国の事情を加え，解説する。

■ 解　　説 ■

注1

輸血による感染症には多数の病原体が報告されている。しかし，かつて大問題であった梅毒は世界的にも先進国では20年以上報告されていない。

日本の献血血液はB型肝炎ウイルス (hepatitis B virus：HBV)，C型肝炎ウイルス (hepatitis C virus：HCV)，ヒト免疫不全ウイルス (human immunodeficiency virus：HIV-1, 2)，梅毒，ヒトリンパ球向性ウイルス (HTLV-1)，パルボウイルスB19が検査され，そのうちHBV, HCV, HIV-1, 2にはウイルス核酸増幅検査 (nucleic acid amplification test：NAT) も1999年から実施され，より安全性が向上している。しかし，NAT検査導入後も根絶することは難しく，HBVは年間数症例～10症例ほど，HCVとHIVは2～5年に1症例ほど輸血によって感染している[1]。

まれな感染としては，マラリア (10年に1症例ほど)，E型肝炎，シャーガス病などがあり，米国ではウェストナイル熱が重大な感染症として2003年以降NAT検査の対象としている。輸血による細菌感染は世界的な問題となっている。発症すれば致命的であることも多く，自己血輸血では最大の注意を払わなくてはならない。また，最近はプリオン病としての変異型クロイツヘルトヤコブ病が同種血輸血で伝播する可能性が取沙汰されている[2]。近い将来，自己血

輸血の最大の理由がプリオン病予防になる可能性もある。

注2

輸血後移植片対宿主病（post-transfusion graft-versus-host disease）は，輸血血液中のリンパ球が患者の組織を異物（非自己）と認識して攻撃する病態である。輸血後7〜9日ほどして，発熱で発症し，皮膚紅斑を生じる。紅斑は体幹部からしだいに拡大し，紅皮症となる。汎血球減少症から，DIC，敗血症を合併して，多く（99％）は死亡する[3]。

発症にはHLAの一方向適合（ドナーがホモ接合体で，受血者がヘテロ接合体）が関与しているので，この関係になりやすい血縁者からの輸血を避けることが肝要である。しかし，日本人は他の民族と比べて，均質性が強いので，非血縁であっても，発症しやすく，すべての同種血（採血後22日以上経過血と新鮮凍結血漿は除く）に放射線照射を施して，リンパ球を不活化することが求められる[3]。白血球除去フィルターを用いても発症例が数例報告されているので，勧められない。

注3

輸血によって受血者に免疫抑制作用（transfusion-related immunomodulation：TRIM）がもたらされる可能性がいわれている。腎移植前にドナーからの輸血（donor specific transfusion：DST）による移植成績の向上は確立しているが，同種血輸血による癌の再発・転移促進効果や術後細菌感染の増加については，賛否両論がある[4]。また，同種血輸血によるTRIMに対して，自己血輸血の優位性も証明されていない。

注4

自己血採血を行うドナーはなんらかの疾患を有する患者で，年齢も献血可能年齢を外れていることも多い。日本での自己血採血の際，副反応は1.6％に発生[5]し，赤十字血液センターでの発生率（200 ml採血時の0.9％，400 ml採血時の1.3％）よりも高い。多くはめまい（93％）などの軽度のものであるが，狭心症発作（1.4％）や喘息発作の誘発（0.5％）も含まれる。これらの副反応発生の可能性を念頭に置き，動脈硬化症（心冠動脈狭窄）や高齢者では1回採血量を少なめ（循環血液量の8％以内）に設定したり，採血前にスポーツ飲料を飲ませるなどの工夫が必要である。

自己血の取り違えによる患者の死亡，細菌汚染血（特に回収式）輸血による敗血症，希釈式に伴う低血圧，回収式に多い血液凝固なども発生しうる。特に，血液の取り違えは重大な結果をもたらす危険性があるので，感染血の隔

離，交差試験とコンピュータや"声だし読み上げ"による真に自己の血液であることの確認は重要である。

注5
自己血であっても，同種血と同様に一連の管理システムで保管するのが安全対策上有効である。血液型と不規則抗体検査は，自己血であることの確認と，術中自己血が不足した場合にスムースに同種血を準備するための備えである。HBV，HCV，HIV，HTLV-1のウイルス検査は他の患者やドナー，医療関係者を院内感染から保護するために行われる。

注6
実際の出血量が予想よりも少なく，採血した自己血のすべてを輸血する必要がない場合も多い。余った自己血を他の患者に使用することは認められていない。もったいない気もするが，血液センターで実施している厳格な採血手技，製造工程，高感度ウイルス検査などに院内採血は及ばない。加えて，自己血はなんらかの疾患に罹患している患者からの血液で，献血血液は基本的に健康なドナーから得られたものという大原則がある。

注7
各地の血液センターに自己血の保管・管理を依頼するには，必要な書類（自己血受託契約書など）を医療機関と血液センターで取り交わすことが必要である。所轄の血液センターと事前に相談をしておく。しかし，血液センターでの保管料は高く，保険点数（すなわち病院が支払い基金から受け取る金額）の8割程度に相当する。これでは，医療機関では材料費や人件費がまかなえず，赤字を覚悟しなければならない。血液センターに採血の段階から依頼するのは好都合であるが，すべての血液センターが受け入れているわけではないので，十分な打ち合わせが必要である。

注8
1回採血量は400 ml までとなっている。これは日本で市販されている採血バッグが200 ml 用と400 ml の2種類だけのためである。ちなみに日本人の循環血液量を表に示す。体重が50 kg であっても，循環血液量は4000 ml に達しないので注意が必要である。体重が同じであっても身長が低い人（特に女性）は循環血液量が相対的に少ない。高齢者や動脈硬化が基礎に存在する場合は，狭心症や脳梗塞を誘発することがないように少なめの1回採血量を勧めたい。
体重40 kg に特にこだわる必要はない。表を基にして，その10%（動脈硬化などでは8%）以内を目途に1回採血量を決める。循環血液量の12%を超える

表　循環血液量

体重	身長							
	145	150	155	160	165	170	175	180 cm
35	2300	2400	2500	2600	2700	2800		
40	2600	2700	2800	2900	3000	3100		
45	2900	3000	3100	3200	3300	3400		
			3300	**3400**	**3400**	**3500**	**3600**	**3700**
50	3300	3300	3400	3500	3600	3700		
			3600	**3600**	**3700**	**3800**	**3800**	**3900**
55	3600	3600	3700	3800	3900	4000		
			3800	**3900**	**3900**	**4000**	**4100**	**4200**
60	3900	4000	4000	4100	4200	4300		
			4100	**4100**	**4200**	**4300**	**4300**	**4400**
65	4200	4300	4400	4500	4600	4700		
			4300	**4400**	**4400**	**4500**	**4600**	**4700**
70	4500	4600	4700	4800	4900	5000		
			4600	**4600**	**4700**	**4800**	**4800**	**4900**
75			4800	4900	4900	5000	5100	5200
80 kg			**5100**	**5100**	**5200**	**5300**	**5300**	**5400**

上段：女性，下段太字：男性
（藤田達士．循環血液量の測定．稲本　晃編．臨床麻酔学全書 3．東京：金原出版；1968. p. 301 より引用）

と（空腹や脱水があればなおさら）ショックなどに進展する可能性が生じてくる。

注9

採血前のヘモグロビンの基準値は 11 g/dl 以上である。もし，患者に貧血があって，その原因が鉄欠乏によるものであれば鉄を投与（静脈注射のほうが効果発現が早い）して，貧血の改善を見てから貯血を開始する。

11 g/dl という基準は英国と同じであり[6]，国際的にもほぼコンセンサスを得た値である。英国では 10 g/dl 未満では決して採血してはならないが，妊婦は 10 g/dl 以上あれば採血は許される。妊婦は循環血液量増加に伴う見かけの貧血を呈する理由のためと考えられる。米国では自己血輸血の特殊性から同種血採血基準は適応されず，個々の血液センターごとに変更してよいとしながら

も，ヘモグロビン値11 g/dl以上を求めている[7]。ドイツでは健康供血者のヘモグロビン基準は設定されているが，自己血採血には適応されず，医師の裁量で決定してよいとされている[8]。

注10

輸血血液の細菌汚染による敗血症は日本では少ないが，致死的となりうる合併症である。血液に細菌が混入する主な経路として，①菌血症ドナーからの採血，②皮膚存在菌の混入が挙げられる。

　細菌汚染を防ぐために血液センターでは下記に該当する場合は採血をしない[9]。①有熱者，②抗菌剤服用，③歯科治療後3日以内，④外傷，治癒していない創傷，⑤人工関節・髄内釘6カ月以内，⑥犬に噛まれて1年以内，⑦採血部位の皮膚疾患，化膿性・炎症性皮膚疾患，⑧1カ月以内の発熱を伴う食中毒様下痢，⑨海外から帰国後3週以内，また帰国後3週以内に体調不良，発熱，嘔吐，下痢，風邪症状があれば，症状消失して3週以内。上記基準は献血者を対象に設定されたものであるが，そのまま自己血患者に当てはめることはできないが参考になる。

　病院にあっては，中心静脈ライン，膀胱カテーテル，胆道カテーテルなどが挿入されている場合には細菌感染のリスクが高まっているので，自己血採血を行うと危険が高まる。

注11

　最大手術血液準備量（maximum surgical blood order system：MSBOS）は，ある手術を行う際に，平均出血量の1.5倍の血液を準備する方法である。施設や術者ごとにその量は異なってくる。しかも，患者の状態（体格や貧血など）が考慮されていない。最近，患者の体格，術前ヘモグロビン（Hb）値などを計算に入れた外科手術血液準備計算式（surgical blood order equation：SBOE）が注目されている[10]。

　SBOE（単位数）＝術式平均出血量/200 − 出血予備量×体重（kg）/40

　出血予備量は（術前Hb値 − 術後Hb期待値）として求める。術後Hb期待値は何もリスクがなければ8.0 g/dl（あるいは7.0 g/dl）に設定し，リスク因子があれば因子ごとに1 g/dlずつ高くする。

注12

　採血バッグの抗凝固剤を抜き取る操作は，きわめて慎重に行わなければならない。バッグ内に空気が逆流すれば細菌混入の危険性が高まる。

　400 mlのバッグには56 mlのCPD液が入っているので，300 mlを採血する場

合には 14 ml を抜き取ることになるが，必ずしも，この操作は必要ない。400 ml バッグに 300 ml の採血量であっても赤血球に損傷が生じることはない。また凝固因子も希釈以外による低下や活性化は生じない。ただし，急速に輸血すると受血者のカルシウムイオンがキレートされるので，低イオン化カルシウムによる副作用（心不整脈）に注意し，緩徐な輸血を心がける。

注 13
自己血保存液としてアデニンが添加された CPDA‑1 液が含まれる血液バッグが市販されている（川澄化学，テルモ）。CPDA‑1 液で保存すると 35 日間の有効期限であるので[11]，大変便利である。血漿成分を含むので細菌汚染に対し，MAP 液よりも抵抗性を有す。

注 14
リドカイン 60％含有局所麻酔貼付テープ（ペンレス，日本レダリー武田）が市販されている。穿刺 30 分前に穿刺部位に貼り，直前に剝がして消毒のうえ，採血する。

注 15
妊婦を仰臥位にすると，大きな子宮によって下大静脈が圧迫され，下半身からの静脈血還流が阻止され，血圧が低下する（supine hypotension）ことがある。子宮によって下大静脈が圧迫を受けないように，採血時には左側臥位をとることを勧めたい。

注 16
採血量に達したら，穿刺針に近い部分で採血チューブに鉗子をかけ，採血を止める。抜針（または，ハンディ型チューブシーラーで切断）したら，シーラーでバッグ側をシールする。ローラーペンチでチューブ内の血液をいったんバッグ内に入れ，チューブ内血液にも抗凝固剤が混じるようにする。この際，開放して空気が入らないようにする。チューブを 2，3 か所でシールして交差試験用セグメントを作製する。チューブシーラーは自己血採血を行う施設では必需品である。用手的に採血チューブを結紮するのは不潔になりやすく，適当ではない。

注 17
患者がウイルス感染者であった場合に，自己血の適応があるかについては国際的にも賛否が分かれている。欧州では概して禁忌と考えられている[12]。これは自己血採血などによって病勢が進行するためでなく，他の自己血患者の防衛のためである。ウイルス感染血を非感染血と同時に扱うことにより，取り違

えや交差感染のリスクを高めるためである。米国ではウイルス感染者を自己血ドナーから外すということはしていない。しかし，感染者であることが判明している場合は，採血時間をずらすなどの工夫をしている。日本は両者の中間にあたるが，病院輸血療法委員会（または病院管理者）の承諾を得たうえで，感染専用保冷庫を整備し，バッグにはバイオハザードのラベルを貼ることで，他の患者や医療従事者への感染を防ぐ。

参考文献

1) 中島一格．輸血感染症の現状．日本醫事新報 2004；4103：7-13.
2) Llewelyn CA, Hewitt PE, Knight RSG, et al. Possible transmission of variant Creutzfeldt-Jacob disease by blood transfusion. Lancet 2004；363：417-21.
3) 大戸　斉．輸血後GVHD．遠山　博編．輸血学．第3版．東京：中外医学社；2004. p. 635-46.
4) 尾形　隆，大戸　斉．輸血による免疫修飾．救急・集中治療 2004；16：1179-84.
5) Ohto H, Fuji T, Wakimoto N, et al. A survey of autologous blood collection and transfusion in Japan in 1997. Transfusion Science 2000；22：13-8.
6) British Committee for Standards in Haematology Blood Transfusion Task Force. Guidelines for autologous transfusion. I. Preoperative autologous donation. Transfus Med 1993；3：307-16.
7) Standards for Blood Banks and Transfusion Services. 22 nd ed. American Association of Blood Banks. 2003.
8) 血液および血液成分の採取ならびに血液製剤の使用法（血液療法）に関するガイドライン．〔(財)血液製剤調査機構　訳〕Bundesgesundheitsbl-Gesundheitforsh-Gesundheitsschutz 2000；43：555-89.
9) 佐竹正博．自己血の細菌汚染防止について．自己血輸血 2004；17：1-9.
10) 郡司陽子，安田広康，猪狩次雄，大戸　斉．外科手術血液準備計算式（Surgical Blood Order Equation：SBOE）による手術血液準備量の検討．医学検査 2003；52：713-6.
11) 大戸　斉，田崎哲典，野口まゆみ　ほか．35日保存用アデニン加血液保存液（CPDA-1液）の自己血輸血への応用：CPD 液との比較．日本輸血学会雑誌 1994；40：721-9.
12) Autologous blood donation and transfusion in Europe. Vox Sanguinis 2001；81：119-23.

大戸　斉

自己血輸血：採血及び
保管管理マニュアル

平成6年12月2日
自己血輸血：採血及び保管管理マニュアル作成小委員会

[1] 目　的

　輸血療法は今日の医療に欠くことのできないものとなっているが，人体由来である血液製剤を使用することから，実施にあたっては，血液製剤の安全性を確保し，有効かつ適正に使用する必要がある。

　現在，輸血療法に用いられている輸血用血液製剤は，すべて献血によるものであるが，ウイルス・マーカー検査をはじめとした我が国の積極的な安全対策により，その安全性は格段に向上している。

　しかしながら，輸血による感染症の危険（注1）は完全には回避できない。また，他人の血液を輸血する同種血輸血は一種の臓器移植であり，同種免疫や移植片対宿主病（GVHD）（注2），さらには免疫抑制作用など免疫学的副作用（注3）を来すことがある。したがって，輸血療法を行う際には，これら一定のリスクを伴うことを念頭に適応を決定し，必要最小限の輸血を行うことが基本となっている。

　近年これら同種血の輸血によるリスクを避ける目的で，自己血輸血が実施されるようになってきた。自己血輸血に関しては，既に「輸血療法の適正化に関する検討会報告」や新血液事業推進検討委員会の第一次報告（平成元年）及び第二次報告（平成2年）においても，その積極的な言及について提言されている。これは自己血輸血が血液製剤の使用適正化にもつながるという利点があるためである。

　したがって，輸血療法を行う場合には，患者や家族に輸血について分かり易く説明し，同意を得て行うよう努めるとともに，特に外科手術においては輸血の選択肢として同種血輸血のほかに自己血輸血があることから，その適応基準に合致する患者には自己血輸血を行うことを考慮し，その積極的な推進を図る

ことが必要である。

しかし，自己血輸血には，同種血輸血に伴うリスクを避けるという利点がある一方，自己血の確保量の限界，循環動態への影響や細菌汚染の危険性などの問題点もある。特に貯血式自己血輸血では，反復採血による貧血，不適切な消毒や保管管理による細菌汚染，取り違えなどに注意する必要がある。そのため，医療機関において自己血輸血を正しく実施するために，病院内に輸血療法委員会を設置して，輸血業務全体の適正な運営を図ることが望ましい。

ここでは，自己血輸血の中でも簡便で普及が最も期待されている貯血式自己血輸血を安全かつ適切に実施するため，自己血の採血及び保管管理マニュアルを作成し，その活用を期待するものである。

[2] インフォームド・コンセント

輸血を行う場合には，「輸血療法の適正化に関するガイドライン」に基づいて，患者又はその家族に理解しやすい言葉で説明し，同意を得る。特に自己血輸血を行う場合には，次のような内容を説明し，文書による同意を得るとともに医師も署名する。

説明内容
1) 手術に際して，ある程度の出血が予測され，輸血を必要とする場合があること。
2) 輸血を行わない場合のリスク
3) 輸血の選択肢としては，自己血輸血と同種血輸血があること。
   自己血輸血には，術前貯血式，希釈式，回収式自己血輸血があること。
4) 同種血輸血には，副作用や合併症を来す可能性があること。
5) 自己血輸血の意義とリスク
   自己血輸血は同種血輸血による副作用や合併症を回避する有効な手段であるが，自己血輸血にもリスクが伴うこと（注4）。
6) 必要量の自己血を貯血するには日時を要すること。
7) 貯血時の検査としては，血液型，不規則抗体スクリーニング，HBV，HCV，HIV[注]，HTLV-1等を行うこと（注5）。
   ［注］：HIV検査を行うには患者の同意が必要である。
8) 万全の対応にもかかわらず，保存中にバッグが破損したり，細菌汚染により，使用不可能となる場合があり得ること。（その場合には手術を延期し再

度貯血するか，同種血を使用することもあること。）
9) 貯血量が不足の場合や予測以上の出血により，生命に危険がある場合には，同種血輸血を併用することがあり得ること。
10) 輸血を必要としなかった場合自己血は廃棄すること（注6）。
11) 赤十字血液センターにおいて自己血の保管管理等をする場合があること（注7）。

[3] 適応患者と検査

1) **自己血輸血の適応患者**
   (1) 全身状態がほぼ良好で，緊急を要しない待機的手術の場合（原則として，米国麻酔学会による術前患者状態評価（ASA physical status） I 度及び II 度の者）（資料1参照）。
   [注]：心疾患を有する外来患者の貯血については，ニューヨーク心臓協会分類（NYHA） I 度及び II 度を原則とする（資料2参照）。
   (2) 術中出血量が循環血液量の15%（成人では約600 mL）以上と予測され，輸血が必要と考えられる場合。
   (3) まれな血液型や既に免疫抗体を持つ場合。
   (4) 患者が自己血の利点を理解し，協力できる場合。
   (5) 年齢
      基本的には制限を設けない。しかし，6歳未満の小児と70歳以上の高齢者には慎重に対処する（注8）。
   (6) 体重
      基本的には制限を設けない。しかし，40 kg以下の場合には慎重に対処する（注8）。
   (7) その他
      体温，血圧，脈拍数などにより採血計画に支障を及ぼすことがないと考えられる場合（[4] 採血計画　参照）。

2) **必要な検査**
   (1) 決算
   ① ヘモグロビン値及びヘマトクリット値
      ヘモグロビン値は採血前 11.0 g/dL 以上，ヘマトクリット値は 33.0% 以上であることが望ましい（注9）。

［注］：1回に循環血液量の約10%を採血すると，ヘモグロビン値は約1g，ヘマトクリット値は約3%低下する。
　②　白血球数及び血小板数
　　白血球数，血小板数の減少あるいは増多を認める場合には，原因を調査した上で対処する。
(2)　血液型と不規則抗体
　　ABO式血液型についてはオモテ検査とウラ検査を行う。Rho（D）抗原の有無，不規則抗体の有無を確認する。
(3)　ウイルス・マーカー
　　ウイルス・マーカー検査としては，HBV，HCV，HIV，HTLV-1を行う。
　　ウイルス・マーカー陽性患者に自己血輸血を行う場合には別に定める取り扱い規定（［7］-2）参照）を遵守して行う。

3）　**細菌感染患者**
　細菌感染患者では菌血症の可能性もあり，採血した血液の保存中に細菌の増殖することも考えられるので，自己血輸血の適応とはならない（注10）。

［4］　採血計画

　自己血輸血の適応患者及びその採血の決定は，主治医が，輸血に経験の深い医師，病院輸血部門あるいは必要に応じて赤十字血液センターの医師などと密接な連絡を取り合って行うことが望ましい。
　　［注］：「輸血部門」とは，「血液製剤保管管理マニュアル」に示された輸血部門をいい，「専門の輸血部門」又はこれに代わる「血液製剤の保存管理を一括して行う部門」を意味する。

1）　**申込書の作成**
　自己血輸血の実施にあたり，以下の項目を含む申込書を作成する。
　(1)　患者氏名，生年月日，年齢，ID番号
　(2)　疾患名，手術予定日，手術術式
　(3)　貯血量，最小必要量
　(4)　身長，体重，血圧，脈拍数，体温
　(5)　血算，血液型
　(6)　細菌・ウイルス感染の有無，合併症の有無と疾患名

(7) 投薬の有無と薬品名
(8) 主治医名，診療科名，申込年月日

2) **採血手順（スケジュール）の設定**

採血日時，貯血予定量，鉄剤の投与等を記載したスケジュール表を作成する。

(1) 貯血量は最大手術血液準備量（MSBOS）（注11）に基づいて決定する。
(2) 採血間隔は1週間に1回を原則とし，手術予定日の3日以内の採血は行わない。
(3) 1回の採血量は循環血液量の10%以内又は400 mLを上限とする。患者の年齢，体重，採血時の血液検査所見及び血圧，脈拍数などを考慮して採血量を決定する。上記の採血量よりも少なく採血を行う場合には，採血バッグ内の抗凝固剤の量を調整する（注12）。

体重50 kg以下の患者に対しては，以下の数式を参考とする。

採血量 = 400 mL ×患者体重/50 kg

(4) 貯血量と貯血期間を考慮して保存液を選択する。

CPD液　21日以内（注13）

MAP液　42日以内[注]

［注］：MAP液は，保存期間として血液を42日間保存可能であるが，日本赤十字社では，エルシニア菌混入に対しての血液製剤の安全性を確保するため，MAP液を使用した製剤，赤血球M・A・P「日赤」の有効期間を平成7年4月1日より21日間としている。

以上の点を考慮し，MAP液で保存する場合は十分注意すること。

(5) 鉄剤の投与方法

原則として採血1週間前から経口投与を開始する。

鉄剤の経口投与量としては，成人では100〜200 mg/日，小児では3〜6 mg/kg/日とする。

経口摂取が困難な場合にのみ，静脈内投与を行うが，静注する場合には副作用に注意し，慎重に対処する。

(6) 造血因子製剤（エリスロポエチン）は，適応及び使用上の注意事項に留意し，適正に使用する。

3) **保存法**

(1) 液状保存を基本とする。
(2) 手術までに十分な時間的余裕があり，液状保存では必要量の貯血が困難

な場合には凍結保存とする。

[5] 採血時の注意

採血当日は身体的負荷を要する検査を避ける。

1) 問 診
  (1) 服用薬，既往歴（薬剤アレルギー）等。
  (2) 熱感，感冒様症状，下痢，頭痛などがあり，気分が優れない場合には，原則として採血しない（注10）。

2) 一般的診察
  体温，血圧，脈拍数，呼吸数の観察などにより，採血に支障のないよう配慮する。採血部位の血管及び皮膚の観察を行う。
  (1) 体温
    有熱時には採血を行わない。
  (2) 血圧
    収縮期圧170 mmHg，拡張期圧95 mmHg以上の高血圧又は収縮期圧90 mmHg以下の低血圧での採血は慎重に行う。
  (3) 脈拍数
    脈拍が120/分以上，50/分以下の場合には，原則として採血を行わない。

[6] 採血方法

1) 自己血採血ラベルの確認と自署

他の患者との取り違えは絶対にあってはならないので，採血バッグには赤文字で明記した自己血ラベルを貼付する。自己血ラベルには，診療科名，生年月日，ID番号，血液型，採血量，採血年月日，使用予定年月日，有効期限，採血者名などを記載する。それらを確認の上，患者氏名を本人又は保護者に自署してもらう。

また，ウイルス感染患者の血液については，[7]-2を参照の上，バイオハザードであることを明記する（資料3参照）。

2) 採血部位の決定

　一般に肘静脈を穿刺する。穿刺部よりも中枢を駆血帯で圧迫し，静脈を怒張させ，採血の適否を確認する。膿疹やアトピー性皮膚炎などが存在する部位からの採血は避ける。

3) 皮膚消毒

　採血者は穿刺の前にあらかじめ手洗いをする。次のいずれかの方法で消毒を行う。

　(1) 穿刺部位を中心に70%イソプロパノールまたは消毒用エタノールで皮膚の汚れをふき取り，鉗子（滅菌綿棒）を用いて10%ポビドンヨード液を浸した綿で穿刺部位から外側に向かって径10 cm程度丸く円を描くように消毒し，十分乾燥させる。穿刺前に4%ハイポエタノールを浸した綿でポビドンヨードをふき取ることが望ましい。

　(2) ヨード過敏症の人には，ポビドンヨードの代わりに0.5%グルコン酸クロルヘキシジンアルコールを用いる。

　　消毒後は穿刺部位には絶対に触れない。血管を指で探りながら穿刺しなければならない場合には，採血者の指先もあらかじめ消毒しておく。

4) 採　血

　採血バッグは静脈穿刺部位より低い位置におく。採血チューブのバッグに近い部分を鉗子で止め，穿刺は皮膚と15～30°の角度で針先の切り口を上向きにして刺入する。静脈の浅深によって角度は異なるが，針を立てすぎると上腕動脈，正中神経を傷つけるので注意する。針を刺し直す場合には，患者の許諾を得て，反対側の腕で採血する。同一採血バッグでの再穿刺は行わない。採血針が血管の中に入っていることを確認してから鉗子をはずし，採血を開始する。重力による落差式採血を行う場合には，穿刺部位より40～50 cm下方に採血バッグが位置するように台秤を置き，その上に採血バッグをのせて採血する。採血中は採血流量を観察しながら常にバッグを緩やかに振って抗凝固剤と血液を十分混和させる。

　なお，容量式又は重量式減圧採血装置を使用する場合には取扱説明書に従う。

　　　［注］：小児の場合には，［6］-3）に準じて皮膚消毒を行い，1%塩酸メピバカイン又は，1%塩酸リドカインを用いて穿刺部位の皮膚を麻酔すると，穿刺時の痛みがなく，採血しやすい。25～27 Tの針で丘疹を作る（注14）。
　　　　　　局所麻酔剤は，まれにショックあるいは中毒症状を起こすことがある

ので，その使用に際しては，常時，直ちに救急処置のとれる準備をしておく。

5) 採血中の患者管理

採血中は患者の様子を常に観察し，顔面蒼白，冷汗などの血管迷走神経反射（VVR）が出現した場合には，直ちに採血を中止する。VVRは急速に進行することがあり，まれに心筋梗塞などの重篤な合併症との鑑別が困難なことがあるので，初期の段階で発見し対処することが重要である（資料4参照）。

　　［注］：妊婦の場合においては，循環動態の影響を考慮して左側臥位で採血を行う（注15）。

6) 抜針及び止血

所定の量を採血したら，チューブの途中を鉗子で止め，駆血帯を緩めてから抜針する。穿刺部位は滅菌ガーゼ又は滅菌綿で押さえて止血する。通常は5～10分間程度の圧迫で十分止血するが，ワルファリンカリウム服用患者では20～30分間圧迫しておく。

7) 採血チューブのシーリング

採血終了後はチューブシーラーでチューブをシールする（注16）。このとき検査用にセグメントを10 cm程度残しておき，患者氏名，採血年月日を記載したラベルを貼付する。

　　［注］：ペースメーカーを装着している患者では，チューブシーラーの高周波が機器の故障の原因となり得るので注意を要する。

8) 採血後の患者管理

失われた循環血液量がある程度回復する間，採血後少なくとも10～15分間以上仰臥位で安静を保たせる。また，原則として採血終了直後から20～30分間以内に採血相当量の生理食塩液等の輸液を行う。採血後2～3時間以内の激しい運動や入浴は避けるなどの注意を与える。

9) 採血場所

採血は，輸血部採血室など，空調設備の整った明るく清潔な専用の部屋で行うことが望ましい。万一に備えて救急薬その他救急蘇生の準備をしておく。

10) 採血責任者

輸血療法委員会や診療科などで採血責任者をあらかじめ決めておく。採血は採血技術に熟達した医師又は看護婦が行う。

[7] 保管管理

1) 自己血の保管

(1) 保管場所

採血した自己血は血液製剤保管管理マニュアルに従い輸血部門に保管し，病棟などでは保管しない。赤十字血液センターに保管管理を依頼する場合には，輸血部門を経由することとする。

(2) 保管方法

自己血は，各患者ごとにまとめて保管する。

(3) 保冷庫（冷蔵庫及び冷凍庫）の条件

自記温度計，警報装置を備えた血液専用保冷庫を使用する。保冷庫は同種血用とは別に備えることが望ましい。やむを得ず併用する場合には，同種血との区分を明確にする方法を講ずる。

① 保存温度

自己血は，出庫まで適正な保存温度（4〜6℃）で保存する。

② 自記温度・記録の点検

異常の有無を毎日1回は確認するとともに，確認したことを明示する方策を講ずる。

③ 保守点検

自己血を保管する保冷庫は，定期的（少なくとも月に1回）に次のような保守点検を行うとともに，保管管理上異常を発見した場合には，直ちに関係者に連絡し，迅速に対応する。

・チェックリストを作成する。
・保冷庫（冷蔵庫及び冷凍庫）内の温度を計測し，自記温度記録計が正常に作動していることを確認する。
・警報装置が正常に作動していることを確認する。

2) ウイルス感染患者の自己血の保管

HBV，HCV，HTLV-1，HIV等に感染している患者の自己血を保管する場合には，輸血療法委員会又は病院管理部門より自己血輸血用として保管することについて承諾を得る必要がある。原則として次の条件を満たした上で保管する（注17）。

(1) 感染血液専用保冷庫を必ず設置する。
(2) 採血した血液がバイオハザードであることをラベル等で明確にする。

[注]：血液の取り違えは決してまれな事例ではなく，感染している血液を保管することは，他の患者に重大な事故を生じる可能性があることに留意する。

3）　転用の禁止

　使用されずに残った自己血は他の患者には使用しない．

　廃棄に当っては輸血部門で一括して取り扱い，感染性医療廃棄物として処理する．

[8]　自己血の受け払い

1）　自己血の発注

（1）　自己血の発注は，発注伝票に基づいて，主治医が輸血部門に申し込む．発注伝票は，従来の血液発注伝票に自己血の項目を設けて使用し，複写式伝票（診療部門，輸血部門（事務，検査），医事部門用からなる）とする．

（2）　発注伝票には，依頼者名，診療科名，患者情報（患者氏名，生年月日，年齢，性別，ID番号，血液型（ABO，Rho（D）抗原），不規則抗体の有無，病名，術式等），ならびに自己血の使用予定日，使用場所，自己血の種類，数量等を記載するものとする．

（3）　主治医は，自己血が本人のものであることを確認するため，発注伝票に患者の交差適合試験用検体を添えて，輸血部門に提出する．

2）　自己血との交差適合試験

　患者の交差適合試験用検体と自己血のパイロット血（セグメント）との交差適合試験（主試験）を実施し，発注伝票に結果を記載する．場合によっては，自己血のパイロット血についてABO血液型，Rho（D）抗原を確認するのみでもよい．

3）　自己血の出庫時の注意

（1）　保冷庫から取り出された自己血は，各患者ごとにひとまとめにして取り扱う．

（2）　溶血，凝固，細菌汚染，バッグの破損等の外観の異常（特に変色）の有無をチェックする．

（3）　患者氏名，生年月日，ID番号，診療科名，血液型，採血日，有効期限，数量等を発注伝票と照合する（必ず二人以上で声を出して読み合わせをす

る）。
　　（4）上記の照合後，払出者及び受領者名を発注伝票に記載する。
　　（5）搬送にあたっては，適正温度に保つことができる運搬容器を使用する。
4）搬入された自己血の取り扱い
　　（1）手術室における取り扱い
　　　①　手術室で保管する場合には，輸血部門から搬入された自己血を手術室の担当者が引き継ぐとともに，使用直前まで血液専用保冷庫に保管する。
　　　②　患者の自己血は，各患者ごとに一個のラックにまとめて保管するなど，取り違い防止のための措置を講じる。
　　　③　手術室においては，自己血の保管は行わない。
　　　④　未使用の自己血は，手術後直ちに輸血部門に返却する。
　　（2）病棟における取り扱い。
　　　　病棟において使用する場合には，その都度輸血部門に発注する。
5）返品等の取り扱い
　　（1）手術室からの返品
　　　　手術後，未使用の自己血は速やかに輸血部門に返却する。返品された自己血の再使用については，輸血部門との連絡を密にしておく。
　　（2）病棟からの返品
　　　　輸血部門から搬出された自己血は，返品として取り扱わず，廃棄処理伝票を作成した上，感染性医療廃棄物として処理する。

[9] 自己血輸血の実施

1）**自己血の再確認**
　　（1）手術室での輸血時には，患者の診療記録と自己血ラベルに記載された以下の事項を，麻酔担当医と看護婦の複数で声を出し合って確認し，麻酔記録用紙に記載する。
　　　　確認事項：患者氏名，生年月日，ID番号，診療科名，血液型
　　（2）病棟での輸血時には，手術室と同様に，主治医と看護婦の複数で確認し，診療録に記載する。
2）**自己血輸血開始後の患者観察**
　　輸血開始後は，同種血輸血と同様の観察を行う。

3) **不要な輸血**

自己血であっても必要のない輸血は行わない。

4) **検体の保存**

輸血後の副作用又は合併症が生じた際の原因究明と治療に役立てるため，患者の交差適合試験用検体と自己血のパイロット血は，少なくとも1～2週間，4℃で保存する。

5) **患者の経過観察**

自己血輸血の有効性及び輸血副作用・合併症の有無を把握するため，経過観察をすることが望ましい。

[10] 記　録

自己血輸血についての記録を正確に診療録に記載するとともに，自己血の採血，保管，出庫・搬入（発注伝票），廃棄処理の有無及び輸血記録等を少なくとも2年間輸血部門に保管する。

[11] 赤十字血液センターへの依頼

自己血輸血の協力範囲とその方法は，医療機関と当該赤十字血液センターとの間で協議の上決定する。

資料1　ASAによる患者の状態評価（American Society of Anesthesiologists physical status）

Ⅰ度（クラス1）：
　手術対象となる疾患は局在的であり，全身的な障害を認めない
Ⅱ度（クラス2）：
　軽度ないし中等度の全身的障害がある
　　例：軽症糖尿病，軽度本態性高血圧，貧血，新生児及び80歳以上，高度の肥満，慢性気管支炎
Ⅲ度（クラス3）：
　中・高度の全身疾患を有し，日常生活が制限されている患者
　　例：重症糖尿病，中・高度肺障害，コントロールされた虚血性心疾患
Ⅳ度（クラス4）：
　生命を脅かすほどの全身疾患がある
　　例：多臓器不全
Ⅴ度（クラス5）：
　手術施行の有無にかかわらず，24時間以内に死亡すると思われる瀕死の患者
　　例：心筋梗塞によるショック，大動脈瘤破裂，重症肺塞栓

資料2　NYHAによる心機能分類（New York Heart Association：Classification of Cardiac Patients）

心機能分類	身体症状
Ⅰ度	日常生活における身体活動では，疲れ，動悸，息切れ，狭心症は起こらない
Ⅱ度	日常生活における身体活動でも，疲れ，動悸，息切れ，狭心症状の起こるもの
Ⅲ度	軽い日常生活における身体活動でも，疲れ，動悸，息切れ，狭心症状の起こるもの
Ⅳ度	身体活動を制限して安静にしていても，心不全症状や狭心症状が起こり，わずかな動作で訴えが増強するもの

資料3　自己血ラベル（見本）

自　己　血　輸　血			
患者氏名			採血者氏名
^			病院　　　　　科
^			ID 番号
生年月日　　年　　月　　日		男・女	歳
血液型		Rho（D）	管理番号
採血日　　年　　月　　日		有効期限　　年　　月　　日	
使用予定年月日　　年　　月　　日		採血回数　　回目　採血量　　mL	
保存方法	1.	全　血	
^	2.	赤血球 MAP	新鮮凍結血漿
^	3.	赤血球濃厚液（CPD）	新鮮凍結血漿
^	4.	冷凍血液	新鮮凍結血漿
注意　　外観上異常を認めた場合は使用しないこと			

資料4　血管迷走神経反射（VVR）の判定基準と処置

1) 判定基準＊

	症状	
	必須症状・所見	他の症状
Ⅰ度	血圧低下 徐脈（＞40/分）	顔面蒼白，冷汗 悪心などの症状を伴うもの
Ⅱ度	Ⅰ度に加えて意識喪失 徐脈（≦40/分） 血圧低下（＜90 Pa）	嘔吐
Ⅲ度	Ⅱに加えて痙攣，失禁	

ⅰ）必須症状・所見がなければ血管迷走神経反応とは言わない。
ⅱ）Ⅱ度では意識喪失の症状を認めることを必須とする。なお，嘔吐をみても，必須所見がⅡ度に該当しなければⅠ度にする。

＊「厚生省血液研究事業　昭和59年度研究報告書集」p 56，昭和60年。

2) 処　置

脈拍，血圧測定などで時間をむだにしないように症状を的確に判断し，Ⅰ度のうちに処置するよう努める。

(1) 仰臥位にして両足を頭の高さより上に挙上し，血圧，脈拍数を測定する。
(2) 失神した場合には，気道が保たれているかどうかを確認する。
(3) 低血圧が続く場合には，生理食塩液又は乳酸加リンゲル液を2～3分以内で200～300 mL（全開の速度）点滴静注し，さらに必要があれば塩酸エチレフリン 1/10～1/5 A（1～2 mg），塩酸エフェドリン（40 mg/mL），硫酸アトロピン 1/2～1 A（0.25～0.5 mg）などを適宜選択して静注する。

~~~~~~~~~~~~~~~~~~~~~~

　本マニュアルは，厚生省の委託事業として，（財）血液製剤調査機構に設置されている血液製剤需給状況調査評価委員会に自己血輸血：採血及び保管管理マニュアル作成小委員会並びに同作業部会を設け，自己血輸血の総合的な採血，保管，管理について検討を行い，平成6年12月2日報告書としてとりまとめたものである。

■ 血液製剤需給状況調査評価委員会（所属及び職名）

池田　康夫	慶応義塾大学医学部内科学教授	●遠山　　博	埼玉医科大学総合医療センター所長
小野田英雄	（社）全日本病院協会副会長	登内　　真	（社）日本病院会副会長
加山　泰士	日本赤十字社事業局血液事業部長	前田　義章	福岡県赤十字血液センター所長
川口　　毅	昭和大学医学部公衆衛生学教授	宮島　　剛	（社）日本血液製剤協会理事長
須藤　尚義	東京都衛生局薬務部長	本吉　鼎三	（社）日本医師会常任理事

●は座長（五十音順）

■ 自己血輸血：採血及び保管管理マニュアル作成小委員会（所属及び職名）

池田 康夫	慶応義塾大学医学部内科学教授	高折 益彦	川崎医科大学麻酔科学教授
清川 博之	福岡県赤十字血液センター副所長	船木 剛朗	日本赤十字社事業局血液事業部次長
佐野 寿夫	日本赤十字社医療センター薬剤部長	山下 治夫	大阪府環境保健部薬務課長
清水 勝	東京女子医科大学輸血部教授	●湯浅 晋治	順天堂大学医学部輸血学教授

●は座長（五十音順）

■ 自己血輸血：採血及び保管管理マニュアル作成作業部会（所属及び職名）

稲葉 頌一	九州大学医学部輸血部講師	星 順隆	東京慈恵会医科大学輸血部助教授
大戸 斉	福島県立医科大学輸血部助教授	前田 平生	埼玉医科大学総合医療センター輸血部教授
清川 博之	福岡県赤十字血液センター副所長	●湯浅 晋治	順天堂大学医学部輸血学教授
清水 勝	東京女子医科大学輸血部教授		

●は座長（五十音順）

索　引

≪和文≫

――― あ ―――

アナフィラキシー反応　90
アレルギー　90
安全限界　68

イオン化カルシウム　274
移植片対宿主反応　25
移植片対宿主病　276
イソプロパノール　38, 282
70％イソプロパノール　258
一般小児外科領域　174
遺伝子組換え　57
　―――型ヒトエリスロポエチン　94
医療機関　56
　―――連絡委員会　213
医療経済　141
医療費　109
院内感染　271
インフォームド・コンセント　56, 84, 251, 277

ウイルス核酸増幅検査　269
ウイルス感染　284
　―――者　274
ウイルス・マーカー　279

エポエチンアルファ　58
エポエチンベータ　58
エホバ　209
　―――の証人　209
エリスロポエチン　9, 37, 57, 141, 252, 256
エルシニア　238
　―――菌　36

温度管理　46

――― か ―――

回収式　23, 32, 238
　―――自己血輸血　3, 121, 128, 210, 232, 262
　―――自己血輸血研究会　8
ガイドライン　89
外来採血　162
回路残血　125
回路充填量　178
芽球分化成長因子β　147
活性化因子　139
活性化部分トロンボプラスチン時間　82
過量性希釈式自己血輸血　211
カルシウム拮抗薬　96
環境整備　54
感染血液専用保冷庫　253
感染症検査　34
感染性医療廃棄物　47
緩速凍結法　42
顔面蒼白　39
灌流量　70

機器　131
希釈液　67
希釈式　23, 32, 67, 238
　―――自己血　91
　―――自己血採血　178
　―――自己血輸血　10, 67, 210, 232, 263
技術指針　182
救急処置　183
急性血液希釈　67

急速凍結法　42
凝固因子　131
狭心症発作　270
許容量　83
記録保管　244
記録保存　261

空胞変性　91
クエン酸中毒　100
クエン酸ナトリウム　3
クリオプレシピテート　257
グリセロール　42
クリニカルパス　264, 266
0.5%グルコン酸クロルヘキシジンアルコール　258
クロイツフェルト・ヤコブ病　165

警報装置　46, 260
外科系　50
外科手術血液準備計算式　273
血圧　257
血液型　34
　——不規則抗体スクリーニング　92
血液希釈　10
血液凝固機能　81
血液消費者　191
血液新法　250
　——（安全な血液製剤の安定供給の確保等に関する法律）　169
血液製剤の使用指針　31, 221
血液製剤保管管理マニュアル　46, 52, 235
血液センター　32, 55
血液専用保冷庫　260
血液取り違え　47
血液粘度　71, 73
血液濃縮洗浄装置　141
血液の完全国内自給　169
血液分離スタンド　239
血液ヘモグロビン　68
血液法　235
血管新生療法　155

血管内皮細胞増殖因子　147
血管迷走神経反射　94, 174, 289
血球凝集　75
血腫　44
血漿粘度　74
血小板　147
　——機能　81
　——濃厚液　147
　——糊　147, 152
　——由来増殖因子　147
血栓塞栓症　60
血餅退縮　154
血流分布率　75
血流優先的配分　70
嫌気性代謝　71, 78
献血制度　24
検証　245
原著論文　177

交差適合試験　48, 260, 285
膠質液　199
膠質浸透圧　77
抗生物質　127
抗体保有　175
後負荷　72
高齢者　191
　——VVR　197
　——外因性EPO　196
　——合併症　196
　——採血時副作用　197
　——採血副作用の防止　198
　——循環血流量（TBV）　197
　——造血予備能　192, 194, 196
　——内因性EPO　192, 196
　——Hb濃度　197
　——網状性赤血球数　192
骨形成増強療法　153
骨髄移植　182
コンピュータ管理　241

――― さ ―――

細菌汚染　254, 273
　——血　270
細菌感染患者　33, 255, 279

細菌増殖　166
採血計画　256
採血者　259
採血バッグ　257
採血部位　258
最大手術血液準備量　91, 256, 273, 280
細胞外液型輸液　80
サリンヘス®　103
酸素消費量　70, 78

歯科領域　182
自記温度計　238, 260
止血　164
　　——管理　181
自己 cryoprecipitate　164
自己 FFP 貯血　157
自己 Ca^{2+} トロンビン濃厚液　169
自己クリオプレシピテート　238
自己血管理システム　241
自己血採血　81
　　——指示票　241
　　——時副作用　43
自己血小板　147
自己血漿輸血　157
自己血専用ラベル　48
自己血貯血体制の構築　222
自己血の保管　225, 284
　　——・管理　224
自己血返血　85
自己血輸血　250
　　——ガイドライン　98, 251
　　——ガイドライン改訂案　33
　　——協力要綱　55
　　——：採血及び保管管理マニュアル　235, 269, 276
　　——推進　61
　　——の適応　278
　　——の目的　191
　　——料　61
自己血ラベル　257, 281, 289
自己多血小板血漿　54
自己当日新鮮血　111
自己フィブリン　257

　　——糊　54, 164, 182
システム　61
施設間格差　50
事前検査　225
室温保存　100
実施体制（自己血貯血の）　223
実施率　51
至適貯血量（SOPCAB）　180
宗教団体　87
集中管理　46
重要臓器　75
手術血液準備量計算法　256
出血傾向　81
出血量削減　164
術後回収式　123
　　——自己血輸血　262
術後出血　244
術後肺血栓症　87
術前貯血　192
　　——VVR　200, 201
　　——1 回 600 ml 採血　199
　　——1 回 800 ml 採血　199
　　——採血時の管理　197
　　——採血時副作用　196, 200
　　——採血前 Hb 値　192
　　——採（脱）血後の変化　192
　　——脱血後の Hb 値　194, 200
　　——貯血期間の短縮　200
　　——年齢制限　192
　　——脳貧血症状　197, 200, 201
　　——不均衡症候群　197
術中回収式　121
　　——自己血輸血　125, 126, 180, 262
腫瘍性疾患　128
循環血液量　67, 175, 192, 199, 251, 254, 271
循環血漿量　67
循環動態　41
消化器癌　157
照合　37
　　——項目　242
消毒　38
　　——用エタノール　258, 282

索引

小児外科領域　177
小児自己血輸血のガイドライン　175
小児輸血ガイドライン　174
小児用採血バッグ　173
証人　209
情報提供　56
静脈血栓　81
静脈内に投与　58
神経損傷　44
人工関節置換術　126
人工コロイド液　67
人工心肺装置　210
腎性貧血　57
心臓外科領域　177
腎毒性　91
心拍出量　70, 72
深部静脈血栓症　61
心予備能力　85
診療科　50

水結合能　103
スイッチバック法　40
隅田　10

整形外科手術　126
整形外科領域　177
聖書　209
製造工程　245
成分採取装置　41
生理食塩液　259
赤十字血液センター　262
脊椎手術　126
責任医師　52
赤血球荷電中性子化　87
赤血球膜陰性荷電　75
説明と同意（自己血輸血に関する）　224
ゼラチン製剤　90
穿刺部位　282
洗浄回収式　134
洗浄赤血球浮遊液　130
先天性低ハプトグロビン血症　129

前負荷　72
線溶系亢進　81
専用保冷庫　238

造血効果　59
創傷治癒　155, 164
総胆管嚢腫　181
組織間液　80
組織酸素摂取率　70, 77
組織トロンボプラスチン　129

――― た ―――

体温管理　78
体外循環　70
体重　278
代償作用　68
代替療法　213
第8因子　81
対費用効果　184
代用血漿　263
　　――剤　67
大容量冷却遠心器　239
大量自己新鮮凍結血漿貯血　157
多血症　81
多血小板血漿　147
脱クリオ自己血漿　240
達成率　51

チアノーゼ性疾患　179
中央部門　53
肘静脈　258
チューブシーラー　239, 259
中分子型　72
長期保存液　178
貯血開始までの手続き　224
貯血過剰　180
貯血計画　225
貯血式　23, 238
　　――自己血輸血　9, 31, 173, 210, 221, 254
　　――自己血輸血の流れ　221
貯血量　174

低血圧麻酔　96

低分子型　72
適応患者　251, 254
　　――の選定（自己血貯血の）
　　224
適応基準　33
デキストラン　72
適正輸血　19
適量の抗凝固薬　176
鉄欠乏　272
鉄剤　36, 94
　　――投与　256
電撃様疼痛　45
電算管理システム　47

凍結保存　42, 178
凍結融解　166
同種血輸血　24, 276
　　――開始　85
　　――の副作用　184
同種免疫反応　26, 173
動脈穿刺　183
等容量性　72
等量　72
　　――血液希釈　80
特定生物由来製品　235
ドナー　182
トラネキサム酸　126
トリガー　35
取り違え　270
トロンビン　153

――――― な ―――――

二重盲検比較試験　59
ニトログリセリン（TNG）　96
ニトロプルシド（SNP）　96
日本自己血輸血学会　8, 49
日本自己血輸血研究会　8
日本赤十字社　43
日本輸血学会認定施設　49
乳酸リンゲル液　252, 258
乳幼児　174
妊婦　274

年齢　278

　　――制限　173, 255
脳圧　77
膿瘍形成　166

――――― は ―――――

バーコード　241
　　――印字　37
バイオハザード　238, 257, 260, 284
4％ハイポエタノール　258
パイロット血　241
播種性血管内凝固　128
白血球除去フィルター　270
ハプトグロビン　123, 129
払い出しの手続き　225
判断能力のない未成年　215

皮下出血　44
皮下注射　58
微小循環改善　87
非洗浄回収式　131
非洗浄式　128
非チアノーゼ性疾患　179
ヒドロキシエチルデンプン　81
皮膚常在細菌　127
皮膚消毒　258, 282
貧血　22, 57, 68
品質　45

フィブリン血栓　154
フィブリン糊　147
フォン・ウィルブランド因子　81
不規則抗体　34
普及状況　49
腹腔鏡手術　127
副作用　31
副反応　270
浮遊脂肪　123, 125, 130
プラスマフェレーシス　102
プリオン　165
プロスタグランジン E_1（PGE_1）
　96
プロトロンビン時間　82

分離保存　56

ヘスパンダー®　103
ヘパリン　122
　──加生理食塩液　139
ペプチド　129
ヘマトクリット値　34
ヘモグロビン　272
　──値　251, 278
　──濃度　34

乏血小板血漿　150
縫合補助　164
補液　258
　──ルートの確保　176
保管管理　259
保険適応　57, 141
ポビドンヨード　38, 252, 282
10%ポビドンヨード液　258
保冷庫　260, 284
本人の協力　174

────ま────

脈拍数　257

無菌状態　176
無輸血療法　213

めまい　270
免疫抑制作用　270

戻し輸血法　40

────や────

有熱時　257
遊離ヘモグロビン　121, 122, 123, 125
輸液効率　104
輸血開始目安　68

輸血回避　20
輸血感染症　25
輸血管理部門　32, 52
輸血関連急性肺障害（TRALI）202
輸血拒否　213
輸血後移植片対宿主病　270
輸血後感染症　173
輸血情報　53
輸血責任医師　235
輸血適合票　242
輸血による感染症　269
輸血部　52
輸血療法委員会　52, 223, 235
輸血療法の実施に関する指針　48, 221

陽圧換気　95
幼若小児に対する自己血輸血　182
溶媒　78
吉野ら　9

────ら────

落下細菌　127
ラベルの貼り間違い　47

リストバンド　37, 242
利尿薬　108
硫酸アトロピン　44
リン酸ナトリウム　3
リンパドレナージ　77

冷汗　39
歴史的　3
連続遠心分離装置　7

漏斗胸　181
濾過閾値　105

≪欧文≫

─── A ───

ACD 液　9
ASA　33, 288
ATS-100®　5

─── B ───

Bentley Autotransfusion System　5
Blood Cell Processor®　8
Boerema　9
Brown　3

─── C ───

C_2/C_6 比　105
Ca^{2+} トロンビン　164
Cell Saver®　8
Cowell　9
CPD　35
　───-A1 液　252, 256
CPDA　35
　───液　239
CPD 液　9, 100, 256
Creutzfeldt-Jacob disease　165
Cushing　4

─── D ───

Davis　4
DIC　128
donor specific transfusion　270
DS　105
DST　270
Duncan　3
Dx 製剤　103

─── E ───

Elmendorf　3
EPO　94, 184

─── F ───

Fantus　9

FDP　123, 125

─── G ───

Gibson　9
Grant　9
Griswold　4

─── H ───

Haggison's syringe　3
HES　81
　───製剤　103
Highmore　3
Hustin　3
hypervolemic hemodilution　96, 110

─── I ───

isovolemic fluid replacement　198

─── K ───

Klebanoff　5

─── L ───

leap frog（蛙飛び）法　40
Lookwood　3
Loutit　9
Lundy　9

─── M ───

MAP　35
　───液　256
Messmer　10
Miller　3
Milles　9
MSBOS　35, 91, 273, 280

─── N ───

NAT　269
Noon　7
normovolemic hemodilution　10

NYHA 33, 288

───── O ─────

Orr 7

───── P ─────

PC 147
PDGF 147
post-transfusion graft-versus-host
　disease 270
PPP 150
PRP 147

───── R ─────

Robertson 9

───── S ─────

SBOE 35, 273
Shibata 10
Smith 9
Sorenson Autotransfusion
　System® 7

───── T ─────

T & S 92

Takaori 10
TBV 199
TGF β 147
Thermogenesis 社 169
Thies 3
total blood volume 199
TRALI 202
transfusion pipe 3
transfusion-related acute lung
　injury 202
transfusion-related
　immunomodulation 270
TRIM 270
type & screen 92

───── V ─────

vCJD 165
VEGF 147
VVR 39, 44, 94, 174, 289

───── W ─────

Watson 3

───── Z ─────

Zapelloni 3

新自己血輸血—改訂第3版—　　＜検印省略＞

1991 年 7 月 3 日　　　第 1 版発行
1996 年 10 月 15 日　　改訂第 2 版発行
2006 年 3 月 15 日　　改訂第 3 版発行

定価（本体 7,000 円＋税）

編 集 者　高　折　益　彦
発 行 者　今　井　　　良
発 行 所　克誠堂出版株式会社
〒 113-0033　東京都文京区本郷 3-23-5-202
電話(03)3811-0995　振替 00180-0-196804
URL http://www.kokuseido.co.jp

印刷　明石印刷株式会社

ISBN 4-7719-0304-2　C 3047　¥ 7000 E
Printed in Japan　© Masuhiko Takaori, 2006
・本書の複製権・翻訳権・上映権・譲渡権・公衆送信権（送信可能化権を含む）は克誠堂出版株式会社が保有します。
・[JCLS]＜(株)日本著作出版権管理システム委託出版物＞
本書の無断複写は著作権法上での例外を除き禁じられています。複写される場合は，そのつど事前に，(株)日本著作出版権管理システム（電話 03-3817-5670, FAX 03-3815-8199）の許諾を得て下さい。